炎症性关节炎的诊断与治疗

逯代锋　肖模超　著

中国纺织出版社有限公司

内 容 提 要

本书主要阐述了临床上不同类型关节炎的定义、病因、发病机制、病理、诊断、鉴别诊断、治疗等内容，实用性较强，既可使从事关节炎的临床医师熟练理解关节炎的发病机制、研究动态、治疗手段及预后，也有益于广大患者进一步了解关节炎，做好自身的保健与预防。

图书在版编目（CIP）数据

炎症性关节炎的诊断与治疗 / 逯代锋，肖模超著. -- 北京：中国纺织出版社有限公司，2020. 10（2025. 1重印）

ISBN 978－7－5180－8018－2

Ⅰ. ①炎… Ⅱ. ①逯… ②肖… Ⅲ. ①关节炎—诊疗 Ⅳ. ①R684.3

中国版本图书馆CIP数据核字（2020）第201246号

责任编辑：段子君　　责任校对：高　涵　　责任印制：储志伟

中国纺织出版社有限公司出版发行
地址：北京市朝阳区百子湾东里A407号楼　邮政编码：100124
销售电话：010—67004422　传真：010—87155801
http：//www. c-textilep. com
E-mail：faxing@c-textilep. com
中国纺织出版社天猫旗舰店
官方微博 http：//weibo.com / 2119887771
三河市悦鑫印务有限公司印刷　各地新华书店经销
2020 年10月第 1 版　　2025 年 1 月第 2 次印刷
开本：710×1000　1/16　印张：14.25
字数：287千字　定价：96.00元

前言

在科技迅猛发展的今天，骨科学已得到全方位的发展，其分支科也越来越细。关节炎是严重危害人体健康的一大类疾病。它牵涉范围广泛，包括从基础医学到临床医学的许多学科，早已引起了国内外学者的广泛注意及研究。我国研究人员对关节炎进行了大量的研究，其目的是改善关节炎患者预后，提高生活质量。

关节炎是一种以关节软骨的变性、破坏及骨质增生为特征的慢性关节病。本病以中老年患者多见，女性多于男性。60岁以上的人群中患病率可达50%，75岁的人群则达80%，该病的致残率可高达53%，本病好发于负重大、活动多的关节，如膝关节、脊柱（颈椎和腰椎）、髋关节、踝关节、手关节等。危险因素包括女性、年龄、肥胖、遗传、外伤、关节承重等，但具体发病机制尚不清楚。目前治疗的主要手段为缓解疼痛，尚无有效根治方法。可以预见，随着人口老龄化程度的加重，关节炎患者的数量也将随之明显增多。近年来，随着研究的深入，认识的提高，诊断和治疗方法的不断改进及国内外学者的广泛交流，我国关节炎的诊治已达到了一个新水平，但由于关节炎所涉及学科多、包含内容广，目前能够涉及分子生物学、临床、影像学、药物治疗以及研究进展等覆盖内容比较全面的关节炎著作鲜见。

全书详细介绍了不同类型关节炎的定义、发病机制、诊断、鉴别诊断及各种治疗方法。该书内容实用，既可使从事关节炎的临床医师熟练理解关节炎的发病机制、研究动态、治疗手段及预后，也有益于广大的患者进一步了解关节炎，做好自身的保健与预防。相信该书将为推动我国关节炎学科事业的发展做出一定的贡献！

由于我们水平有限，书中难免会有疏漏之处，望读者批评指正。

编 者

2020年8月

目 录

第一章 关节解剖 1
第一节 关节的基本构成 1
第二节 关节的辅助结构 2
第三节 关节软骨 5
第四节 躯干骨连接 13
第五节 颅骨连接 14
第六节 上肢骨连接 14
第七节 下肢骨连接 16
第二章 关节功能 20
第一节 关节活动度测量 20
第二节 关节功能评分 24
第三节 关节功能相关的全身健康测定系统 29
第四节 前关节评分存在的主要问题 30
第三章 骨与关节的体格检查 32
第一节 头颈部检查 32
第二节 胸腰背部检查 35
第三节 骨盆检查 38
第四节 上肢关节检查 40
第五节 下肢关节检查 48
第四章 骨与关节疾病的影像诊断 58
第一节 骨组织成像的观察与分析 58
第二节 骨组织基本病变的影像分析 62
第三节 关节基本病变的影像分析 70
第四节 骨与关节疾病比较影像学 72

第五节　常见关节疾病的影像诊断......73
第五章　痛风性关节炎......78
第一节　痛风性关节炎的发病机制及诱发因素......78
第二节　痛风性关节炎的诊断与鉴别诊断......79
第三节　痛风性关节炎的西医治疗......83
第四节　痛风性关节炎的中医中药治疗......85
第六章　色素沉着绒毛结节性滑膜炎......98
第一节　色素沉着绒毛结节性滑膜炎的病因......98
第二节　膝关节色素沉着绒毛结节性滑膜炎的临床表现及影像学检查......99
第三节　膝关节色素沉着绒毛结节性滑膜炎的手术治疗......100
第七章　风湿性关节炎......102
第一节　风湿性关节炎的基础知识......102
第二节　风湿性关节炎常见的症状和特点......103
第三节　风湿性关节炎可以并发的疾病......104
第四节　慢性风湿性关节炎的临床表现......104
第五节　风湿性关节炎应做的实验室检查......104
第六节　风湿性关节炎的西药治疗......105
第七节　风湿性关节炎常用的物理疗法......106
第八节　风湿性关节炎的中医治疗......106
第九节　风湿性关节炎的食疗......107
第八章　类风湿关节炎......111
第一节　类风湿关节炎的基础知识......111
第二节　类风湿关节炎的诊断标准......112
第三节　类风湿关节炎的主要临床表现......112
第四节　类风湿关节炎的影像学表现......113
第五节　类风湿关节炎的鉴别......114
第六节　类风湿因子阳性与类风湿关节炎......114
第七节　抗核抗体与类风湿关节炎......115

第八节 抗链球菌溶血素“O”升高的意义 115
第九节 类风湿关节炎的四大症状 116
第十节 类风湿关节炎的药物治疗 117
第十一节 糖皮质激素治疗类风湿关节炎的利弊 119
第十二节 类风湿关节炎的其他疗法 119
第十三节 类风湿关节炎的预后 119
第十四节 类风湿关节炎的日常生活训练 120
第十五节 类风湿关节炎患者的饮食原则 120
第十六节 类风湿关节炎患者宜吃食物及食疗方法 120

第九章 感染性关节炎 123
第一节 化脓性关节炎 123
第二节 骨与关节结核 130
第三节 莱姆病 139

第十章 结核性关节炎 143
第一节 结核性关节炎的病因与病理 143
第二节 结核性关节炎的临床表现 143
第三节 结核性关节炎的 X 线表现 144
第四节 结核性关节炎的实验室检查 145
第五节 结核性关节炎的诊断 145
第六节 结核性关节炎的治疗 145

第十一章 细菌性关节炎 147
第一节 非淋球菌性关节炎 147
第二节 淋球菌性关节炎 149

第十二章 关节炎的药物治疗 150
第一节 关节炎的基本治疗思路 150
第二节 关节炎药物治疗现状及进展 151
第三节 骨关节炎用药目的及用药原则 159
第四节 非甾体抗炎药 164

第五节　糖皮质激素......174
第六节　免疫抑制药......176
第七节　生物制剂......186
第八节　软骨保护剂......189
第十三章　骨关节炎疼痛的非药物治疗......192
第一节　锻炼的必要性......192
第二节　有氧锻炼......193
第三节　增加活动范围和增强肌力的锻炼......194
第四节　关节挛缩......194
第五节　锻炼和关节保护......195
第六节　骨质增生与锻炼......196
第七节　减轻体重......197
第八节　理疗......197
第九节　髌骨拍打......199
第十节　膝关节灌洗......199
第十一节　楔形鞋垫......200
第十四章　骨关节炎的局部治疗......201
第一节　发红剂和辣椒霜......201
第二节　关节腔内注射可的松......202
第三节　关节腔内注射透明质酸......204
第四节　临床常用的透明质酸......209
第十五章　骨关节炎的外科治疗......210
第一节　外科治疗的目的和意义......210
第二节　骨关节炎的关节镜治疗......210
第三节　保留关节的骨关节炎的外科治疗......212
第四节　骨关节炎的人工关节治疗......215
参考文献......219

第一章　关节解剖

全身骨结缔组织以一定的形式相连接。连接的形式有两类，即直接连接和间接连接。直接连接是指骨与骨之间借韧带、软骨或骨直接相连，中间不留有空隙，一般运动幅度较小。有的借致密结缔组织相连称纤维连接，如椎弓间韧带连接、前臂骨间的骨间膜等。借软骨连接相邻的两骨称软骨连接，如椎体间的椎间盘、第 1 肋与胸骨之间的软骨连接等。由骨组织将相邻的骨紧密相连称骨性结合，如颅盖骨之间的缝。间接连接（关节）是指骨与骨之间借结缔组织囊相连接，中间留有空隙，因而能进行较广泛的运动，这种骨连接又称滑膜关节或关节，主要分布于四肢。关节的构造分为基本结构和辅助结构两部分。

第一节　关节的基本构成

关节包括关节面、关节囊和关节腔。

一、关节面

关节面是构成关节的两骨相互接触的面，关节面上覆盖有薄层的关节软骨。光滑的关节软骨可减少运动时的摩擦，同时关节软骨富有弹性，可以缓冲运动时的震荡和冲击。每个关节至少包括两个关节面，凸者称为关节头，凹者称为关节窝。

二、关节囊

关节囊及韧带是维持关节完整性的附加结构。韧带由致密结缔组织构成，呈扁带状、圆束状或膜状，一般多与关节囊相连，形成关节囊局部特别增厚的部分，有的则独立存在。韧带的附着部与骨膜或关节囊相编织。韧带的主要功能是限制关节的运动幅度，增强关节的稳固性。其次是为肌肉或肌腱提供附着点，有的韧带如膝关节的髌韧带本身就是由肌腱延续而成的。此外尚有一些韧带位于关节内，称为关节（囊）内韧带，如股骨头圆韧带、膝交叉韧带等，它们的周围都包围着滑膜层。

关节囊包在关节的周围，两端附着于与关节面周缘相邻的骨面上。关节囊可分为表面的纤维层和内面的滑膜层。纤维层由致密结缔组织构成，其厚薄、松紧随关节的部位和运动的情况而不同，此层有丰富的血管、神经和淋巴管分布。滑膜层薄而柔润，其构成以薄层疏松结缔组织为基础，内面衬以单层扁平上皮——间皮，周缘与关节软骨相连续。滑膜上皮可分泌滑液，滑液是透明蛋清样液体，略呈碱性，除具润滑作用外，还是关节软骨和关节盘等进行物质代谢的媒介。

关节囊及周围韧带的组织学形态、化学成分以及组织结构是一致的，主要由平行的胶原纤维束组成，中间散有稀少的纤维细胞。胶原纤维束间有血管通过，血管周围偶见神经纤维。胶原纤维直径为 150 ~ 1500nm，偶见弹力纤维点缀其间。关节囊和韧带的胶原大部分是Ⅰ型胶原。

韧带与关节囊的水分较多，约占 70%。余下大部分为胶原及弹力硬蛋白。还有少量的重要成分是蛋白多糖。弹力硬蛋白与胶原纤维的比例在某些韧带中为 1 ∶ 4，比肌腱（1 ∶ 50）高得多。

三、关节腔

关节腔为滑膜和关节软骨之间共同围成的密闭腔隙，除含有少量滑液外，不存在其他结构；呈负压，具有维持关节稳固性的作用。

第二节　关节的辅助结构

关节的主要结构为韧带、关节囊、关节周围的肌肉和肌腱、关节软骨、滑膜襞、滑膜囊、半月板及软骨下骨等。

一、肌肉与肌腱

肌腱在骨骼和肌肉之间起桥梁作用。正如 Canoso 所言，肌腱既能将大块肌肉力量集中到骨骼的局部地区，又能通过不同骨骼上的许多止点，将一块肌肉的力量转移到不同的骨骼上。肌腱由纵向排列的Ⅰ型胶原纤维束组成，其间有细小的Ⅲ型胶原纤维网、小血管、淋巴，可能还有成纤维细胞的细小突起。附着于骨骼的肌腱是一个过渡的复合物，它通过胶原纤维与纤维软骨混为一体，然后纤维软骨又与骨融为一体。

许多能运动的肌腱要通过有血管的胶原纤维鞘。鞘内衬有滑膜样的间充质细胞，提供了滑动功能，衬里细胞分泌的透明质酸能够加强这一功能。长期制动后发炎或手术瘢痕可使肌腱与腱鞘发生纤维粘连，滑动功能丧失，关节运动受损。肌腱起端的疼痛、肌腱钙化及断裂是复杂的病理生理过程。原因有：肌腱老化、创伤导致肌腱局部缺血；医源性因素，如肌腱内注射肾上腺皮质激素；羟基磷灰石结晶的沉淀等。

二、滑膜及滑液

1. 滑膜

滑膜是衬在关节囊里面的、有血管的结缔组织。它并不覆盖关节软骨以及纤维软骨半月板的中央。滑膜的结构分 3 层：①滑膜衬里层或内膜。②滑膜下组织。③关节囊。

滑膜衬里层高度细胞化。衬里层外的细胞与衬里细胞相似，但有更多的结缔组织。继续向外，出现更多的与成纤维细胞类似的细胞，脂肪细胞数量增加。有大血管及致密的胶原纤维跨越关节。维持关节稳定性的韧带与关节囊外层相连。滑膜衬里层是不连续的。关节内的脂肪垫通常由单层滑膜细胞覆盖，而其他部位常有 3 ~ 4 层滑膜细胞。根据超微结构和细胞化学特征，滑膜细胞主要分为两种类型（A 型和 B 型）。A 型细胞类似巨噬细胞，B 型细胞类似成纤维细胞。二者根据细胞浆内所含的物质来鉴别。简单地将吞噬作用归于 A 型细胞的巨噬细胞样功能，将合成作用归功于 B 型细胞的成纤维细胞样功能是不合适的。因为一种细胞可能有多种功能，而且对不同的刺激，细胞可调整其内部结构而出现相应的功能改变。形态上类似成纤维细胞的滑膜细胞，对一定的刺激具有巨噬细胞样功能的反应。实验表明：家兔成纤维细胞样的 B 型细胞，能积极地吞噬乳酸粒子；而巨噬细胞样的 A 型细胞，可合成及分泌透明质酸。因此，普遍认为滑膜细胞是一种具有多种表现型的细胞。A 型和 B 型细胞的不同形态只是反映了它们在瞬间的不同功能。滑膜细胞可分泌纤维结合素，这些糖蛋白帮助细胞附着于下面的基质上，细胞培养中可见滑膜细胞合成Ⅰ型、Ⅲ型胶原，潜在的胶原酶、蛋白酶，胶原酶的促进因子，金属蛋白酶的抑制剂，透明质酸以及许多其他小的未确定的基质成分。正常的滑膜能诱导产生 IL-1，刺激软骨细胞释放降解软骨中蛋白聚糖的酶。在类风湿关节炎的滑膜中，已发现了相同的诱导因子——IL-1，它由滑膜巨噬细胞合成。在组织培养及发炎的关节中，IL-1 刺激产生前列腺素 E、纤维结合素及Ⅰ型、Ⅲ型胶原。

滑膜的血液供应来自关节纤维囊的微小动脉支。经过血管反复分支，在滑膜内层下靠近滑膜表面形成血管丛。血管丛与关节腔之间隔有滑膜细胞或胶原纤维。由于滑膜血管丛表浅，因此临床上常见关节腔内出血或渗出液，而且渗出液又易于吸收。

2. 滑液

人体膝关节中有 1 ~ 4mL 滑膜液，在较小的关节中更少。正常关节内这些少量的滑膜液足以分布在各个滑膜皱襞上，少量的滑膜液集中在关节隐窝。

正常滑膜液是清亮的、黄白色的黏性液体，是血浆的滤出液。它们通过滑膜下毛细血管的细孔，进入细胞外间隙，在此与滑膜细胞分泌的透明质酸接触，并与关节腔内游离液体达到平衡。滑膜液的黏性是因为含有透明质酸盐以及一些蛋白性质的物质，这些物质对关节的润滑作用是相当重要的。

滑膜液的 pH 值为 7.3 ~ 7.5，比重在 1.009 ~ 1.012，平均为 1.010。滑膜液中总蛋白浓度 1% ~ 2%，白蛋白与球蛋白比值为 20 ： 1，主要原因是滑膜液中蛋白的浓度与分子大小成反比，白蛋白分子较球蛋白小，因此易于扩散，这样选择性地阻止大分子进入滑膜液；部分原因是受到滑膜细胞外基质的调节，透明质酸在组织间隙中可能起着一个分子滤过器的作用，它使大分子不易进入滑膜液。所以像 α_2 巨球蛋白（血浆中主要的蛋白酶抑制剂）、纤维蛋白原以及 IgM 这样的大分子在滑膜液中是少量的，故正常关节很少发生粘连性强直。

然而，外伤或炎症增加了关节内皮细胞开窗的大小，或者组织间隙中的透明质酸盐与蛋白的复合物被炎症过程中出现的酶分裂成碎片，使较大分子的蛋白质进入滑膜液，血液内的纤维蛋白原进入关节腔内，形成纤维蛋白凝块，关节发生粘连、僵硬。

小分子用渗透的方法通过滑膜组织间隙，滑膜液中电解质、葡萄糖的浓度与血浆相同。然而在不稳定的状态下，葡萄糖进入关节腔的速度比正常快。正常滑膜液内非蛋白氮及尿酸浓度较血浆中的稍低，无胆固醇及脂肪酸，细胞数量差异很大。

三、半月板（纤维软骨）

正常时半月板仅见于膝关节、颞下领关节远端桡尺关节等。它们由扁平的、三角形的或某些不规则形状的纤维软骨组成，并牢固地附着在纤维囊上，还常附着于邻近的骨质。

半月板同关节软骨一样大部分无血管，仅在骨骼的附着部有血管，且无神经、淋巴组织。通过滑液及邻近半月板附着处的软组织中的血管丛渗出液来取得营养。偏光镜及光学显微镜的检查表明胶原纤维成圆周状排列以承受负荷的张力。纤维软骨的生化成分与关节软骨不同，水的含量为70%～78%，无机物的含量约占湿重的3%，胶原占有机物的60%～90%，弹性硬蛋白浓度小于1%，蛋白聚糖小于干重的10%。主要的氨基葡聚糖是硫酸软骨素，少量的是具有硫酸角质素的硫酸皮肤素。

半月板的纤维软骨比关节的透明软骨代谢慢得多。纤维软骨损伤时，虽能修复，但仅局限于邻近骨质附着处的血管区，并且修复的是成纤维细胞，并非原来的成软骨细胞。

四、关节软骨

关节软骨是覆盖在关节面上的一层透明组织。它的厚薄因年龄及部位差别而有所不同。在人体生长发育期，关节软骨逐渐增厚，使得关节不断发育、增大，以适应人体生长、发育的需要。因此，出生后关节软骨损伤会导致关节发育障碍。

成年后关节软骨的作用主要是：①关节软骨表面非常光滑，它与关节液使关节面几乎无摩擦力，这样，关节运动时不易磨损，并且活动灵活、自如。②在压力作用下，软骨被压缩，解除压力后，软骨又可伸展，这类似于弹性垫的作用，可以保护软骨下的骨骼不受破坏，或者仅发生轻微的损伤。对于青年人，这种弹性作用较强，缓冲效果好；而老年人关节软骨的弹性减弱，再加上他们的关节液减少，使关节软骨变得干燥，因此老年人的关节软骨易受损伤，经常发生退行性骨关节病。人在老年时，关节软骨的厚度随年龄的增长而变薄，主要是由于软骨细胞活性降低，软骨基质产生减少和比例失调。另外，水分的含量逐渐减少也是一个原因。

许多关节疾病会出现关节软骨的损伤，如痛风时，持续的高尿酸会结晶形成痛风石，沉积在关节软骨上，导致关节软骨的破坏。

五、软骨下骨

软骨下骨的超微结构及生化组成与其他部位的骨质难以区别，但有其特殊性。软骨的钙化线比大部分的骨皮质薄，可能含有不同数量的成熟的哈佛系统。它们平行于关节走行而非平行于骨的长轴。关节软骨钙化层下骨板的显微结构对其上方的软骨影响颇大。下骨板的排列与应力方向垂直，其可变性为皮质骨骨干的十几倍。在骨关节炎中，软骨下骨变硬，对关节的功能及关节软骨的健康都是有害的。

六、滑囊

滑囊的功能是促进滑动，如肌腱在腱鞘中的运动一样。滑囊使一个组织在另一个组织上产生低摩擦力。

滑囊是闭合囊，里面散在衬有滑膜细胞样的间充质细胞。大部分滑囊在胚胎发育过程中与滑膜关节同时分化。不过在一生中可产生新的滑囊，而以前的滑囊会变得肥大。由于炎症或创伤，深部滑囊常与关节相通。如髂腰肌的滑囊与髋关节相通、肩峰下滑囊与盂肱关节相通、腓肠肌或半膜肌滑囊与膝关节相通，但是皮下滑囊很少通关节，如髌前滑囊或鹰嘴滑囊。即使在滑囊感染或患有痛风的情况下，滑囊液很少像关节液那样产生炎症反应，原因可能是滑囊内血管化程度较低。

第三节　关节软骨

一、关节软骨的发育

人类关节发育始于胚胎第 6 周、第 10 周形成关节，出生后关节软骨有两个增生层：①深层是骨骺的一部分。②浅层在关节面下，供给关节软骨细胞，出生后第 1 年关节软骨最厚，以后则浅层停止增生，幼儿关节软骨呈无色半透明状，富于细胞且肥厚，含有大量水分与黏多糖。到第 6 个月时蛋白合成率降低，软骨成熟的标志是潮线（tide mark）的出现，说明软骨内骨化停止，血管不再穿入关节软骨，潮线下的软骨钙化，形成软骨下骨板。

二、关节软骨的结构

关节软骨为透明软骨，透明呈蓝白色，位于长骨端形成关节面，随着年龄增长而色泽变暗，软骨质坚而具韧性，受压时变形，去压后可恢复原形。关节软骨中没有神经血管，但具有大量的细胞外基质，软骨细胞位于陷窝之中，稀疏散在。

关节软骨自关节表面向骨端依次为滑动带、过渡带、放射带、潮线、钙化带和软骨下骨板。

1. 滑动带

滑动带位于域表层，厚度约 200mm，主要为胶原纤维、软骨细胞与胶原纤维与关节面平行，直径为 30mn，基本不含黏多糖，除与关节平行的纤维外，还常形成直角关节软骨的分层互相交叉，软骨细胞呈细长状在陷窝内，细胞陷窝的间隙非常小，滑动带在关节的表面有功能性孔或开口，以利营养物质及低分子物质从孔出入软骨。

2. 过渡带

过渡带位于滑动带切线层下，软骨细胞较小，散在于富含胶原与糖蛋白的基质内，胶原纤维的走向由表面层的与关节面平行，逐渐变为斜行。

3. 放射带

放射带在过渡带之下，厚度占关节软骨下半部的 1/3，特点是软骨细胞呈垂直放射状，细胞排列为柱形，胶原纤维变为垂直方向，有时见拱形状，在放射带的基底，纤维成粗束状，固定于潮线、放射带的基质更为质密。

4. 潮线、钙化带及软骨下骨板

潮线在 HE 染色时呈波浪状嗜碱性线，包含排列紊乱的原纤维，平行的、垂直的原纤维、胶原纤维等。潮线下的钙化带含有大小不等的但较小的软骨的胶原细胞，可表现为变性及坏死。潮线的作用是牢固地连接软骨的胶原纤维和软骨下骨板。软骨下骨板含骨小梁，厚薄不等，由骨皮质与哈佛系统所组成。

三、关节软骨的组成

（一）软骨细胞

关节软骨中软骨细胞与基质相比，细胞很少，故代谢活性低，软骨中含有高浓度乳酸和糖酵解代谢的各种酶，含氧低，故采取厌氧代谢途径，使软骨在低氧张力下发挥作用。营养分子可经滑液或骨核弥散到关节软骨。在骨发育成熟后，滑液成为营养唯一来源，经基质弥散来营养软骨细胞。各种营养物质经软骨基质的弥散系数等于水的一半，而且这种弥散是被动过程，即在滑液流动时，软骨能得到充分营养。关节制动时滑液停滞，增加了分子弥散的阻力，则影响深部软骨细胞获得营养。由于滑液可以营养软骨，故脱落的软骨和死骨表面的软骨可以存活。在关节反复负载的情况下，才能保持正常软骨的代谢，关节软骨的非负荷部位容易出现变性，反复负荷可刺激软骨细胞合成软骨基质，软骨细胞的变性坏死与退变，主要先见于第 2、第 3 带。

除了这些关节表面至骨之间各层的不同特性之外，根据基质与软骨细胞的接近程度分为细胞周、细胞领域与细胞领域间。这些区域的内容物（胶原、蛋白多糖和其他基质成分）各不同，胶原纤维的粗细和排列方式也不同。胞周基质是靠近细胞膜并完全包围软骨细胞的极薄的一层，主要由蛋白多糖与其他非胶原成分组成，几乎没有胶原纤维。围绕胞周基质的细胞领域，由于其边界纤细胶原纤维网状结构而与领域间基质区别开来。关节软骨基质中细胞领域间基质占的比例最大，决定了关节软骨的主要特性。它包括了细胞领域间基质里单个细胞和细胞簇间的基质，含有大分子的胶原纤维与大部分蛋白多糖。

关节软骨的形成与维持依赖于软骨细胞。它们来源于间充质细胞，在骨骼的生长过程中，这些细胞可以增加基质的体积。在成熟组织中，软骨细胞占总组织体积的10%以下，负责维持基质。软骨细胞代谢活跃，可以对许多环境刺激产生反应，包括可溶性调节因子，如生长因子、白细胞介素、药物、基质分子、机械负重、流体压力的变化。虽然软骨细胞一般处于稳定状态，但其对一些因子（如白细胞介素-1）的反应可以导致基质的退变。但关节软骨的软骨细胞对于另外一些通常调节人体生理活动信号的反应是有限的。关节软骨无神经支配，所以，不依赖神经冲动传递信息。而且，由于不含单核与蛋白质共价结合区域共同组成，这种分子会加强胶原纤维与蛋白多糖间的相互连接。无细胞或免疫球蛋白，故关节软骨中没有免疫反应（细胞免疫或体液免疫）。

（二）软骨细胞外基质

由于软骨细胞只占关节软骨总体积的一小部分，其组成成分以基质为主。水分占正常关节软湿重的65%～80%，其余组织的湿重由两种大分子结构组成：胶原和蛋白多糖。其他成分还包括脂肪、磷脂、蛋白质及糖蛋白，然而它们在总基质中的具体作用还不明确，但必须认识到它们是除了胶原与蛋白多糖之外的重要成分。例如，K型胶原是杂合的，即由胶原和糖胺聚糖与蛋白质共价结合区域共同组成，这种分子会加强胶原纤维与蛋白多糖间的相互连接。

虽然这些成分总体数量少，但也可能与U型胶原或大分子聚合物有相同的摩尔当量（如连接蛋白），而且也在基质中发挥重要的作用。

1. 水分

水分是正常关节软骨最丰富的成分，占湿重的65%～80%。骨关节炎的早期，组织分解以前水分的含量可以达到90%以上。少量水分位于细胞间隙，30%位于胶原中的纤维间隙，剩余的位于基质中的分子间隙。组织水分中溶解有无机盐，如钠、钙、氯、钾。整个关节软骨中水分的含量不尽相同，软骨表面为80%，深层只有65%。当固体基质受到挤压或存在压力梯度时，水分可以在基质中流动。流经基质分子孔隙的摩擦阻力非常高，而组织的渗透性非常低。基质中水分的摩擦阻力和耐压基于两个基本机制，使得关节软骨能支持非常高的负荷。通过组织和关节表面的水分流动，可以促进输送营养物质，润滑关节。软骨中水分流动的流体力学机制遵循流体力学与物理化学定律。

关节软骨对水的亲和力主要源自蛋白多糖的亲水特性，胶原蛋白影响较小。纯胶原蛋白构成的物质通过毛细管现象与表面张力被水湿化，这是一个相对较弱的物理机制。蛋白多糖吸收水分的能力取决于两方面的物理化学机制：Dorman渗透压，由组织间隙中可以自由移动的对流离子（如Ca^{2+}，Na^{+}）所形成，而离子是为了中和蛋白多糖的电荷所产生；或者同样地产生于分布在蛋白多糖分子上的固定的负电荷之间的静电排斥力，蛋白多糖在溶液中存在体积膨胀的趋势。对于关节软骨，水合的程度取决于蛋白多糖产生总的膨胀力与包绕蛋白多糖的粗大胶原网络所产生的约束力之间的平衡。因此，当水分一旦与任何一种大分子接触，就形成黏稠稳定的间态基质，使组织与水分紧密结合。

2. 胶原

胶原是基质的主要结构大分子，至少有 15 种不同的胶原种类，它们由至少 29 种遗传性状不同的链组成。所有的胶原家族成员均有特定的三螺旋结构，组成其分子的大部分长度，或者被 1 个或几个非螺旋形的结构域中断。胶原蛋白占关节软骨干重的 50% 以上，其中，90% ~ 95% 是Ⅱ型胶原。关节软骨的胶原蛋白使组织具有张力与抗压力特性，固定基质中的蛋白多糖。软骨中的胶原纤维一般比肌腱或骨组织中的要纤细，部分原因也许与其在组织中与相对多的蛋白多糖相互作用的功能有关。虽然胶原的宽度可以随年龄或疾病增加，但在 10 ~ 100nm 变化，胶原纤维并不十分有序排列，特别是软骨的中间层呈随机分布。

所有胶原具有三螺旋结构，由 3 条多肽链（a 链）组成。链中 33% 的氨基酸是甘氨酸，25% 是脯氨酸。由于脯氨酸的存在，每一条多肽链都呈现特征性的左手螺旋构象，并且在三螺旋结构中绕共同的轴右旋，编织成独特的具有抗拉伸应力的结构。胶原蛋白还含有羟脯氨酸、羟赖氨酸、糖基化（半乳糖基或半乳糖葡萄糖基）羟赖氨酸。胶原三螺旋结构的氨基酸序列可以表示为（Gly-Xaa-Yaa）$_n$，除甘氨酸以外，Xaa 与 Yaa 处可以是任何一种氨基酸，主要是脯氨酸与羟脯氨酸。铋酸是构成三螺旋空间结构中必需的分子量较小的氨基酸，因为每三个残基的功能组构成螺旋内部结构。因羟脯氨酸能使分子内氢键沿着分子的长度形成，故对于维持胶原的稳定性是必需的。羟赖氨酸参与共价结合以维持胶原纤维集合的稳定性。

3. 蛋白多糖

蛋白多糖是一种复杂的大分子，由核心蛋白共价结合多糖链（糖胺聚糖）（以前的名称为黏多糖）组成。蛋白多糖正规应该叫作蛋白质核心多糖或黏多糖，后者仍被用来描述遗传性疾病。糖胺聚糖（glycosaminoglycan，GAG）由长链的、未分叉的重复二糖单位组成。软骨的蛋白多糖主要有 3 种类型：即 4-6- 硫酸软骨素同分异构体、硫酸角质素和硫酸皮肤素。软骨中硫酸软骨素是占主要的糖胺聚糖，占总量的 55% ~ 90%，主要根据个体的年龄或骨关节炎的情况而定。每一条链由 25 ~ 30 个重复二糖单位组成，平均相对分子质量为 15 ~ 20ku。关节软骨素的硫酸角质素主要存在于大的蛋白多糖聚合体中，不像硫酸软骨素一样定义明确。其组成与硫酸化的程度因个体、年龄的不同而变化。人类关节软骨的硫酸角质素链比硫酸软骨素链要短，平均分子量为 5 ~ 10ku。透明质酸也是一种糖胺聚糖，但与上述不同，是非硫酸化的，而且，不与核心蛋白共价结合，因此，不是蛋白多糖的一部分。在溶液中这些基团离子化（coo 和 sor），在生理环境中需要阳性对流离子如 Ca^{2+}、Na^{+} 等来保持其电中性。在间质水分中，这些可以自由移动的离子形成 Dorman 渗透压。同样地，组织里的蛋白多糖被包裹于自身流动液体的 1/5 体积中，所以固定电荷基团的空间距离为 10 ~ 15ku，导致很强的电荷与电荷之间的相斥力量，这种电荷间相互排斥的力量大小也取决于组织中对流离子的浓度。

关节软骨中 80% ~ 90% 的蛋白多糖形成大的聚合体，称为可聚蛋白聚糖（aggrecan）。

它们包括一个长的伸展的核心蛋白，与多达 100 个硫酸软骨素链和 50 个硫酸角质素的糖胺聚糖链以共价结合。年轻人硫酸角质素的浓度相对较低，4- 硫酸软骨素是硫酸软骨素的主要形式。随年龄增长，硫酸角质素的含量增加，6- 硫酸软骨素成为硫酸软骨素的主要形式。可聚蛋白聚糖的核心蛋白大而复杂（相对分子质量 2ku 或更大），形成几个球状或伸展结构域。一个伸展结构域含有大多数的硫酸角质素糖胺聚糖链，邻近最长伸展区域的是由硫酸软骨素与一些散在分布的硫酸角质素链结合的区域。小的寡糖与核心蛋白相连。核心蛋白的 N–末端，一个球状结构域有特殊的功能，能与透明质酸相结合。

可聚蛋白聚糖其他球状结构域的功能未明，一个孤立的、较小分子的连接蛋白与可聚蛋白聚糖的 G 结构域和透明质酸结合，稳定连接以形成可聚蛋白聚糖—透明质酸—连接蛋白复合体，即蛋白多糖集聚体。它们间以非共价键结合。但是，该复合体间的非共价结合力很强大。如果没有蛋白水解酶的降解这种连接是不可逆转的。基质中，聚合作用可以稳定可聚蛋白聚糖，而且由于每条透明质酸链都是无分叉的长链，许多可聚蛋白聚糖分子可以与单一透明质酸链结合形成大的蛋白多糖集聚。集聚体的大小因年龄和疾病状态而变化，随年龄增加，软骨退行性变时，集聚体变小。胎儿关节软骨中含有的集聚体大于 300ku 可聚蛋白聚糖，而大部分成熟关节软骨的集聚体只是其部分片段。

关节软骨中蛋白多糖的分布随组织深度而改变，呈不均匀分布。浅表层富含胶原，蛋白多糖较少。在移行层，蛋白多糖的含量增加，分布趋于均一。在深层，分布的变化更大。每一个软骨细胞的胞周基质所聚集的蛋白多糖的量，是远离细胞的基质中的 2 倍。

人膝关节软骨糖蛋白的平均半衰期在 300d 以上，而髋关节软骨是 800d，硫酸角质素的转换率低于硫酸软骨素。老年软骨氨基多糖中硫酸角质素占有较大部分，虽然关节软骨的大部分糖蛋白的寿命约为 600d，但部分糖蛋白迅速降解并再合成。

关节软骨表面的糖蛋白丢失，可能是由于滑膜的透明质酸对蛋白合成的抑制，营养物与分子可经软骨基质孔扩散，而大分子如免疫球蛋白，酶则不可。软骨基质中的糖蛋白丢失后，关节软骨随即破坏，使滑液中蛋白溶酶侵入软骨基质。

4. 其他

第一，非胶原蛋白与糖蛋白：在关节软骨中有很多非胶原蛋白与糖蛋白，但目前研究甚少。一般主要由蛋白质组成，含有少量的附着单糖或寡糖，至少，这些分子显然有助于组成与维持基质的大分子结构。锚定蛋白是一种胶原连接软骨细胞表面蛋白，可以帮助将软骨细胞固定在基质的胶原纤维上。然而，这种相互作用的具体方式不详。软骨寡聚蛋白（COMP）是一种酸性蛋白质，主要聚集在软骨细胞领域的基质中。其只在软骨中出现，并且有联结软骨细胞的能力。此分子可以作为软骨更新与骨关节炎患者软骨退变持续的标记。纤维结合素与韧黏素是可以在多种组织中找到的非胶原基质蛋白，也已经在软骨中找到。其在关节软骨中的作用目前未明，也许在基质结构、细胞—基质相互作用、骨关节炎或炎性关节炎的组织反应中发挥作用。

第二，脂质：占成人关节软骨湿重的 1% 或更少，存在于软骨细胞与基质中。确切功能不明，但随年龄与骨关节炎的出现而变化，磷脂酶 A_2 是在过去几年里引起多方关注的一种酶，也许在花生四烯酸代谢与退变过程中发挥重要的作用。在放射层（深层）中可以发现胞周基质嗜锇小泡，大小为 50 ~ 250nm，含有碟灰石耗化结节。这些小泡随年龄增加而增加，可能在骨关节炎的发病中发挥重要作用。

四、关节软骨的特性

关节软骨内的液体运输与其物理特性有关。基质蛋白多糖富含负电荷的硫酸醋及羧基，这些使水性基质具有膨胀性压力，是软骨渗透性功能及蛋白多糖固定电荷集团的表现。蛋白多糖阻止水从负重软骨表面孔隙中流失，对水流失的阻止能力与其浓度相关，蛋白多糖浓度降低，关节软骨蠕变率增加，抗压强度降低，使软骨负重后容易变形。受压后，蛋白多糖构型发生改变，使蛋白多糖内的分子水流入胶原纤维的纤维间隙或从表面丢失。pH 值降低或增加盐浓度也可破坏蛋白多糖的结构，使水流失。蛋白多糖大分子结构破坏后，使胶原纤维的张力降低，并向外膨胀，使分子间隙增大。当胶原纤维肿胀时，水分子更易于分子间流动，使关节软骨内可交换的游离水增加。休息时，关节软骨内的胶原纤维网处于张应变状态。

五、滑膜关节的润滑作用

限制关节运动的主要因素是关节面之间的摩擦以及关节周围软组织的张力，Radin 等的研究表明，克服关节周围软组织牵拉所需的能量是关节面间摩擦阻力的 100 倍。那么，关节僵硬的主要因素应该是软组织张力的增加（肌肉痉挛、韧带挛缩或软骨间粘连），而不是关节面润滑作用的改变。

经典的润滑理论基于非生物学系统：两个受压接触面之间的不平整引起摩擦与损耗。产生的摩擦系数与接触点的剪力强度有关。两粗糙面间的液体通过两种方式降低摩擦系数：一种是液体膜润滑作用，即于两粗糙面间产生一层薄而连续的液体膜，而液体膜可能通过外部压力（静水润滑作用）、内积液体产生的压力（挤压膜润滑作用）以及持续的相对运动使接触面间出现楔状的润滑作用（动水润滑作用）来维持；另外一种是边界润滑作用，即两接触面表面吸附一层可以防止粗糙接触的分子，这些分子的自然特性是分子间的滑动比磨擦更容易。在大多数润滑表面，两种机制并存的程度主要有赖于接触面间的角度及速度。弹性动水润滑作用则是负重后变形、粗糙面间的液体膜被挤出后的另一润滑机制。

不同实验条件下，对关节润滑生物系统的研究尚未得到一个能够解释低摩擦系数的理论。关节面与非生物接触面不同，湿润而具有粘弹性，并有不连续的多平面的滑动面。对滑液在关节内的润滑功能研究者众说不一。正常无炎症反应的人膝关节内滑液量不超过 0.50mL。滑液膜层因负重而有所改变，膜层越厚，滑液膜黏性降低摩擦系数的能力也越大。关节软骨受压后，将间质内的液体挤入关节表面，产生一种自压形式的静水润滑作用。滑液中透明质酸的含量直接影响它的黏性，但对关节润滑影响甚小。虽然已证明透明质酸是滑膜的润滑剂，但它不是关节的润滑剂。当液体聚集于接触面的凹陷内以后，也增加了润滑分子的浓度。

Radin，Swarm 等用透明质酸酶消化滑液，虽然改变了黏性，但并未影响摩擦系数，说明摩擦系数不是单纯透明质酸酶浓度的体现，但蛋白溶解消化，确实明显降低了润滑作用。Swann 等发现了一种糖蛋白，称为润滑素，认为是关节润滑的一个主要因素。在牛和人的正常及病理状态下滑液内均发现有此糖蛋白，它与关节软骨表面结合，起边界润滑剂的作用。显然在游离的和与关节软骨连接的润滑素分子之间存在一种动态平衡，蛋白溶解消化滑液以及机械性去除均破坏了润滑作用。

关节软骨损伤的修复与其组织结构特点及损伤的方式有关，而修复的持久性以及良好的负重关节面的维持则有赖于愈合组织的质量，但实际上，修复常不完善，使损伤的关节面后期发生退行性改变。

表浅损伤的修复愈合依赖于关节软骨细胞的代谢活性，但其精确重建结构的能力有限。即使关节软骨细胞能够合成蛋白多糖和胶原分子，并能够释放入基质，这些新合成的分子并不能相互结合形成络合物，因此构建的结构并不完美，愈合组织的功能也较差。软骨无血供以及软骨细胞不能复制，限制了其修复的能力，修复过程也无炎性反应阶段。活动关节在体内修复，因糖蛋白的丢失或浅表性撕裂，使得存留外露的胶原纤维网遭到进一步的破坏。与之相对比，如感染或创伤累及深部骨组织，使炎性反应产物及间充质细胞外渗，其修复机制又有所不同。最终所生成的软骨基质的种类及数量决定功能修复是否完全。软骨细胞复制比较局限，但其对修复过程的作用尚不清楚。在退行性关节病中可见软骨细胞群增殖克隆合成糖胺聚糖。这些增殖的软骨细胞可能具有在修复过程中消化细胞周围基质的活性，也可能参与新产物的合成。在有炎性改变的软骨破坏中，从关节内分离出多种炎性介质及蛋白酶。前列腺素 E_2（Prostaglandin E_2，PGE_2）改变炎性过程，抑制软骨细胞（兔）合成糖胺聚糖；人退行性关节中分离出的 IL-1（interleukin-1）具有化学趋化及淋巴细胞激活作用，并刺激软骨细胞释放中性蛋白酶；在骨关节炎中也存在有淋巴细胞激活因子、单核细胞因子及分解代谢产物等。这些因子并无内在的降解活性，但可激活软骨细胞酶。其他一些诱发骨关节炎软骨病理变化的原因包括关节内羟基磷灰石及焦磷酸钙结晶的沉积。

化脓性关节炎中，细菌毒素可能参与了软骨的破坏。在风湿性疾病 90% 的受累关节中，发现导致破坏性改变的软骨胶原组织内有免疫球蛋白、补体以及免疫复合物存在。血友病中，软骨细胞内以及软骨下骨髓内有含铁血黄素。外渗红细胞被滑膜表皮细胞吞噬，释放破坏关节软骨的酶，另外，高铁离子对软骨可能有直接毒性作用。

六、机械创伤后修复

关节的钝性损伤较常见，体外低于 20% 的应变对关节软骨没有任何显微性破坏。长期重复性的负重可导致在体软骨基质裂解，细胞破坏，最终软骨下骨增厚。离体髋关节重复性负重可引起负重区蛋白多糖基质含量下降，软骨细胞合成活性增加。细胞死亡与胶原纤维裂解随负重频率及负重幅度的改变而变化。超过临界值的单次冲击伤或多次大幅度但小于临界值的钝性损伤均可导致软骨不可逆性损害。小负荷冲击伤使基质降解，但无软骨细胞坏死，其修复过程的主要特征是基质蛋白合成增加，但仅限于紧邻软骨细胞群部位，不包括炎性反应或介质以及未分化的成纤维细胞成分的生成。

撕裂伤破坏了胶原纤维网，使胶原纤维暴露于降解酶类，并有可能使局部细胞死亡。缺损区一般不愈合，但也不扩大。许多动物实验研究发现，受损部位软骨细胞群状增殖，基质合成增加，在伤后 6 周最为活跃，但不久即停止，使修复过程不完全。Ghadially 等在超微结构水平对切线伤的愈合过程观察两年后发现：损伤后 1 周，光镜下局部细胞坏死，邻近蛋白多糖丢失，存活软骨细胞的透射电镜观察表明代谢活性增加；伤后 6 个月，缺损区覆盖一层细胶原纤维网，其排列方向与表面平行，但表面的不平整依然存在。Mankin 等认为受损软骨的基质蛋白多糖抑制血小板的附着及纤维网架的形成，使成纤维细胞不能桥接间隙。在实验中，关节内注射蛋白多糖溶解酶可促进动物关节软骨表浅撕裂伤的愈合，水杨酸盐也可促进浅表缺损的愈合。

深达软骨下骨质的损伤引起血肿形成及纤维蛋白凝集，在修复过程中起网架作用。与浅表损伤不同的是，骨软骨损伤可以进行软骨组织愈合，但其性质（纤维软骨或透明软骨）以及软骨下肉芽组织（外源性转化细胞）和软骨细胞的作用目前意见尚不一致。

Campbell 认为，在修复早期，胶原纤维的走行和分布与纤维组织相似，主要细胞与成纤维细胞类似，大部分胶原为Ⅰ型胶原，仅有少量的Ⅱ型胶原，3 个月后，则以Ⅱ型胶原为主。所形成的透明软骨不规则，并有部分基质区域缺乏细胞，受损部位的组织切片也难以再现关节软骨的层状区域性分布。随着时间的延长，修复组织更似纤维软骨，并有退行性纤维化倾向。蛋白多糖的丢失可能伴随着透明软骨逐渐向纤维软骨的转化。

成年兔股骨远端软骨内骨折复位不完全或复位后未加压，常以纤维软骨修复。复位完全、加压并行骨折块间固定，关节软骨表面的修复组织外观则与透明软骨相似。加压固定可能改变了关节面的机械微环境，促使透明软骨的形成，阻止干扰浅表透明化的肉芽组织的长入。在负重的软骨可以记录到电位，关节软骨及生长板软骨显示电极化，生长活跃的部位更趋向于阴极。机械力有可能转化为软骨细胞或大分子敏感的生物电。Hall 认为电磁与生长、形态发生及修复与再生过程有关，这也可能是加压固定后修复效果较好的原因。

在兔的动物实验中，持续被动活动促进透明软骨修复关节软骨全层缺损，而完全制动及间断性主动活动对照组则较差。持续被动活动可以促进关节内自体骨膜游离移植的新生软骨形成。关节制动破坏了实验动物的关节软骨，即使制动不完全，6 周后所产生的软骨显微性破坏在 6 ~ 8 个月后仍然存在。而坚固的固定制动 30d，即可引起 30d 后仍难以逆转的改变。制动破坏了基质及细胞所需的正常机械刺激，也使为软骨细胞提供营养的滑液泵作用失去功能。

第四节　躯干骨连接

一、脊柱

构成人体的中轴，由 24 块椎骨、1 块骶骨和 1 块尾骨及其连接构成，具有承托颅部、支持体重、保护脊髓和运动躯干的功能。

1. 椎骨间连接分为椎体间连接和椎弓间连接

椎间盘 23 个，薄厚不一，外部为纤维环，由无数层呈同心圆排列的纤维软骨构成，坚韧且富有弹性；内部为髓核，呈白色富有弹性的胶状物，可牢固连结相邻的椎体。椎间盘可承受压力、减缓冲击以保护脊髓，有利于脊柱的运动。由于纤维环的后份最薄，当其破裂时髓核可脱出并突向椎管或椎间孔，产生脊神经压迫症状。

韧带分为连结相邻两个椎骨的短韧带和纵贯脊柱全长的长韧带。短韧带有黄韧带、棘间韧带和横突间韧带，黄韧带连结相邻椎弓板，由黄色弹性纤维构成，坚韧且富有弹性；棘间韧带连结相邻棘突；横突间韧带连结相邻横突。长韧带有前纵韧带、后纵韧带和棘上韧带，前纵韧带为人体最长的韧带；后纵韧带位于椎体后面；棘上韧带细长、坚韧，连结各椎骨棘突的尖端，向上至颈部延续为前后径较宽的项韧带。

关节突关节由相邻椎骨的上、下关节突构成，可做轻微的运动。

寰枕关节为两侧枕髁与寰椎侧块的上关节面构成的联合关节，属双轴椭圆关节，由关节囊和寰枕前、后膜相连结，可使头部做俯仰和侧屈运动。寰枢关节包括三个滑膜关节，即寰枢正中关节和成对的寰枢外侧关节。寰枢正中关节由枢椎齿突与寰椎前弓后面的关节面和寰椎横韧带构成，寰枢外侧关节由寰椎侧块的下关节面与枢椎的上关节面构成，可做旋转运动，与寰枕关节联合运动可使头部做俯仰、侧屈和旋转运动。

2. 脊柱整体观及运动

成人脊柱长约 70cm，女性和老年人略短。全部椎间盘的厚度约占脊柱全长的 1/4。观察脊柱前面时，可见椎骨宽度自第 2 颈椎至第 2 骶椎显著增大，与重力的增加有关。观察脊柱后面时，可见各部椎骨棘突的形态及倾斜度不相同。侧面观察脊柱时，可见脊柱有 4 个生理性弯曲，即颈曲、胸曲、腰曲和骶曲，脊柱弯曲与维持重心和吸收震荡有关。胸曲和骶曲凸向后，在胚胎时已形成，并在出生后继续存在；颈曲和腰曲凸向前，为出生后的代偿性弯曲。脊柱可沿冠状轴做屈伸运动，沿矢状轴做侧屈运动，沿垂直轴做旋转运动，也可做环转运动。

二、胸廓

胸廓由 12 块胸椎、12 对肋骨和 1 块胸骨及其连接构成，具有支持、保护胸腹腔器官，并参与呼吸运动的功能。

1. 肋与椎骨的连接

肋后端与胸椎连接称为肋椎关节，可分为肋头关节和肋横突关节。肋头关节由肋头关节面与胸椎肋凹构成，肋横突关节由肋结节关节面与横突肋凹构成。

2. 肋与胸骨的连接

肋前端较低，第 1 ~ 第 7 肋前端与胸骨相连。其中第 1 肋与胸骨柄之间为软骨结合，第 2 ~ 第 7 肋与胸骨分别构成微动的胸肋关节，第 8 ~ 第 10 肋软骨与上位肋软骨依次相连结形成肋弓。

3. 胸廓整体观及其运动

成人胸廓近似扁圆锥形，前后径较横径短，上窄下宽。有上、下口，胸廓上口较小，由胸骨柄、第 1 肋和第 1 胸椎围成，上口平面向前下方倾斜，故胸骨柄上缘平对第 2、第 3 胸椎间盘；胸廓下口较大，宽阔且不整齐，由第 12 胸椎、第 12 肋、第 11 肋软和肋弓、剑突构成。胸廓除支持和保护胸腔器官外，主要参与呼吸运动。呼吸时肋上升和下降，使胸腔容积增大和缩小，以协助完成呼吸运动。

第五节　颅骨连接

颅骨之间多数以缝或软骨直接相连接，彼此间结合极为牢固。舌骨以韧带与颅底相连，仅下颌骨与颞骨构成颞下颌关节。

颞下颌关节由下颌骨的下颌头与颞骨的下颌窝、关节结节构成。关节囊薄且松弛，外侧有坚韧的外侧韧带加强。关节腔内有关节盘，盘的周缘附着于关节囊，将关节腔分为上、下两部分。左、右侧颞下颌关节是联合关节，可做上升、下降、前进、后退和侧方运动；如张口过大，下颌头可滑至关节结节前方而不能退回关节窝内，从而造成颞下颌关节脱位。

第六节　上肢骨连接

上肢骨连接包括上肢带骨连接和自由上肢骨连接。

一、上肢带骨连接

（1）胸锁关节上肢骨与躯干骨连接的唯一关节，由锁骨的胸骨端与胸骨的锁切迹及第 1 肋软骨的上面构成。关节囊坚韧，周围有韧带加强。囊内有纤维软骨构成的关节盘，将关节腔分为外上和内下两部分。

（2）肩锁关节由锁骨的肩峰端与肩峰的关节面构成，是肩胛骨活动的支点，关节的上方有肩锁韧带加强。

（3）喙肩韧带呈三角形的扁韧带，连于肩胛骨的喙突与肩峰之间，与喙突、肩峰共同构成喙肩弓，架于肩关节上方，有防止肱骨头向上脱位的作用。

二、自由上肢骨连接

（1）肩关节，典型的球窝关节，由肱骨头与肩胛骨关节盂构成。关节盂浅、小，周缘有纤维软骨构成的盂唇，使之略微加深，仅可容纳 1/4 ~ 1/3 肱骨头，因此肩关节的运动幅度较大。肱二头肌长头腱起自盂上结节，走行于关节囊内，经结节间沟走出关节囊外。关节囊薄、松弛，上壁有喙肱韧带连接喙突至肱骨大结节，部分纤维编织于关节囊的纤维层内；前壁和后壁也有许多肌腱纤维编入关节囊的纤维层内，以增加关节的稳固性。关节囊的下壁没有肌腱和韧带加强，故肩关节脱位时肱骨头常自下壁脱出，从而发生前下脱位。肩关节为全身最灵活的关节，可做屈、伸、收、展、旋内、旋外和环转运动。

（2）肘关节，由肱骨下端与尺、桡骨上端构成，包括三个关节，即肱骨滑车与尺骨滑车切迹构成的肱尺关节，肱骨小头与桡骨头关节凹构成的肱桡关节，桡骨头的环状关节面与尺骨桡切迹构成的桡尺近侧关节，三个关节共同包裹于一个关节囊内。

肘关节囊的前、后壁薄而松弛，两侧壁厚而紧张，并有韧带加强。囊的后壁最薄弱，故常见尺骨向后脱位并移向肱骨后上方。桡侧副韧带位于关节囊桡侧，自肱骨外上髁向下扩展，止于桡骨环状韧带；尺侧副韧带位于关节囊尺侧，自肱骨内上髁向下呈扇形扩展，止于尺骨滑车切迹内侧缘；桡骨环状韧带位于桡骨环状关节面的周围，两端附着于尺骨桡切迹的前、后缘，与尺骨桡切迹共同构成一个上口大、下口小的骨纤维环，容纳桡骨头，防止桡骨头脱出。在幼儿 4 岁以前，桡骨头尚在发育中，桡骨环状韧带松弛，肘关节伸直位用力牵拉前臂时，桡骨头被桡骨环状韧带卡住，并夹于肱桡关节之间，发生桡骨小头半脱位。肘关节主要沿冠状轴做屈、伸运动。

伸前臂时，前臂偏向外侧，与臂部形成 160° ~ 170°的外偏角称为提携角。肱骨内、外上髁和尺骨鹰嘴在体表均可触摸到，当肘关节伸直时，此三点位于一条直线上；当肘关节屈至 90°时，此三点连线形成一尖端朝下的等腰三角形。肘关节发生向后脱位时，鹰嘴向后上方移位，此三点的位置关系发生改变。

（3）前臂骨连接，桡尺骨借桡尺近侧关节、桡尺远侧关节和前臂骨间膜相连。

前臂骨间膜是连结于尺骨与桡骨骨间缘之间的坚韧纤维膜，自桡骨斜向下内侧到达尺骨。当前臂处于旋前或旋后位时，骨间膜松弛；前臂半旋前时，骨间膜最紧张，也是骨间膜的最大宽度。因此处理前臂骨折时，应将前臂固定于半旋前或半旋后位，以防止骨间膜挛缩，影响前臂的旋转功能。

桡尺远侧关节由尺骨头环状关节面与桡骨尺切迹构成，关节囊松弛，附着于关节面和关节盘周缘。

桡尺近、远侧关节是联合关节，属车轴关节，前臂可沿垂直轴做旋转运动。垂直轴为通过桡骨头中心至尺骨头中心的连线，运动时桡骨头在原位自转，桡骨下端连同关节盘围绕尺骨头旋转。

（4）手关节包括桡腕关节、腕骨间关节、腕掌关节、掌骨间关节、掌指关节和指骨间关节。

1）桡腕关节又称腕关节，典型的椭圆关节，由桡骨腕关节面、尺骨头下方的关节盘与手舟骨、月骨和三角骨的近侧关节面构成。关节囊松弛，关节腔宽广，关节囊的前、后及两侧均有韧带加强，其中掌侧韧带较坚韧，因而桡腕关节的后伸运动受到限制。桡腕关节可做屈、伸、收、展和环转运动。

2）腕骨间关节为相邻腕骨之间构成的关节，各骨借韧带连结成一整体，属微动关节。

3）腕掌关节由远侧列腕骨与5个掌骨底构成。除拇指和小指的腕掌关节外，其余各指腕掌关节的运动范围极小。拇指腕掌关节由大多角骨与第1掌骨底构成，是典型的鞍状关节，为人类所特有，关节囊松弛，可做屈、伸、收、展、环转和对掌运动。

4）掌骨间关节是第2～第5掌骨底相互之间的平面关节，关节腔与腕掌关节腔相交通。

5）掌指关节共5个，由掌骨头与近节指骨底构成，掌指关节可做屈、伸、收、展和环转运动。手指的收展是以通过中指的正中线为准，向中指靠拢为内收，远离中指为外展。

6）指骨间关节共9个，由各指相邻两节指骨的指骨底与滑车构成，属典型的滑车关节，除拇指外各指均有近、远侧两个指骨间关节。关节囊松弛，两侧有韧带加强，仅可做屈、伸运动。

第七节　下肢骨连接

下肢骨连接包括下肢带骨连接和自由下肢骨连接。

一、下肢带骨连接

（1）关节由骶骨和髂骨的耳状面构成，关节面凹凸不平，彼此结合紧密。关节囊紧张，前、后面均有韧带加强，分别称为骶髂前、后韧带。骶髂关节的结构牢固，活动性极小。

（2）髋骨与脊柱之间的韧带连结髋骨与脊柱之间借髂腰韧带、骶结节韧带和骶棘韧带加强。髂腰韧带强韧肥厚，自第5腰椎横突横行连于髂嵴后上部，可防止腰椎向下脱位。骶结节韧带位于骨盆后面，起自骶、尾骨侧缘，呈扇形集中附着于坐骨结节内侧缘。骶棘韧带位于骶结节韧带的前方，起自骶、尾骨侧缘，呈三角形止于坐骨棘。骶棘韧带与坐骨大切迹围成坐骨大孔，骶棘韧带、骶结节韧带和坐骨小切迹围成坐骨小孔，有肌肉、血管、神经等从盆腔经此二孔到达臀部和会阴。

（3）耻骨联合由两侧耻骨联合面借纤维软骨构成的耻骨间盘相连结形成，耻骨间盘中常有一矢状位的裂隙，女性较男性厚，裂隙也较大。

（4）骨盆由左、右侧髋骨和骶骨、尾骨及其连结构成。界线是由骶骨岬向两侧经弓状线、耻骨梳、耻骨结节至耻骨联合上缘形成的环形线，为大、小骨盆的分界线。

骨盆是躯干与自由下肢骨之间的骨性结构，起着传导重力和支持、保护盆腔脏器的作用。人体直立位时，重力由第5腰椎、骶骨经两侧骶髂关节、髋臼传导至两侧的股骨头，再由股骨头向下到达下肢，这种弓形的力传导称为股骶弓；人体坐位时，重力由骶髂关节传导至两侧坐骨结节，这种弓形的力传导称为坐骶弓。为防止上述二弓向两侧分开，在耻骨联合处连结两侧耻骨上支，可防止股骶弓被挤压；由耻骨下支和坐骨支形成的耻骨弓，能约束坐骶弓不被散开。约束弓不如重力弓坚强有力，外伤时约束弓易骨折。

二、自由下肢骨连结

（1）髋关节由髋臼与股骨头构成，是典型的杵臼关节。髋臼的周缘附有纤维软骨构成的髋臼唇，以增加髋臼的深度。髋臼切迹被髋臼横韧带封闭，从而使髋臼内的半月形关节面扩大为环形的关节面，增大了髋臼与股骨头的接触面。

关节囊紧张而坚韧，向上附着于髋臼周缘和髋臼横韧带，向下附着于股骨颈，前面到达转子间线，后面仅包裹股骨颈内侧2/3，故股骨颈骨折可分为囊内、囊外骨折。关节囊后下部较薄弱，股骨头易向下方脱位。

关节囊周围有韧带加强，其中以前方的髂股韧带最强大。髂股韧带起自髂前下棘，向下呈“人”形，经关节囊前方止于转子间线，此韧带除加强关节囊外，还可限制大腿过伸，具有维持人体直立姿势的作用。关节囊内有股骨头韧带，连接于股骨头凹与髋臼横韧带间，内有营养股骨头的血管。

髋关节可做屈、伸、收、展、旋内、旋外和环转运动。但由于股骨头深藏于髋臼内，关节囊紧张且坚韧，并受各种韧带的限制，故其运动幅度远不及肩关节，具有较好的稳固性，以适应其支持体重和行走的功能。

（2）膝关节是人体最大最复杂的关节，由股骨下端、胫骨上端和髌骨构成。

关节囊薄、松弛，附着于关节面周缘，周围有韧带加强，以增加关节的稳固性。关节囊前壁有股四头肌腱、髌韧带和髌骨。髌韧带起自髌骨下缘，止于胫骨粗隆，为股四头肌腱的延续部分。关节囊的外侧有腓侧副韧带；内侧有胫侧副韧带，与关节囊和内侧半月板紧密结合。副韧带在伸膝时紧张，屈膝时松弛，半屈膝时最松弛，因此半屈膝时允许膝关节做少许旋内和旋外运动。关节囊后壁有腘斜韧带，可防止膝关节过度前伸。

关节囊内的交叉韧带有前、后两条。前交叉韧带起自胫骨髁间隆起的前方，斜向后外上方，附着于股骨外侧髁的内侧面；后交叉韧带起自胫骨髁间隆起的后方，斜向前内上方，附着于股骨内侧髁的外侧面。交叉韧带牢固地连接股骨与胫骨，前交叉韧带可防止胫骨前移，后交叉韧带可防止胫骨后移。

在股骨内、外侧髁与胫骨内、外侧髁之间，垫有两块由纤维软骨构成的半月板，分别称为内侧半月板和外侧半月板。半月板下面平坦，上面凹陷，外缘厚，内缘薄；半月板两端借韧带附着于胫骨髁间隆起。内侧半月板较大，呈“C”形；外侧半月板较小，近似“O”形。半月板增大了关节窝的深度，使膝关节稳固，又可连同股骨髁一起对胫骨做旋转运动；半月板可缓冲压力，吸收震荡，起弹性垫作用。由于半月板随着膝关节的运动而移动，故在强力骤然运动时，易造成损伤或撕裂。

关节囊的滑膜层宽阔，附着于各骨关节面周缘，除关节软骨和半月板外，覆盖于关节内所有结构。滑膜在髌骨上缘以上，沿股骨下端的前面，向上突出于股四头肌腱深面约5cm，形成髌上囊，与关节腔相通。在髌骨下方中线的两侧，部分滑膜层突向关节腔内，形成一对翼状襞，襞内含有脂肪组织，充填于关节腔内的空隙。

膝关节属滑车关节，主要做屈、伸运动。膝关节半屈位时，小腿尚可做旋转运动。半月板的位置随膝关节的运动而改变，屈膝时半月板滑向后方，伸膝时半月板滑向前方；屈膝旋转时，一侧半月板滑向前方，另一侧则滑向后方。当急剧伸小腿并作强力旋转时，半月板尚未来得及向前滑动，被膝关节上、下关节面挤压，即可发生半月板挤伤或破裂。由于内侧半月板与关节囊、胫侧副韧带紧密相连，因而内侧半月板损伤的机会较多。

（3）小腿骨连结胫、腓骨连结紧密，上端由胫骨外侧髁的腓关节面与腓骨头构成微动的胫腓关节；骨干之间有坚韧的小腿骨间膜相连结；下端借胫腓前、后韧带构成坚强的韧带连接，因此小腿骨之间的活动度甚小。

（4）足关节包括距小腿关节、跗骨间关节、跗跖关节、跖骨间关节、跖趾关节和趾骨间关节。

距小腿关节又称踝关节，由胫骨、腓骨下端与距骨滑车构成，关节囊附着于关节面周围，前、后壁薄且松弛，两侧有韧带加强。踝关节属屈戌关节，可做背屈（伸）和跖屈（屈）运动。由于距骨滑车前宽后窄，当背屈时较宽的滑车前部嵌入关节窝内，关节较稳固；跖屈时较窄的滑车后部进入关节窝内，足能做轻微的侧方运动，此时关节不稳固，故踝关节扭伤多生于跖屈状态。

跗骨间关节为跗骨诸骨之间的关节，以距跟关节（距下关节）、距跟舟关节和跟骰关节较为重要。跗骨之间借许多韧带相连接，主要的韧带有跟舟足底韧带和分歧韧带。

跗跖关节由3块楔骨、骰骨前端与5块跖骨底构成，属平面关节，可做轻微滑动和屈、伸运动。

跖骨间关节由第2～第5跖骨底相邻面构成，属平面关节，连接紧密，活动甚微。

跖趾关节由跖骨头与近趾骨底构成，可做轻微的屈、伸、收和展运动。

趾骨间关节由各趾相邻的两节趾骨的趾骨底与滑车构成，可做屈、伸运动。

（5）足弓跗骨和跖骨借其连结形成的凸向上的弓形结构，分为前后方向的内、外侧纵弓和内外侧方向的横弓。内侧纵弓由跟骨、距骨、足舟骨、3块楔骨和内侧3块跖骨连结构成，外侧纵弓由跟骨、骰骨和外侧2块跖骨连结构成，内侧纵弓较外侧纵弓高；横弓由骰骨、3块楔骨和跖骨连结构成。

第二章　关节功能

第一节　关节活动度测量

一、关节运动

关节的关节面形态、运动轴的多少与方向，决定着关节的运动形式和范围，其运动形式基本上沿三个互相垂直的轴做三组拮抗性的运动。

1. 屈和伸

是关节沿冠状轴进行的运动。运动时，两骨之间的角度发生变化，角度变小称为屈（flexion）；相反，角度增大称为伸（extension）。一般来说，关节的屈指的是向腹侧面成角，而膝关节则相反，小腿向后贴近大腿的运动称为膝关节的屈，反之则称为伸。在足部，足上抬，足背向小腿前面靠拢为踝关节的伸，亦称背屈；足尖下垂为踝关节的屈，亦称跖屈。

2. 展和收

是关节沿矢状轴进行的运动。运动时，骨向正中矢状面靠拢，称收或内收（adduction）；反之，远离身体正中矢状面，称展或外展（abduction）。但手指的收展是以中指为准的靠拢、散开运动，足趾的收展是以第二趾为准的靠拢、散开运动。

3. 旋内和旋外

是关节沿垂直轴进行的运动，统称旋转（rotation）。骨向前内侧旋转，称旋内（medial rotation）；反之，向后外侧旋转，称旋外（lateral rotation）。在前臂，桡骨是围绕通过桡骨头和尺骨头的轴线旋转，将手背转向前方的运动，称旋前（pronation）；将手掌恢复到向前而手背转向后方的运动，称旋后（supination），此外，有些关节还可进行环转运动（circumduction），即关节头在原位转动，骨（肢体）的远侧端做圆周运动，运动时全骨（肢体）描绘出一圆锥形的轨迹。能沿二轴以上运动的关节均可做环转运动，实际为屈、外展、伸和内收的依次连续运动，如肩、髋、桡腕关节等。

二、颈部活动度

中立位：面向前，眼平视，下颌内收。

颈部活动度为：前屈 35°～45°，后伸 35°～45°，左右侧屈各 45°，左右旋转各 60°～80°。

三、腰部活动度

腰椎中立位不易确定。

前屈：测量数值不易准确，患者直立，向前弯腰，正常时中指尖可达足面，腰椎呈弧形，一般称为90°。后伸：30°。

侧屈：左右各30°。侧旋：固定骨盆后脊柱左右旋转的程度，依据旋转后两肩连线与骨盆横径所成角度计算。正常为30°。

四、肩关节活动度

1. 屈曲

开始位置：仰卧位；臂位于躯干侧方手心朝下。

测量方法：矢状面。

避免连带动作：弓背，转动躯干。量角器轴心位于关节侧方肩峰下方。固定臂平行于躯干腋中线，活动臂平行于肱骨中线。

2. 伸展

开始位置：俯卧位；臂位于躯干两侧且手心朝下。

测量方法：矢状面。

避免连带动作：肩抬离台面。转动躯干。量角器轴心位于关节侧方肩峰下方。固定臂平行于躯干腋中线，活动臂平行于肱骨中线。

3. 外展

开始位置：仰卧位，上肢放在身体两侧。

测量方法：前面观（必须向外侧最大限度地旋转肩关节）。

避免连带动作：躯干向侧方运动。转动躯干。量角器轴心位于肩关节前面，并与肩峰成一直线。固定臂平行于躯干中线，活动臂平行于肱骨中线。

4. 内旋

开始位置：仰卧位；臂外展至90°；肘关节屈曲90°且手心向下，前臂垂直于地面。

测量方法：横断面。

避免连带动作：伸展肩关节。旋转躯干。改变肩肘关节初始角度。量角器轴心通过肱骨的垂直轴。固定臂垂直于地面，活动臂平行于前臂中心。

5. 外旋

开始位置：仰卧位；臂外展至90°；肘关节屈曲90°且手心向下，前臂垂直于地面。

测量方法：横断面。

避免连带动作：弓臂，旋转躯干，改变肩、肘关节角度。量角器轴心通过肱骨的垂直轴。固定臂垂直于地面，活动臂平行于前臂中心。

6. 水平屈曲、水平伸展

开始位置：坐位，肩关节 90° 外展，肘伸展，掌心向下。固定臂通过肩峰的冠状轴线。移动臂通过肩峰的冠状轴线。

五、肘关节活动度

1. 屈曲

开始位置：仰卧位；臂位于躯干两侧且肘关节伸直。手心向上握拳状。

测量方法：矢状面。

量角器轴心位于关节侧方并通过肱骨上髁。固定臂平行于肱骨中线，活动臂平行于前臂中线。

2. 旋前

开始位置：坐或站立；臂位于躯干侧方，肘紧靠躯干；肘关节弯曲成 90°；前臂中立位时手心向内侧；腕关节中立位呈握铅笔状。

测量方法：横断面。

避免连带动作：旋转躯干、活动臂部、改变肘关节角度、腕关节成角。量角器轴心通过前臂纵轴。固定臂平行于肱骨中线，活动臂平行于所握铅笔（拇指侧）。

3. 旋后

开始位置：坐或站立：臂位于躯干侧方肘紧靠躯干；肘关节弯曲成 90°；前臂中立位时手心向内侧；腕关节中立位呈握铅笔状。

测量方法：横断面。

避免连带动作：旋转躯干。活动臂部。改变肘关节角度。腕关节成角。量角器轴心通过前臂纵轴。固定臂平行于肱骨中线，活动臂平行于所握铅笔（拇指例）。

六、腕关节活动度

1. 掌屈

开始位置：屈肘；前臂及肘关节呈中立位。

测量方法：矢状面。

量角器轴心位腕关节背侧（与第三掌骨成一线）。固定臂紧贴前臂背侧中线，活动臂紧贴手背正中。

2. 背伸

开始位置：屈肘；前臂及肘关节呈中立位。

测量方法：矢状面。

量角器轴心位腕关节掌侧（与第三掌骨成一线）。固定臂紧贴前臂掌侧中线，活动臂紧贴掌面正中。

3. 桡屈

开始位置：前臂手掌向下；腕关节处中立位。

测量方法：正面。

量角器轴心位腕关节背面腕骨的中点。固定臂位于前臂的中线，活动臂位于第三掌骨。

4. 尺屈

开始位置：前臂手掌向下；腕关节处中立位。

测量方法：正面。

量角器轴心位腕关节背面腕骨的中点。固定臂位于前臂的中线，活动臂位于第三掌骨。

七、髋关节活动度

1. 伸展

开始位置：侧卧或仰卧；大腿下部分弯曲以获支撑。

测量方法：矢状面画一条髂前上棘与髂后上棘的连线画一条垂线至股骨。

量角器轴心位于股骨大转子。固定臂位于垂线，活动臂位于股骨干。

2. 前屈

开始位置：侧卧或仰卧（可以轻微屈膝以获支持）。

八、膝关节活动度

1. 内旋

开始位置：俯卧、坐位或仰卧；屈膝 90°。

测量方法：横断面。

2. 外旋

开始位置：坐位；屈膝 90°。

测量方法：横断面。避免连带动作：旋转躯干。股部抬离台面。量角器轴心通过股骨长轴。固定臂平行于台面，活动臂平行于小腿。

测量方法：矢状面。量角器轴心通过膝关节。固定臂沿股中部，活动臂沿腓骨。

九、踝关节活动度

1. 背屈

开始位置：坐位；屈膝 90°；足与腿呈 90°。

测量方法：矢状面。

量角器轴心紧靠足底。固定臂沿腓骨，活动臂沿第五跖骨。

2. 跖屈

开始位置：坐位；屈膝 90°；足与腿呈 90°。

测量方法：矢状面。

量角器轴心紧靠足底。固定臂沿腓骨，活动臂沿第五跖骨。

十、指关节活动度

1. 第一掌指屈曲

开始位置：肘轻微屈曲；手掌向上；伸五指。

测量方法：前面。

量角器轴心位第一掌指关节侧方。固定臂平行于第一掌骨中线，活动臂平行于近节指骨中线。

2. 第二、三、四掌指屈曲

开始位置：屈肘；手掌向下；腕关节呈中立位。

量角器轴心位于掌指关节背侧的中点。固定臂位于第一掌骨背侧的点，活动臂位于近侧指骨的中点。

3. 第一指间关节屈曲

开始位置：屈肘：前臂掌面向上：指间关节伸直。

测量方法：前面。

量角器轴心位于指间关节的侧方。固定臂平行于近节指骨中线，活动臂平行于远侧指间关节中线。

4. 第二、三、四指间关节屈曲

开始位置：屈肘；前臂掌面向下；指间关节伸直。

测量方法：矢状面。

量角器轴心位于关节背面。固定臂位于远离指间关节背侧，活动臂位于近侧指骨的背侧。

第二节　关节功能评分

外科医生 Codman 于 1913 年提出医院的数据应该标准化。首先是第一次评估必须标准化，这样可以比较不同医院和不同治疗方法之间的差别，同时强调结果的评价应该以患者的感觉为主。根据使用目的不同，关节的功能评估可以分为全身评价的健康测定系统（health global system）、关节评估系统（global joint system）、特殊疾病评估系统（disease specific system）。

一个评估系统必须符合下列标准：有效性（validity）、可靠性（reliability）、敏感性（sensitivity）和反应性（responsiveness）。

一、膝关节评分

目前国际上常用的膝关节评分标准，包括 Lysholm 评分、美国特种外科医院膝关节评分（hospitalfor special surgery knee score，HSS 评分）、美国膝关节协会评分（American knee society knee score，KSS 评分）、国际膝关节文献委员会膝关节评估表（the international knee documentation committee knee uation form，IKDC 评分）、美国西部 Ontario 和 McMaster 大学骨关节炎指数评分（the western Ontario and McMaster universities osteoarthritis index，WOMAC 骨关节炎指数评分）、美国骨科协会膝关节评分（the American academy of orthopaedic surgeons，AAOS 评分）、膝关节损伤和骨关节炎评分（the knee injury and osteoarthritis score，KOOS）、辛辛那提评分系统（the Cincinnati knee rating system）等。

1. Lysholm 评分

由 Lysholm 和 Gillqui 在 1982 年提出，是评价膝关节韧带损伤的条件特异性评分，它也被广泛地运用于其他各种膝关节疾病，如半月板损伤、软骨退变或软化。从评分内容上看，跛行、交锁、疼痛、支持、不稳定、肿胀、上楼困难、下蹲受限都是膝关节相关韧带和半月板损伤以及膝软骨疾病所出现的症状。Lysholm 评分简单、明了、直接、全面地评述了患者的局部功能，而且询问方式简便，占用患者时间短，不具有创伤性，易于被患者所接受。Lysholm 评分不仅能评价患者最为重要的日常活动的功能感知，而且对于患者不同强度的运动功能等级也能做出初步评估。它通过数字式的评分和患者活动级别的联系，对于患者功能障碍的程度做出清楚的划分，从而使评估系统中每一个内容参数都能反映治疗过程。

2. AKS 评分

AKS 评分系统是由美国膝关节协会（the American knee society）提出的另一膝关节综合评分标准。从内容上分析，AKS 评分分为膝评分和功能评分两大部分。膝评分分为疼痛、活动度和稳定性的评价；功能评分包括行走能力和上下楼能力的评价。AKS 评分全面评估了膝关节整体功能和形态，更精确地评价了关节自身条件。自 1989 年提出以来被广泛运用于全膝置换患者术前、术后评分。它还有效地解决了 HSS 评分中年龄相关疾病引起评分下降的问题，在患者长期随访的过程中避免了更大的偏倚。通过 KSS 评分，我们能了解到术后患者长期的恢复情况。有研究表明，患者在术后 10 ~ 12 年中，在无并发症的情况下，AKS 评分能非常显著地检测出随着年限的增长人工关节的损耗程度，为改良人工关节材料和手术方式提供了依据。还有研究表明，连续随访的患者膝关节功能比同年限不连续随访的患者要好，这说明评分在指导患者康复和功能锻炼方面也有一定的作用。因此，AKS 评分在近年已逐渐取代 HSS 评分，成为评估 TKA 最为有效的评分。

3. HSS 评分

美国特种外科医院（the hospital for special surgery）提出的一个总分为 100 分的评分系统。与 AKS 评分相比，HSS 评分在近年来使用率逐渐下降，也就是说，逐渐被 AKS 评分所取代。即便如此，它在 TKA 手术前后关节功能的恢复及手术前后的比较仍然具有相当高的正确性，尤其是手术后近期的评分，可以全面评价髌骨关节及股胫关节的运动情况。HSS 评分内容中，包括了膝关节置换术后局部情况和机体的整体功能，这样对于老年或身体其他部位病变影响整体功能的患者，评分价值会受到影响。这些患者即使术后膝关节无疼痛，但随着年龄的增长或其他疾病的影响而使身体活动功能受到限制时，评分值会自行下降，从而不能反映手术的实际情况（比如类风湿病患者由于是多关节受累，其术后评分相对较低），所以当对手术治疗的患者远期疗效评估偏倚相对较大。而且，HSS 评分只能比较术前、术后患者功能恢复情况，不能对手术存在的风险做出正确评估。正是因为存在这些不足，才使 HSS 评分在近年来逐渐被 AKS 评分所取代。

4. IKDC 评分

目前国际上公认 IKDC 对于韧带损伤尤其是前交叉韧带损伤、缺损的评估有着比较高的可靠性、有效性和敏感性。因为 IKDC 评分可运用于各种条件的膝关节，它并不是专门针对运动或膝关节不稳定的评分，而是全面评价了膝关节系统的主观症状和客观体征，但是此评分的缺点是不能反映患者的基本生活环境。国际膝关节文献委员会指出目前的 IKDC 评分还不是最完善的，他们的最终目标是设计出一个简单但是能精确反映各种膝关节功能紊乱包括韧带损伤、髌骨关节疾病、半月板疾病和骨关节炎的评估系统。

5. WOMAC 骨关节炎指数评分

WOMAC 骨关节炎指数评分是由 Bellamy 等于 1988 年提出，此评分是根据患者相关症状和体征来评价膝关节炎的严重程度及其治疗疗效。从统计资料可以看出，WOMAC 评分在 0A 及 RA 的文献中使用频率相对较高。从内容上看，此评分从疼痛、僵硬和关节功能三大方面来评价膝关节的结构和功能，覆盖了整个骨关节炎的基本症状和体征。WOMAC 评分的有效性体现在能准确地反映出患者治疗前后的一些情况，如患者对治疗的满足程度。相对而言，此评分对于骨关节炎的评估还有着较高的可靠性。但是，它对于韧带和半月板等的损伤，即凡是急性损伤的评估不及 Lysholm、IKDC 评分来得准确和有效。

二、肩关节功能评分

目前存在很多评分系统，如 UCLA 评分、NEER 评分、Constant-Murley 评分以及美国肩肘医师评分（ASES）等。这些评分的设计都是将疼痛、日常功能、活动度以及肌力等方面进行综合评价，但由于各个评分系统对不同方面权重的不同，导致应用不同评分所得到的结果不尽相同，因而不能在不同病例系列之间进行有效地比较。此类评价系统着重于肩关节功能障碍的描述，不局限于某个或某种疾病，可用于各类疾病造成的肩关节功能障碍，肩关节功能障碍分两类，一类是由患者使用的问卷形式评价系统，另一类是由医生使用的包括临床症状、体征与功能的综合评价系统。

（一）问卷系统

1. 肩关节疼痛和功能障碍指数

肩关节疼痛和功能障碍指数（shoulder pain and disability index，SPADI）是主观问卷式评分系统，由患者自己完成，由 5 个疼痛问题和 8 个功能问题组成。问题的答案是开放式的，例如第 1 个问题是“你的疼痛有多厉害？”，答案是一条标有两个极端的横线，患者在横线上画出位置。积分从 0 ~ 100 分，0 分为正常。每个问题均采用 10 分的 VAS 方式评分，最终通过公式换算，满分为 100 分。分数越高表示肩关节功能越差，0 分为正常。Cook 等在研究中发现 SPADI 评分重复测试可信度差。另外，Placzek 等统计研究表明 SPADI 评分虽然与 ASES 评分有较好的相关性，但其疼痛与功能活动两个子量表的相关性大，疼痛量表中的内容亦包含于功能活动量表之中，造成重复评价。

2. 肩关节病情指数

肩关节病情指数（shoulder severity index）由法国肩关节外科医师 Patte 最早用于肩关节慢性疼痛和功能障碍。包括疼痛、功能、力量和满意度。是一个比较全面的肩关节问卷式评估系统。可惜由于 Patte 医生的早逝，该系统没能被广泛传播。

3. L’Insalata 肩关节问卷

由纽约特种外科医院运动医学科肩关节组设计。它由 21 个问题组成，其中第 1 个问题是对肩关节的总体评价，第 2 ~ 第 5 个问题是关于疼痛，第 6 ~ 第 11 个问题是关于日常活动，第 12 ~ 第 14 个问题关于业余和体育活动，第 15 ~ 第 19 个问题关于工作，第 20 个问题是对肩关节的功能有多满意，第 21 个问题是选择你最希望得到改进的两个方面，答案分别是疼痛、日常活动、体育活动和工作。该问卷的可能总分数是 17 ~ 100 分，其中第 20 个问题和第 21 个问题不计入总分。

SPADI 和 L’Insalata 问卷在发表时就有有效性、可靠性、敏感性及反应性的检验。SST 在后来的应用中有可靠性和敏感性的检验。

（二）症状和体征综合评估系统

1. Constant 肩关节评分系统

1987 年 Constant 发表了一个由医生使用的综合评估系统，该系统是基于 Constant 的外科硕士学位论文研究工作。Constant 在调查了 1000 名 10 ~ 100 岁 10 个年龄组（每组 100 名）的正常人群后提出正常值和随年龄变化的正常值，又称年龄修正 Constant 评分；同时观察了大量的不同年龄组肩部骨折和脱位，以及肩袖疾病的功能参数。该系统是一个简单的百分制系统，不需要换算。主观和客观成分的比例是 35/65。其中疼痛 15 分，日常活动 20 分，肩关节活动范围 40 分，力量测试 25 分。该系统被定为欧洲肩关节协会的评分系统。

该系统是目前在全世界使用较为广泛的肩关节功能评分。该评分满分 100 分，分别由疼痛（15 分）、肌力（25 分）、功能活动（20 分）及肩关节活动度（40 分）四个子量表组成。分数越高表明肩关节功能越好。其中客观评价指标包括肩关节活动度和肌力（共

65分），主观评价指标包括疼痛和功能活动（共35分）。Jennifer和Timothy认为CMS评分存在以下不足：①疼痛量表只是简单用等级表示，不能够全面反映患者的疼痛状况。②功能活动量表不够具体，只是简单地按照活动平面来划分，比较抽象，患者不易理解。③肌力量表忽视了成年男性、妇女、老年人的个体差异，因而导致不同人群得分有较大差别。Patel等在随访关节镜治疗肩峰下减压的病例时，将CMS评分去除肌力量表，调整为总分75分的评分，被称为调整的CMS评分（adjusted Constant-Murley score）或缩减的CMS评分（abbreviated Constant-Murley score），这样可以避免因肌力评分引起的年龄及性别差异，为多数研究者所认同。

2. 美国肩与肘协会评分系统

美国肩与肘协会评分系统（American Shoulder and Elbow Surgeons' Form，ASES）是1993年美国肩与肘协会研究通过的肩关节功能评价标准。该系统是一个需要换算的百分制系统，患者评估部分的疼痛（占50%）和累计日常活动（50%）构成计分部分。患者自己评估部分有疼痛、稳定性、日常活动，医生评估部分有活动度、体征、力量测试、稳定性。该系统是基于Neer的工作发展的。历史上曾有过两个版本：早期评分方法是基于患者和医生主客观综合评价。目前评分方法采用基于患者的主观评分，包括疼痛（50%）和生活功能（50%）两部分，满分100分，分数越高表示肩关节功能越好。疼痛量表采用VAS评价。生活功能量表概括了10个日常生活中的活动项目，包括穿衣服、梳头、如厕等。Placzek等通过统计分析发现ASES评分与年龄相关性低，可信度较高。

3. 牛津大学肩关节评分

牛津大学肩关节评分（Oxford shoulder score，OSS）由12个问题组成问卷，包括疼痛（1～4题）及功能活动（5～12题）等内容。每个问题有5个备选答案，情况最好为1分，最差为5分，总分12～60分，分数越高肩关节功能越差。Dawson等经过长期随访发现，与其他评分比较OSS评分有较好的可信度和敏感度。

4. 简明肩关节功能测试

简明肩关节功能测试（simple shoulder test，SST）由12个问题组成患者主观评分问卷，内容包括疼痛和功能活动。每题只需要选择回答”是”还是“否”，回答“是”的为1分，“否”的为0分，总分12分，分数越高表示肩关节功能越好。由于该评分系统简易、便捷，所以目前应用较多。但Roddey等对192例肩关节疾病患者分别进行SST评分、美国加州大学肩关节评分（UCLA）、SPADI评分，比较分析后认为SST评分的可信度不高。

5. 美国加州大学肩关节评分系统

美国加州大学肩关节评分系统（University of California at LosAngeles scoring system，UCLA评分系统）有两个评分系统，一个是Ellman用于肩袖损伤修复的终检结果（endresult）评分。总分为35分，疼痛10分，功能10分，主动前屈活动度5分，前屈力量测试5分，和患者满意度5分。它可以分为3个级别：优（34～35分）、良（29～33分）、差（<29分）。其中疼痛、功能活动及满意度由患者主观评价，前屈活动度和肌力由医生体检来客观评价。另一个是用于肩关节置换的结果评定，合并了活动度和力量测试，去掉了患者满意度一项。但是人们更愿意使用 Ellman 的方法。Placzek 等通过相关系数统计分析发现 UCLA 评分的各子量表之间相关性低，能较好地避免重复评价。但 UCLA 评分存在以下问题：①量表中增加了患者服用止痛药种类及程度的内容，容易与患者实际情况不符，影响评分的效度。②功能活动仅笼统地分成几个等级，评定时患者难以选择。③肌力和活动度仅测量肩关节前屈活动，不能代表整个肩关节的情况。④满意度仅分为满意与不满意两类，较难反映真实情况。

6. Wolfgang 评分系统

这是一个最早的肩关节评分系统，比 Rowe 的评分系统早4年。分为疼痛、活动度（外展）、力量、功能、满意度，共5项。前4项各分5级（0～4），满意度一项分两级分别为1和–1，满意加1分，不满意减1分。这是一个唯一有减分的系统。也是首次应用于患者满意度的系统。

7. 安大略西部肩关节不稳指数

安大略西部肩关节不稳指数（the western Ontario shoulder instability index，WOSI）是 Kirkley 等在1998年按照 Juniper 等九步法制定评分系统而制定的评价肩关节不稳的评分（abbreviated Constant-Murley score），这样可以避免因肌力评分引起的年龄及性别差异，为多数研究者所认同。此后 LO 等又先后发表了安大略西部肩关节炎评分指数（the western Ontario osteoarthritis of the shoulder index，WOOS）以及发表了安大略西部肩袖疾病评分指数（the western Ontario rotator cuff index，WORC）。这三个评分系统在制定方法及形式上相似。WOSI 评分系统采用患者自评的问卷方式，由21个问题组成，分为四部分，分别包括身体症状、工作娱乐、生活方式、情绪满意度，均采用 VAS 方式评价，每题100分，总分2100分，分数越高表示肩关节功能越差，0分表示正常。Kirkley 等测试认为 WOSI 评分具有较高的可信度和敏感度。

第三节 关节功能相关的全身健康测定系统

这类评估系统其原始目的是用来评价全身的功能，包括体力、脑力、社交及幸福感等生活质量评价，一般是问卷形式。调查评估可以通过电话或者信函形式进行，也可以用于门诊或病房的患者。目前两个最常用的系统如下。

一、SF-36 简明医疗结果调查问卷

SF-36 表来源于 Rand Corporation of Santa Monica 医疗保险公司用于慢性疾病的医疗结果研究问卷。其原始问卷由 245 条问题组成。Ware 和 Sherbourne 从中选出了 36 条，组成 SF-36。包括一般健康问题、体力功能问题、由于体力而造成的日常生活限制、身体疼痛、社交能力、心理压抑和幸福感以及情绪问题造成的功能限制等方面的问题。

二、诺丁汉健康描述表

诺丁汉健康描述表由诺丁汉大学的 Hunt 主持的研究小组完成，简要描述生理、社交、及情感方面的健康问题。最初想用于医疗保健的健康评定，也曾用于临床试验。第 1 版 NHP 称为诺丁汉健康指数（Nottingham Health Index），有 33 个条目，曾经用于康复治疗和人工髋关节置换的健康评估。后来修订时改为现在的名称，分两部分共 45 个问题。第一部分包括生理能力、社交孤立感、情绪反应、活力感，第二部分简要描述职业、家务、个人关系、社交生活、性生活、个人爱好及度假方面的障碍。

以上两个健康评估系统的制定都有流行病学家的参与，在发表时都有有效性、可靠性和敏感性的研究。

第四节　前关节评分存在的主要问题

一、评分系统内部一致性存在矛盾

完善的评分系统，应尽可能详细、客观，以求全面反映整个肩关节功能情况，同时又要包括患者主观评价内容。但这样的评分系统难免包含过多的评测项目，使得整个评分工作过于复杂、可操作性差（如 CMS 评分）。而简单的纯问卷式评分系统，操作方便，但却无法全面地评价肩关节功能，获得客观数据。如何权衡评分系统的全面性和使用中的可操作性，是制定评分系统的重要问题。

二、主观评价与客观评价存在矛盾

医生往往从临床体检出发评价肩关节功能状态，从关节活动度、稳定性等方面比较治疗及康复情况，有时会忽略患者主观感受。而患者关注的是症状（如疼痛、功能障碍）是否得到改善。例如，1 例肩关节习惯性脱位的患者术后肩关节活动度，特别是肩关节外展和外旋功能评分较术前下降了许多，但患者对治疗却很满意，因为肩关节不稳得到了纠正。基于患者的主观问卷式评分虽然简单明了，使用方便，易于随访，但一些完全采用 VAS 评分，

易受患者的主观影响（如 SPADI 评分、WOSI 评分）。如何分配评分系统中患者主观评价与医生客观评价的比重，是评分合理性的关键。

三、全面评价和专项评价存在矛盾

目前，肩关节评分系统既包括全面评价整个肩关节功能的评分（如 CMS 评分），又包括针对某种疾病的评分（如 Rowe 评分）。全面评分系统在评价某些疾病时临床意义不大。例如，CMS 评分中肩关节活动度及肌力的评分占 60%，而这些指标对于肩关节不稳患者评价一般得分均较高且比较接近，难有统计学差异，效度和敏感度不佳。专项评分系统对针对性疾病以外的疾患及全面的功能评价效果不理想，如 Dawson 等认为 OSIS 评分虽然简便，易被接受，但该评分仅针对肩关节不稳这一特殊的疾病。因此，作者认为 OSIS 评分可作为全面评分系统的补充，但无法替代。根据病种选择评分系统势必增加麻烦，是否需要制定专项评分系统，或者如何与全面评分系统结合，值得商榷。

四、统一标准和个体差异之间存在矛盾

Placzek 等研究发现许多评分系统具有年龄相关性，不同年龄组之间评分结果差异较大（如 CMS 评分）。此外，对于经常运动的人，特别是专业运动员，对肩关节活动及功能要求较高，当他们的治疗效果与普通人相同时却不能让他们感到满意；而对于活动要求小的老年人结果相反。针对这样的情况，一些评分制定者考虑到不同患者的实际感受，加入患者对于治疗满意度的评价（如 UCLA 评分）。因此，如何兼顾个体差异，亦是评分系统中需要考虑的问题。

五、评分系统外部一致性存在矛盾

不同的评分系统分制不统一，如 UCLA 35 分制、WOSI 2100 分制、CMS 和 ASES 等为 100 分制，不同的分制造成评分系统之间难以相互参考。有些评分系统得分高的表示功能良好，得分低的表示功能差，而有些评分系统则正好相反。合理的评分系统需要满足的条件：通常我们认为一个理想的评分系统一般符合以下三个特征：可信度（reliability）、效度（validity）、敏感度（responsiveness）。可信度包含可复制性、可重复性、精确性等多方面的意思，是指评分系统在评价同一类患者和同一类疾病时，评价的结果应该一致，不应存在明显的统计学差异，测试的重复性好。效度是指组成评分系统所反映的状况能否符合客观真实情况。敏感度即评分系统检测变化的能力，当有重要的临床变化发生时，评分结果能够有所反映。

第三章　骨与关节的体格检查

各部位检查应与全身检查相辅而行，是否先行局部检查，或在全身检查之后施行，要根据病史及观察，相机而行。骨与关节的局部检查须包括以下各项。

（1）观察患部姿态、体位、颜色，注意有无畸形，且与对侧比较。有无创伤、窦道、瘢痕、瘀斑及炎症？有无感染？有无分泌物？其性质与量的多少？例如关节有炎症时，关节常处于其关节腔容量最大且较舒适的体位。

（2）测知局部温度（中指背面温度最敏感，较适宜）、肌肉张力、软组织坚度，局部形状改变，注意有无压痛、肿胀、痉挛、包块、血肿、波动、关节积液及擦声。嘱患者以手指自行指出其疼痛点及范围（指痛试验）。检查循环情况。患肢有无纵轴叩击痛及放射痛。用手捏起患部与对侧相对部位的皮肤及皮下组织时有无显著增厚？如为全关节结核，则皮肤皱襞增厚，捏起时有增厚感。

（3）测定自动及被动运动的范围，活动时有无疼痛？有无异常活动度、肌痉挛、强直或挛缩？检查关节、肌腱及其周围组织，估计关节功能、神经管制、肌力及恢复情况等。

（4）度量及对比肢体长短、大小，轴线，关节动度，骨盆倾度，脊柱弧度，足弓高低等。检查时，两侧肢体须置于相同位置，同处度量。度量时，且须注意其他因素所引致的差别，如患病关节常较健侧为大，其附近肌肉消瘦常使肿大更显著，应予注意。

（5）听诊有无摩擦音、弹响声，或滴答声，测定骨的传导音，一般肢体骨折后，传导音每有阻隔，当断端间嵌有软组织时，则传导骨震动的能力更差（Hueter 征）。

（6）特殊体征及试验分别适应于各部分。

（7）检查与局部病变症状有关的部位。

第一节　头颈部检查

检查时，脱去上衣，显露颈、肩及背部，多嘱患者端坐，头部放正，下颌内收，二目平视，双臂下垂。按望、触、动（量）、特殊试验的内容进行检查。

一、望诊

（一）头部

头部有无畸形、活动是否自如、颜面是否对称。先天性斜颈患者，头部向一侧倾斜，五官、颜面多不对称，患侧胸锁乳突肌呈紧张的索条状隆起。寰枢椎关节脱位者，下颌偏向一侧，头部不能转动，感觉沉重，需用手扶持头，加以保护。强直性脊柱炎颈椎强直的患者，垂头驼背，头部旋转障碍，视侧方之物时，须全身转动。患有晚期颈椎结核，椎体破坏者，颈椎不能支撑头部，头部不能自由转动，患者常常用双手托着下颌，以减轻病痛。

（二）颈部

颈椎的生理前凸是否存在，有无平直或后凸、侧弯、扭转等畸形，颈部肌肉有无痉挛或短缩。颈部皮肤有无瘢痕、窦道、脓肿。高位病变，注意观察咽后壁有无脓肿，低位病变则脓肿多在颈部出现，寒性脓肿多为颈椎结核。观察颈部两侧软组织有无局限性肿胀。

二、触诊检查

触诊检查时，使患者颈部略前屈，检查者用左手掌托住患者的前额部，用右手拇指先触到第 2 颈椎棘突作定位。因为第 2 颈椎棘突较大，容易触得清楚，且定位准确。然后按顺序向下触摸，第 3、第 4、第 5 颈椎棘突比较小，不易触摸清楚。第 6、第 7 颈椎棘突常呈分叉状，当患有棘上韧带炎或棘突滑囊炎时，则棘突上有明显的浅压痛。如患有椎体结核、骨折及脱位时则有深压痛。对于颈椎后凸畸形的病例，触诊时不宜用力过重。

触摸时注意检查棘突是否偏歪，压痛点是在棘突的中央区还是在两侧，并由轻而重地测定压痛点是位于浅层或位于深部，一般浅压痛多为棘上韧带、棘间韧带或浅筋膜的疾患，若压痛点在颈椎的横突部位，则表示关节突可能有炎症或损伤（如关节突间关节紊乱，微小错位等）。若在下颈椎棘突旁以及肩胛骨内上角处有压痛，同时向一侧上肢放射性疼痛，多为颈椎病。在棘间韧带或项肌有压痛，可能为扭伤、“落枕”、吻状棘突、项韧带钙化等。若在肌肉或筋膜内有广泛的压痛，则有颈部肌筋膜炎的可能。颈椎棘突连线上若触到硬结或索条，可能为项韧带钙化。

颈肋触诊法颈肋一般不易摸到，触诊时让患者取坐位，头向检查侧倾斜，使肌肉放松。检查者站于侧方，手沿胸锁乳突肌后缘下段，逐步用力深压，触及锁骨下动脉的搏动后，再沿此动脉向内深入到颈根部，沿途寻找硬块，颈肋一般在此动脉之后，或压在此动脉之上。

前斜角肌触诊法患者头部向检查侧倾斜，放松肌肉。检查者一手将胸锁乳突肌向前推开，另一手示、中指两指沿此肌与锁骨的交角处，向内深压触诊。触及示指般粗细、稍硬而有弹性、无移动性的肌肉，即为前斜角肌。叩诊：患者取坐位，用叩诊锤或中指自上而下依次叩打各颈椎棘突，病变部位可出现叩击痛。叩诊检查对深部组织病变的发现，帮助较大。一般浅部组织的病变，压痛比叩击痛明显；而深部组织病变，叩击痛比压痛明显。

三、运动功能检查

检查时嘱患者坐正，呈中立位，固定住肩部及躯干，防止其在颈椎运动时发生代偿运动，然后再做各方向运动。颈椎正常的运动方式及其活动范围：以中立位为标准，即颈直立位，头向前，下颌内收作为 0°。前屈：35° ~ 45°；后伸 35° ~ 45°；左、右侧屈：各 45°；左、右旋转：各 60° ~ 80°。颈椎各种方向运动时，虽然颈椎各段均参与其间，但仍有主次程度不同。

枕寰关节的运动：枕骨与寰椎的两个侧块构成的关节主要是总动运动。检查这种运动的有无或受限程度，就可以判断枕骨与寰椎之间的关节是否正常。

寰枢关节的运动，头部向侧方旋转主要靠寰枢关节来完成，此关节患病时，头部旋转活动几乎完全丧失。

第 2 颈椎以下各颈椎的运动：前屈以下颈段为主，后伸以中颈段为主，左右侧屈为全颈椎的功能活动。颈椎间盘突出时，颈部的侧屈及伸屈运动可引起剧烈疼痛，后伸尤为明显。

对怀疑有颈椎骨折或脱位的患者，检查运动功能时应特别小心，最好先临时固定好头颈部，等候 X 线检查证明诊断。

四、特殊检查

特殊检查对于颈部疾病的诊断和鉴别诊断有着很重要的意义。每一种试验都有其独特的意义。颈部常用的特殊检查法有分离试验、挤压试验、屏气收腹试验、吞咽试验、吸气转头试验、臂丛神经牵拉试验等。

（一）挤压试验（椎间孔挤压试验）

又称斯鲍林（Spurling）试验，原理是侧屈时使椎间孔变小，按压头部使椎间孔更窄，椎间盘突出时使椎间孔变小，神经根受挤压，症状更加明显。对诊断神经根型颈椎病具有很大的帮助（注意检查时患者头部微向患侧弯而加压）。类似的试验有：

（1）捷克松（Jackson）压头试验：当患者头部处于中立位时，检查者于头顶部依纵轴方向施加压力，若患肢出现放射性疼痛、症状加重者，即为阳性。

（2）头部叩击试验：又称“铁砧”试验。患者端坐，检查者以一手掌面平置于患者头部，掌心接触头顶。另一手握拳叩击放置于头顶部的手背。若患者感到颈部不适、疼痛或向上肢串痛、酸麻，则该试验为阳性。

（二）臂丛神经牵拉试验

又称意顿（Eaten）试验。此试验的机制是使神经根受到牵拉，从而使患侧上肢出现或加重放射性窜痛。如在牵拉的同时迫使患肢做内旋动作，称为 Eaten 加强试验。类似的试验有：

（1）直臂抬高试验：患者取坐位或站立位，手臂伸直，检查者站在患者背后，一手扶住患侧肩部，另一手握住患肢腕部向外后上方抬起，以使臂丛神经受到牵拉，若患肢出现放射性疼痛即为阳性，可根据放射疼痛时的抬高程度来判断颈神经根或臂丛神经受损的轻重。它类似于下肢的直腿抬高试验。

（2）肩部下压试验：患者端坐，让其头部偏向健侧。当有神经根粘连时，为了减轻疼痛，患侧肩部会相应抬高。此时检查者握住患肢腕部做纵轴牵引，若患肢有放射痛和麻木加重时，即为阳性。

（3）瓦尔萨尔瓦（Valsalva）试验：此试验能增加椎管内的压力，假如颈椎管内有占位性病变（如突出的间盘或肿瘤），由于压力增加，患者颈部可产生疼痛，疼痛也可能放射到上肢，与颈椎病变的神经平面一致。检查时，让患者屏住呼吸向下用力，好像在大便一样，然后问患者疼痛是否加重。如有疼痛，能否指出准确的部位。

（4）转身看物试验：让患者观看自己肩部或身旁某物，若患者不能或不敢猛然转头，或转动全身观看，即为阳性。说明颈椎或颈肌有疾患，如颈椎结核、颈椎强直、“落枕”等。

（5）头前屈旋转试验：又称凡兹（Fenz）试验。先将患者头部前屈，继而向左右旋转，如颈椎出现疼痛，即为阳性，多揭示有颈椎骨关节病。

（6）挺胸试验：正常肋锁间隙约一横指宽，可让锁骨下动脉通过，如果肋锁间隙过窄，可使锁骨下动脉受压。检查时，患者坐位，两肩外展，两臂后伸，如桡动脉搏动减弱或消失，即为阳性。

（7）拉斯特（Rust）征：患者常用手抱着头固定保护，以免在行动中加剧颈椎病变部位疼痛。颈椎结核患者此征为阳性。

（8）超外展试验：患者取立位或坐位，将患肢被动地从侧方外展高举过肩过头若桡动脉搏动减弱或消失，即为阳性。该试验用于检查锁骨下动脉是否被喙突及胸小肌压迫，即超外展综合征。

（9）压肩试验：检查者用力压迫患侧肩部，若引起或加剧该侧上肢的疼痛或麻木感，则表示臂丛神经受压。该试验主要用于检查肋锁综合征。

（10）间歇波动试验：患者双臂平举外展 90°，外旋位，令手指做快速伸屈动作。记录时间并观察上肢位置的改变，如患者于数秒内出现前臂疼痛，上肢因疲倦不适而逐渐下垂，为阳性。如手指伸屈动作持续 1min 以上，保持原平举位，仅有轻度不适，为阴性。该试验用于诊断胸廓出口综合征。

第二节 胸腰背部检查

胸腰背部检查时通常采取立、坐、卧不同的位置，循序进行视诊、触诊、叩诊、运动功能和特殊检查。检查要全面、细致。卧位检查时须在硬板床上进行。最好是让患者脱去衣服，只穿短裤，以免衣服掩盖重要体征。并注意脱衣服时患者弯腰的姿势和程度，能否自己脱鞋袜等。若患者腰痛严重或腰椎等有病变，活动受限，则上述动作困难。

一、望诊

有无后凸及其程度，后凸的形状；脊柱有无侧弯；脊柱有无前凸畸形；行走步态。

二、触诊

（1）自发痛和活动痛：很多疾病均无自发痛。如外伤后遗症、慢性劳损、骨结核一般均无自发痛，而常与局部活动有关，即活动痛。而急性炎症、创伤早期和神经疾病常有自发痛。

（2）疼痛的性质：电击样放射性窜痛，常为根性刺激征，最多见于腰背肌筋膜炎患者。腰痛与咳嗽有关，则是腹腔、盆腔、脑脊液的压力改变而造成局部冲击的结果。

（3）腰痛与动作的关系：一般规律是腰活动时造成挤压的一侧可引起骨和关节的疼痛。造成牵拉的一侧可引起韧带和关节囊的疼痛。根据这个原理，腰前屈时疼痛，在前部疼痛则可能病变在椎体或椎间盘；在后部疼痛则可能病变在棘间韧带、棘上韧带。相反，后伸时疼痛，同时伴有向腿部的放射痛，而压痛部位较浅，在棘突之间则可能是吻状棘突。劳动后疼痛减轻或消失，多为增生性脊柱炎。

（4）寻找压痛点：确定压痛点是寻找病灶的最直接方法。其方法是自上而下，依序按压棘突、棘间韧带、腰骶关节、关节突关节、横突、椎旁肌、脊肋角、骶髂关节等来寻找并记录压痛点的部位及深浅。

三、运动功能检查

胸腰椎的运动范围，与患者的年龄、职业、体重、肥胖与消瘦、是否经常锻炼以及疾病等多种因素有密切关系。临床检查时应注意区分这些因素的影响，是生理的还是病理的。胸椎运动受胸廓的限制，活动范围相对于腰椎小得很多。故胸、腰椎运动功能检查主要是检查腰椎的运动功能。主动运动检查时，患者取站立位，立正姿势。检查者双手扶持患者的两侧髂嵴，在脊柱各项活动过程中，一旦骨盆参加运动，即表明脊柱该项运动的最大度数。腰椎运动主要有前屈、后伸、侧屈、旋转。

四、特殊检查

（一）胸部的特殊检查法较多

1. 压胸试验

患者取坐位或立位，检查者一手抵住其脊柱，另一手压迫胸骨，轻轻地相对挤压。若在胸壁上某处出现疼痛，提示该处有肋骨骨折或肋间肌损伤。

2. 比弗尔（Beevor）征

患者平卧让其抬头坐起时，观察其肚脐位置有无移动或偏向某一侧。正常人跻眼位置不变。若胸髓 11 ~ 12 节段损伤或受压迫等，则下腹壁肌肉无力或瘫痪，在坐起时脐向上移动；若一侧腹肌无力，脐向健侧移动。

（二）腰部的特殊检查方法有很多

1. 检查腰部骨与关节的检查法

（1）麻醉试验（普鲁卡因封闭试验、氯乙烷致冷麻醉试验）：用 0.5% ~ 1% 普鲁卡因 10 ~ 20mL，做压痛点封闭，有助于对病变作粗略的定位。注射于皮下，疼痛即消失，多为筋膜、韧带疾病；注射于椎板，疼痛消失者，多为肌肉疾病；如果注射后仍疼痛如前，则多为椎管内疾病。

（2）拾物试验。

（3）体位改变试验（Amooss）：检查时，让患者从卧位变成坐位，当脊柱有病变疼痛时，患者常用手置于身后床上以支撑身体。

（4）降温试验：患者仰卧，两腿伸直，做起身动作时，若腰骶关节或下腰部疼痛，即为阳性。

（5）抱膝试验：患者仰卧，两手抱膝使髋关节、膝关节尽量屈曲，如有腰骶关节疼痛即为阳性。

（6）仰卧屈膝屈髋试验。

（7）歌德热瓦（Goldthwait）试验：患者仰卧，两下肢伸直，检查者左手触诊患者腰椎棘突，嘱患者右腿做直腿抬高试验，在抬高过程中，若腰椎未触知运动而患者已感觉疼痛，说明可能有骶髂关节炎或该关节韧带损伤。若疼痛发生于腰椎运动之后，病变可能位于腰骶关节，但以前者可能性为大。若将两侧试验作对比，双侧下肢分别抬高到同样高度，引起同样的疼痛，说明腰骶关节病变的可能性大。

（8）俯卧背伸试验。

（9）腰部扭转试验：患者取左侧卧位，左下肢伸直，右下肢屈曲，检查者左手把住患者左肩部向后推，右手把住髂嵴部向前推，两手同时用力，方向相反。用同样方法再行右侧卧位检查，使腰椎扭转，若有疼痛即为阳性。

（10）足—嘴试验（Mcbride 法）：患者站立，双手捧起一足并尽力向上举起。若出现腰骶部疼痛并稍偏向抬足侧，说明腰骶关节可能有疾病；若对侧骶髂关节后部疼痛，可能为对侧骶髂关节疾病。本试验为腰骶关节屈曲和骨盆旋转运动。

2. 检查坐骨神经的特殊检查法

（1）直腿抬高试验。

（2）直腿抬高背屈踝试验：又称布瑞嘎（Bragard）附加试验、西卡（Sicads）征、西盖（Cukaps）试验。同上述直腿抬高试验，直腿抬高到最大限度但尚未引起疼痛的一点，在患者不注意的情况下，突然将踝关节背屈，此时坐骨神经受到突然地牵拉更为紧张，而引起患肢后侧放射性的剧痛，即为阳性。借此可区别由于髂胫束、腘绳肌或膝关节后关节囊紧张所造成的直腿抬高受限。因为背屈只加剧坐骨神经及小腿腓肠肌的紧张，对小腿以上的肌筋膜无影响。

（3）屈髋伸膝试验。

（4）坐位伸膝试验（Gaensken）：又称弓弦试验。让患者坐于床缘或凳上，头及腰部保持平直，两小腿自然下垂，然后嘱患者将患肢膝关节逐渐伸直，或检查者用手按压患肢腘窝，再将膝关节逐渐伸直，如有坐骨神经痛即为阳性。

（5）坐位压膝试验：又称别克美皮（Bexmepea）征。嘱患者坐于床上两腿伸直，坐骨神经受累的腿即自然将膝关节屈曲，以减少坐骨神经的紧张度。如果将膝关节向后压被动伸直时，坐骨神经痛加剧即为阳性。

（6）健肢抬高试验：又称法捷兹坦（Fajerztain）试验，患者仰卧，做健肢直腿抬高试验，患侧产生腰痛或伴有下肢放射痛即为阳性。腰椎间盘突出症患者此试验常为阳性。

各检查法有不同的意义，对临床有不同的指导意义，临床上应充分应用。

第三节　骨盆检查

骨盆乃是躯干骨骼的基底，它把上面躯干的重要内脏通过体轴上的力线传给下肢。构成骨盆的骨骼，彼此以关节接合而形成圆环，并借大而有力的韧带保持不变的位置，从局部解剖观察点来说，骨盆仍是骨骼、韧带的骨架组织，并在其内外两面覆盖软组织以及骨盆腔内的脏器，下面为肌肉层及隔膜遮盖着，即所谓“隔膜”。隔膜是会阴的底部，位于假骨盆上的器官，属于外科范畴内，骨盆的外部属于髋部范畴内讨论。骨盆内最主要的关节是骶髂关节，是传导重力的枢纽，所以易于招至损伤，容易发生疾病。故在检查时应该引起必要的注意。以防在诊断上造成一些不必要的误差。

一、望诊

骨盆的望诊一般采用立位观察。但骨盆损伤的患者需除外。髂前上棘、髂后上棘、腰骶部的菱形区，以及髂嵴，是骨盆望诊的最好标志。常观察下列项目。

（1）力线的改变，骨盆是脊柱的基石，不论任何原因引起骨盆的倾斜，脊柱也会发生改变，骨盆倾斜角的增减，会影响脊柱矢状面的力线。骨盆倾斜角增大，脊柱势必向前倾斜，以保持躯干向前垂直，腰椎势必增加其前倾弧度，逐渐形成腰椎“前胸突畸形”；反之骨盆倾斜角减小，导致腰椎发生代偿性后凸，表现为正常的前突减小，即成为“平背畸形”。

（2）背部及臀部肌肉的改变，需注意两侧髂后上棘有无向后凸畸形，臀肌有无麻痹，脊柱有无侧弯，当骶髂关节脱位时，由于髂肋肌向上牵引，患者的髂骨会向上后移位。

（3）外伤患者，应特别注意其会阴部、腹股沟、大腿近端内侧、臀部、腰部有无肿胀及瘀斑，耻骨骨折此种现象多见。疑有尿道、膀胱损伤者应用导尿管导尿检查。

二、触诊

触诊时必须先令患者自己指出最痛的区域，然后再进行触诊。骶髂关节有韧带损伤、半脱位或炎症疾患（如结核、强直性脊柱炎等）时，骨科三角（两侧骶髂关节和腰骶关节三个腰痛好发部位联合构成一个三角区，称为骨科三角）可有压痛。如有结核性脓肿，且较大者，可于下腹部两侧髂窝内触及肿块及压痛，若疑有骨盆骨折合并直肠损伤或骶尾骨骨折、脱位时，还需进行肛门指诊。

三、运动功能检查

（一）站立位

骶髂关节疾患时，患者常将体重支持在健侧下肢，使患肢松弛，呈髋部屈曲状，腰前屈、旋转活动受限，疼痛加重。而后伸、侧屈活动较少受限。

（二）坐位

骶髂关节疾病患者，坐位时常将患侧臀部抬起，身体向健侧倾斜。做腰前屈时，由于骨盆相对固定，其疼痛及活动限制范围比站立时大为减轻或完全无限制。而腰骶关节疾病患者在坐位时所做的腰部各个方向运动与站立时相同，疼痛与活动幅度均不改变。

骶髂关节劳损、椎间盘突出及腰部疾患，根据活动时所引起的疼痛不同，可作鉴别诊断。

（三）卧位

1. 侧卧位屈伸髋关节时，引起骶髂关节疼痛为阳性

骶髂关节松弛者，检查时将手放于骶髂关节部位，嘱患者屈伸髋关节，这时检查者可听到骶髂关节有响声，严重者在响声出现前有剧痛，响声之后疼痛完全消失，此为不平滑的骶髂关节面摩擦所致。

2. 卧床翻身活动

骶髂关节有病时，患者常喜向健侧卧位，两下肢屈曲，翻身感到困难，甚至需用手扶持臀部转动。此点对诊断骶髂关节炎有十分重要的意义。

四、特殊检查

骨盆的特殊检查很多，但检查骶髂关节有无病变的主要有骨盆分离试验、“4”字试验（Patrick 试验）、床边试验（Gaenslen 试验）、斜扳试验（唧筒柄试验）、单髋后伸试验（Gillis 试验或 Yeoman 征）等。检查骨盆是否有骨折的有骨盆挤压试验。

另外还有许多试验也可检查骨盆病变。

（一）骶髂关节定位试验

患者仰卧，检查者抱住其两腿膝后部，使髋关节屈曲至 90° 位，小腿自然地放在检查者右臂上。检查者左手压住膝部，使骨盆紧贴检查台。患者肌肉放松。然后以双大腿为杠杆，将骨盆向右和向左挤压。一侧受挤压，对侧被拉开，骶髂关节疾患时，向患侧挤压时疼痛较轻，而向对侧挤时患侧被拉开则疼痛较剧烈。

（二）坎贝尔（Compbell）征

嘱患者取站立位或坐位，躯干前倾时，骨盆不动，可能为骶髂关节病变；若骨盆及躯

干同时前倾则为腰骶关节病变，主要活动在髋关节。

（三）爱来（Ely）征

患者俯卧，一侧膝关节屈曲，使足跟接近臀部，正常者骨盆前倾，腰前凸增大；若骶髂关节有病变，则骨盆离开床面被提起，表示骶髂关节活动受限。

（四）斯佩（Smirg-Peterson）试验

又称葛征维（Goldthwait）试验。患者仰卧，检查者一手放于患者腰部，做直腿抬高试验，如腰椎部未动即出现疼痛，则病变位于骶髂关节，如果腰椎活动后始出现疼痛，则病变多在腰骶关节。

（五）史密斯—彼特逊（Smith-Peterson）试验

患者直立，将脊柱向左或向右侧倾斜，若一侧骶髂关节有病变，脊柱倾向健侧的动作多有障碍。

（六）拉格尔（Laguere）试验

患者仰卧，髋与膝关节同时屈曲，然后髋关节外展外旋，骶髂关节若有病变，便可出现疼痛，但不影响腰骶关节。

第四节　上肢关节检查

一、肩部

肩部是上肢运动的基础，它是由肩胛骨、锁骨和肱骨共同组成，被韧带、关节和肌肉相互连接，而形成三个关节、一连接，即肩肱关节、肩锁关节、胸锁关节和肩胛胸壁连接。在正常肩部运动中，它们的运动彼此协调并有规律性，如果其中一个关节或连接发生运动障碍，就会影响肩部正常的运动功能。

肩部检查时首先观察肩外廓、姿势、轴线，注意有无强直、萎缩、麻痹、肿块、压痛或积液。对比两肩及肩胛骨的高度。测定两肩、胸锁及肩锁关节的稳定度。扪诊肱骨头位置。肩如平坦，常见于脱位、三角肌萎缩。肩关节的积液因局部肌肉肥厚，甚至中度积液，亦不易发觉，反之，肩峰下滑囊积液则易于从后侧及上方察觉，故应注意区分。

（一）望诊

肩部望诊时首先要求患者显露上半身。检查时患者端坐，双手平放在两膝盖上，检查者从前、后、侧方仔细观察，并经常与对侧相同部位作对比。如两侧三角肌的发育及锁骨上、下窝的深浅是否对称，两个肩胛骨的高低是否一致，肩胛骨内缘与脊柱距离是否相等，冈上肌、冈下肌有无萎缩等。

1. 肩部畸形

（1）方肩，肩部丧失正常圆浑的外形，呈扁平或方形。多数由于肱骨头脱位，或者由于腋神经麻痹而引起三角肌萎缩或失用性肌萎缩。

（2）垂肩，患侧肩部与健侧对比，患侧肩部出现明显低落。常见于肩关节脱位、肱骨外科颈骨折、肱骨大结节骨折、锁骨骨折。患者虽然用手托扶患侧，但患肩仍低于健侧。另外，腋神经麻痹和其他肩部疾病，也有垂肩现象。

（3）平肩，斜方肌瘫痪，肩部平坦。

（4）肩锁关节高凸，当肩锁关节发生炎症或挫伤及半脱位时，肩锁关节高凸呈半球状。若锁骨肩峰端高度挑起，则是肩锁关节全脱位，不但肩锁韧带断裂，喙锁韧带也发生断裂。

（5）胸锁关节高凸，当胸锁关节发生炎症、挫伤及半脱位时也可出现高凸，但不十分明显；若有明显高凸，则是胸锁关节脱位，这时受胸锁乳突肌牵拉，锁骨内侧端向前、向上移位。若直接暴力作用于胸锁关节，可发生向后向下脱位，有压迫气管的危险。

（6）锁骨凸起，儿童的弓形高凸，多为不完全骨折，即青枝骨折；成人锁骨骨折，则发生移位，呈孤立形高凸。

（7）其他，如教材上的先天性高肩胛症、翼状肩胛等。

2. 肿胀

由任何外力造成的肩部骨折，如锁骨骨折、肩胛骨骨折、肱骨解剖颈骨折、肱骨外科颈骨折、肱骨大结节骨折等均可出现肩部肿胀，并且皮肤有瘀斑，尤其是锁骨骨折，患者还表现出特殊姿势，常用健手托住患侧上肢，将头偏向患侧，患肩向下低落，锁骨部向上隆起，儿童的青枝骨折，锁骨中段向前上方高凸畸形。引起肩部急性肿胀最常见的原因是肩关节急性化脓性关节炎，患者往往在全身和局部发热及肩部疼痛，被动活动时疼痛加剧。若肩部肿胀，疼痛轻，起病缓慢，局部不红、不热，则多为肩关节结核。如肩部出现进行性肿块，伴有疼痛，局部组织变硬，有可能是恶性肿瘤，肩部恶性肿瘤以肉瘤居多。

3. 肌肉萎缩

肩部各种骨折中晚期，由于固定时间过长，未能进行有效的功能锻炼，可致使肩部肌肉发生失用性萎缩。肩关节周围炎的特点是肩部活动痛，因疼痛限制了活动则可发生失用性肌萎缩。结核、炎症及肿瘤的晚期都可发生失用性肌萎缩。另外，腋神经损伤所致三角肌麻痹，肩部三角肌也萎缩。失用性肌萎缩与麻痹性肌萎缩均可影响肩部运动功能，或发生肩关节半脱位。

（二）运动检查

肩部的运动往往是肩肱、肩胸、肩锁、胸锁关节的联合运动，任何一个关节病变都能引起肩部运动障碍。因此，肩部运动功能检查必须做到四个关节的鉴别检查。方法：令患者背向站立，检查者一手固定肩胛骨下角，另一手抬起患肢上臂，直到肩胛骨开始向外移动时为止，在肩胛骨开始移动前的最大外展角度为肩肱关节的外展度数（正常为 90°）。若上臂继续上举则为肩胛骨与胸壁之间的滑动。肩胸关节无软骨、韧带、关节囊之类的一般关节的构造，肩胸关节活动障碍多为肌肉、筋膜、滑囊的病变，故肩胸关节的病变比肩肱关节的病变少。

1. 肩肱关节

肩肱关节的运动有前屈、后伸、外展、内收、外旋、内旋等，如教材所述。

2. 肩锁关节

此关节有 20° 活动范围，部分活动显于上臂上举最初 30° 范围内，部分活动系在上臂抬高 135° 后发生。

3. 胸锁关节

此关节在上臂抬高时，锁骨有 40° 抬高范围，锁骨抬高在上臂抬高最初 90° 范围内完成。

4. 肩胛胸壁连接

肩胛骨在胸臂的旋转活动范围等于胸锁关节（40°）与肩锁关节（20°）活动范围的总和 60°。肩胛胸壁连接的运动方式有如下三种。

（1）提肩运动：主要是提肩胛骨向上移动。检查时，患者坐位，医生两手放在其双肩上方，令患者耸肩，可测得运动和肌力。

（2）缩肩运动：主要是两肩胛骨向中线靠近的动作。检查时医生站在患者对面，两手放在肩外部，拇指放在锁骨部，让患者做两肩向后伸运动，医生可拉两肩前测得肌力。

（3）伸肩运动：主要是使肩胛骨向前运动，即伸手取物的最后动作。检查时，患者上臂前屈 90° ，尽量屈肘，伸手能摸到同侧肩部，这时让患者做向前伸肘动作，如试图用肘部去触的动作，医生可用手扶其肘部给与阻力，测得肌力。

（三）触诊

1. 肩部骨折的触诊特点

（1）锁骨骨折：锁骨就在皮下，沿着锁骨轴线，仔细触摸，可以触摸到连续中断，也能触知骨折端是尖锐还是整齐，有无骨碎片存在；轻轻按压时有无压痛、异常活动和骨擦音。通过触摸可以判断出骨折移位的方向。

（2）肱骨外科颈骨折：压痛点在肱骨大结节下方位置，有移位时可触到骨折端。

（3）肱骨大结节骨折：压痛点位于肩前方三角肌内，在腋下方也可有触痛。

（4）肩胛骨骨折：能触到凹凸不平的骨折边缘，压痛明显。

2. 肩部脱位的触诊特点

（1）肩肱关节脱位：肩峰下触之空虚、凹陷，在肩部的前下方可后下方能触到肱骨头。

（2）肩锁关节脱位：能触到锁骨外端呈半圆状，并有光滑感，压之疼痛，向下按压时有“琴键”样弹跳感。

（3）胸锁关节脱位：多向前脱位，故能触到局部半球形高凸的锁骨内端，按压时疼痛明显，并有松动感。

（4）肩胛胸壁连接松动：触之肩胛骨移动度增大，并有下落，主要是由于肌无力或神经麻痹造成。

3. 肩三角的触诊

骨性标志指肩峰、喙突及肱骨大结节三处，构成一等腰三角形。如有改变，应考虑肩部骨性病变。正常两侧三角形相对称，若肩三角变形，常见于肱骨头脱位、肱骨大结节撕脱骨折。

4. 肩袖破裂的触诊

肩袖位于三角肌深面，关节的外展、急性外伤可造成肩袖的损伤破裂，在尚未肿胀时，肩峰下触之凹陷，局部压痛，同时可见大结节处隆起。

5. 非特异性炎症的触诊

（1）肩周炎：肩关节周围有广泛的压痛点，以结节间沟及肩胛下肌、冈上肌、冈下肌各肌处压痛最为明显，后期触之肩部肌肉萎缩，弹性降低。

（2）肱二头肌长头腱鞘炎：压痛点在肱骨大、小结节之间的结节间沟处。

（3）冈上肌钙化性肌腱炎：压痛点在肩峰下面或冈上肌部。

（4）肩峰下或三角肌下滑囊炎：压痛点在肩峰下方，仔细触摸有肥厚、肿块，及特有的触痛，滑囊增厚时，肩关节运动可伴有摩擦音。

（5）肌肉劳损的触诊：肩背部疼痛，大多为肌肉慢性劳损所致，劳损的肌肉在其附着点处触诊时有压痛。提肩胛肌劳损压痛点分别在肩胛冈的上、下方，而大圆肌劳损则在肩胛骨下角处有压痛。

（6）锁骨上和腋下淋巴结的触诊：分别在锁骨上窝和及腋下仔细触摸，有无淋巴结和其他肿物存在。

（四）特殊检查

肩部特殊检查很多，各有各的适应证和特点。如教材上所述的搭肩试验（Dugas 征）、落臂试验、肱二头肌抗阻力试验、肩周径测量、疼痛弧试验、直尺试验、冈上肌腱断裂试验等。另外还有一些如下。

1. 道班（Dawbarn）征

道班征用以检查肩峰下滑囊炎。患肢上臂贴近胸壁侧面，肩峰前缘下方可有触痛。如果上臂外展，滑囊移位于肩峰下，触痛消失，则为阳性改变。

2. 肩关节脱位的恐惧试验

检查习惯性肩关节脱位时使上臂外展外旋，处于可能容易脱位的位置。假如肩关节即将脱位，患者会有明显的恐惧表情。

3. 布瑞安（Bryant）征

检查时仔细观察患者的双侧腋皱襞是否对称，一般在肩关节脱位时，由于肱骨头下降或移位，可使患侧的腋皱襞比正常降低，即为阳性改变。

4. 肱二头肌如有损伤，则有下述体征

（1）屈肘试验（Hueter 征）：屈曲已旋后的前臂时，肩部有疼痛。

（2）肩半脱位（Pagenstecher 征）：肱骨头向下、向内半脱位。

（3）肱骨头上升（Cruveilhier 征）：肱骨头可能上升。

二、肘部检查

肘关节是由肱骨下端、桡骨头和尺骨鹰嘴组成，分别组成肱尺关节、肱桡关节和上尺桡关节。由于肘关节处肌肉较少，活动范围较肩关节小，因此发生在此处的疾病较肩关节易于诊断。

（一）望诊

1. 畸形

检查时注意局部有无畸形，外观轮廓如何，肘后骨性结构（Hüeter 线及三角）有无改变。肘部畸形常见的有以下几种。

（1）肘外翻。

（2）肘内翻。

（3）肘反张。肘关节向后过伸超过 10° 即为肘反张。多数是由于肱骨髁上骨折复位不佳，没有保证正常的前倾角所致。

（4）靴形肘。当肘关节发生后脱位时，屈曲 90° 位，肘关节呈靴形，故得此名，有时也见于肱骨髁上骨折。

（5）矿工肘。尺骨鹰嘴突部局限性隆起，犹如半个乒乓球扣在肘部，实为尺骨鹰嘴滑囊炎，因矿工多发生此病而得此名。

（6）肘关节轮廓改变。①肘前凹陷消失：可见于外伤性肿胀和桡骨头脱位。②肘关节骨性轮廓增大：骨突明显，肌肉萎缩，则是大骨节病的表现。③肘部各类骨折都有其不同的局部轮廓的改变。

2. 肿胀

对于肘关节肿胀应区别是关节肿胀还是软组织肿胀，是局部肿胀还是全关节肿胀。另外还要根据具体情况区分是外伤性肿胀还是炎症性、肿瘤性肿胀等。

（1）关节肿胀：表现为尺骨鹰嘴两侧正常凹消失或丰满，因为此处的滑膜腔最为表浅，况且肘后皮肤宽松，故最易发生肿胀。积液量较多时，则肱桡关节出现肿胀。积液量多时肘关节常处于半屈曲姿势，因为此姿势下关节的容量最大。较持久的关节积液，应鉴别是结核性或类风湿性。

（2）软组织肿胀：肘部弥漫性肿胀，不符合肘关节界限，即属于软组织肿胀。在急性损伤中，严重的软组织肿胀，提示有骨折和骨折移位，如肱骨髁上骨折、尺骨鹰嘴骨折等。

（3）局部肿胀：有时局部肿胀不明显而被忽视。在肘关节外翻损伤时，桡骨头与肱骨外髁顶撞，引起肱桡关节局部肿胀，需要仔细检查才能发现。尺骨冠突骨折时，肘前部也有轻微的肿胀。肱骨内上髁撕脱骨折，常伴有肘关节内侧关节囊破裂，局部血肿较大，易被发现。尺骨鹰嘴骨折亦表现有局部血肿。

（二）运动检查

肘关节的运动检查主要检查其屈伸、旋转。

（三）触诊

（1）皮肤温度。

（2）肱桡关节：注意两者的关系，触诊时，一手握住患者的前臂做向前及向后的旋转动作，另一手触摸桡骨头的位置。

（3）触诊肘后三点关系。

（4）压痛点：一般由病变引起的压痛范围常较广泛，而损伤所引起的压痛范围比较局限而固定。肘部常见压痛点：①肱骨外上髁处，常见于肱骨外上髁炎（即网球肘）。②肱骨内上髁处，常见于肱骨内上髁炎（即高尔夫球肘）。③肘外侧副韧带处，常见于肘外侧副韧带损伤等。④尺神经沟处，多见于迟发性尺神经炎、复发性尺神经脱位等。

（5）肿块：如有肿块，应注意肿块的部位，硬度和活动度。鹰嘴突部位囊肿，多为鹰嘴滑囊炎，肘后部有溜圆的肿块多为游离体，肘前部肌肉内形成大小不一的硬块，可能是骨化性肌炎。

（四）特殊检查

除腕伸肌紧张试验（Cozen）、肘关节侧副韧带稳定性试验和替尼（Tinel）征外还有以下方法。

1. 髁干角

正常肱骨长轴与内外上髁连线成直角（B.O.Mapkc 氏髁上线）。如髁上骨折移位或先天性畸形时，此髁干角改变，成锐角或钝角。

2. 伸肘试验

患者取坐位或站位，手掌放在头顶上，然后主动伸肘，若不能主动伸肘，可能为肘关节后脱位、鹰嘴骨折、桡骨头半脱位等。若患者不能主动伸肘，或伸肘时因臂丛神经牵拉出现疼痛，称拜克尔（Bikbles）征阳性。可能为臂丛神经炎或脑膜炎，原因是伸肘时对臂丛神经有明显的牵拉作用。

3. 密勒（Mill）征

嘱患者将肘关节伸直，腕部屈曲，同时将前臂旋前，如果出现肱骨外上髁部疼痛即为阳性，对诊断肱骨外上髁炎有意义。

4. 屈肌紧张试验

让患者握住检查者的手指，强力伸腕握拳，检查者手指与患者握力做对抗，如出现内上髁部疼痛即为阳性，多见于肱骨内上髁炎。

三、腕与手部检查

当进行手部检查时，应暴露整个上肢，进行评估。主动的肩关节、肘关节、肘关节及前臂的旋前与旋后活动很重要。这些关节的功能是手功能正确位置所必须的。在观察手时必须注意手的颜色，以判定其血液循环，应注意手有否肿胀、异常的姿势及评估皮肤的润湿度、局部疼痛或压痛以及感觉敏感性，腕关节、腕掌关节、掌指关节及指间关节的主动与被动活动范围。应测量并记录握力和捏力。根据患者用手的不同动作来评定其功能。正确记录手检查所见很重要，简单的手的素描和相应的记号很有帮助，反复检查与初次检查同样重要，每次随访时都要重复一遍。只有在随访期间每周或每月做一系列的检查，才能使检查者了解手功能是否有改善。

（一）望诊

手部的望诊首先要注意患者腕和手的功能，正常的腕和手的活动灵活自然，不应有保护性动作。检查手部时应该显露出整个上肢和颈部，在患者脱上衣时，要观察其腕和手的活动。正常时，其活动灵活自然，各手指的动作同步而协调；异常时，其动作僵直、不协调，有时，患者可能用改变肩部和肘部的方法来补偿腕和手部的功能。在观察手的功能之后，再看一下手的整个结构情况，是否是5个手指，特别是新生长儿很重要，因为手指先天性缺如或多指时常被忽视。在望诊时还要注意观察腕和手的休息位与功能位姿势是否正常，皮肤、指甲的形状和颜色，腕与手部有无肿胀、畸形及肌肉有无萎缩等。

（二）运动检查

检查腕与手的运动，主要是检查手与腕的灵活性，腕与手部肌肉、肌腱的功能，有无粘连，肌力如何等。

（三）触诊

触诊主要是触压痛点、肿块。

1. 腕与手部的压痛点

（1）腕关节压痛：全关节压痛多为关节炎（如创伤性、类风湿性或结核性关节炎）。

（2）“鼻咽窝”压痛：多为腕舟骨骨折。检查时将拇指处于伸展位，使桡神经移开“鼻咽窝”底部，检查时就不会因桡神经压痛而与骨折压痛产生混淆。

（3）腕背正中压痛：伴局限性肿块，可能是月骨缺血性坏死或关节囊损伤，或腱鞘囊肿。

（4）腕尺侧压痛：多见于下尺桡关节半脱位、三角软骨损伤、腕尺侧副韧带损伤或尺侧伸腕肌腱鞘炎。

（5）桡骨茎突部压痛：多见于拇长展肌、拇短伸肌腱鞘炎，又称桡骨茎突部狭窄性腱鞘炎。

（6）腕桡侧隆起部压痛：包括舟骨结节和大多角骨结节，多为拇短展肌和拇指对掌肌的起点部有撕裂伤或滑囊炎。

（7）掌指关节掌面压痛：多为屈指肌腱腱鞘炎，多数有硬性结节。

（8）指间关节压痛：侧方压痛多为侧副韧带损伤或关节附近有骨折。各方向都有压痛，说明整个关节囊均有损伤，或为关节炎、类风湿性关节炎。

（9）指残端痛，常为创伤性指神经瘤，残端瘢痕与骨断端粘连，少数由残留的指甲引起。

（10）Heberden 结节：为指骨骨性关节炎的一种特征，多见于示指、中指的中节指骨远端两侧，系软骨边缘的增生。结节伴有疼痛，触之坚硬伴有压痛，表面的软组织不肿胀。结节所在的关节常有屈曲和倾斜畸形，而且屈伸运动受限。

2. 腕与手部的肿块

腕与手部的肿块多数为腱鞘囊肿，少数为肿瘤。肿瘤中以良性居多，如表皮样囊肿、皮脂腺囊肿、黏液囊肿、脂肪瘤、纤维瘤、滑膜瘤、黄色素瘤、血管球瘤、软骨瘤、骨囊肿、骨巨细胞瘤等，恶性肿瘤少见。

（四）特殊检查

腕手部的特殊检查有很多种，除腕三角软骨挤压试验、握拳试验、指浅屈肌试验、指深屈肌试验、屈指试验、压脉试验外，还有以下试验。

（1）直尺试验：正常时，置一尺于小指及肱骨外髁，此尺不接触尺骨茎突，当 Colies 骨折时，尺骨茎突与此尺接触。

（2）劳吉尔（Laugier）征：桡骨茎突尖端长于尺骨茎突尖端 1 ~ 1.5cm 为正常解剖关系，若桡骨下端骨折移位，二者尖端可在同一水平线上，甚至相反，这种现象称为劳吉尔征。

（3）屈腕试验：将腕掌屈，同时压迫正中神经 1 ~ 2min，若手掌侧麻木感加重，疼痛加剧并放射至示指、中指，即为阳性，提示有腕管综合征。

（4）叩触诊试验：轻叩或压迫腕部掌侧的腕横韧带近侧缘中点，若出现和加剧手指刺痛及麻木等异常感觉时即为阳性，提示有腕管综合征。

（5）举手试验：患者仰卧，将患肢伸直高举，若出现和加剧手指刺痛及麻木等异常感觉时即为阳性，提示有腕管综合征。

（6）压脉带试验：与测量血压的方法相似，仅需将血压升至收缩以上。若出现和加剧手指刺痛及麻木等异常感觉时即为阳性，提示有腕管综合征。

第三至第六项用于腕管综合征的检查。

（7）手镯试验：以手握尺桡骨下端时，引起疼痛为阳性，如类风湿性关节炎。

第五节　下肢关节检查

一、髋部检查

（一）髋部疾病

1. 黑尔（Hare）试验

此试验主要用于区别髋关节疾病与坐骨神经痛。患者仰卧，检查者将患肢膝关节屈曲，踝部放于健肢大腿上，再将膝部下压抵至床面，如为坐骨神经痛可放置自如，而髋关节疾病患侧不能抵至床面。

2. 海—特（Hefke-Turner）征

髋关节病变时，X 线显示患侧闭孔变宽。

3. 髋关节撞击试验

关节叩诊时令患者取仰卧位，患肢伸直，检查者一手将患肢稍抬起，另一手握拳叩击患肢足跟部，如髋关节有疾患，可出现明显的传导叩痛，称髋关节撞击试验阳性。

4. 大腿滚动试验

参见股骨粗隆间骨折。

（二）髋关节不稳

1. 望远镜试验

又称套叠征、迪皮特伦（Duijuytren）征、巴洛夫（Barlove）试验。患者仰卧，助手按住患者骨盆，检查者两手握住其小腿，伸直其髋关节、膝关节，然后上下推拉患肢，若患肢能上下移动 2 ~ 3cm，即为阳性。

另一种方法是患者仰卧，检查者一手固定其骨盆，另一手抱住患肢大腿或环抱患肢膝下，使髋关节、膝关节稍屈曲，将大腿上推下拉，反复数次，如有股骨上下过度移动之感，即为阳性，说明髋关节不稳定或有脱位等。

2. 特伦德伦堡（Trendlenburg）试验

又称臀中肌试验、单腿独立试验。嘱患者先用健侧下肢单腿独立，患侧下肢抬起，患侧骨盆向上提起，该侧臀皱上升为阴性。再使患侧下肢独立，健侧下肢抬起，则健侧骨盆及臀皱下降为阳性。此试验检查关节负重，检查关节不稳或臀中、小肌无力，任何臀中肌无力的疾病这一体征均可出现阳性。

3. 巴洛（Barlow）试验

为奥尔托兰尼（Ortolani）试验改良方法，亦用于检查 1 岁以内婴儿有无先天性髋关节脱位。患儿仰卧，检查者首先使患儿双侧髋关节屈曲 90°，双膝关节尽量屈曲。双手握住患儿双下肢，双手拇指分别放在患儿大腿内侧小粗隆部，中指置于大粗隆部位，轻柔地外展双髋关节，同时中指在大粗隆部位向前内推压，如听到响声，表明脱位的髋关节复位，股骨头滑入髋臼。第二步检查是拇指在小粗隆部位向外推压，若听到响声，表明股骨头滑出髋臼，此试验阳性。如果拇指放松压力股骨头即复位，说明髋关节不稳定，以后容易发生脱位。

（三）髋关节脱位

1. 奥尔托兰尼（Ortolani）试验

患儿仰卧，髋、膝屈曲各 90°，检查者手掌扶住患侧膝及大腿，拇指放在腹股沟下方大腿内侧，其余手指放在大粗隆部位，另一手握住对侧下肢以稳定骨盆。检查时先用拇指向外侧推并用掌心由膝部沿股骨纵轴加压，同时将大腿轻度内收。如有先天性髋关节脱位，则股骨头向后上脱出并发出弹响。然后再外展大腿，同时用中指向前内顶压大粗隆，股骨头便复位，当它滑过髋臼后缘时又出现弹响，此试验阳性，适用于 6 个月至 1 岁以内的婴儿先天性髋关节脱位的早期诊断。

2. 蛙式试验

又称双髋外展试验，用于婴儿。患儿仰卧，检查者扶持患者两侧膝部，将双侧髋、膝关节均屈曲 90°，再做双髋外展外旋动作，呈蛙式位，如一侧或双侧大腿不能平落于床面即为阳性，说明髋关节外展受限。先天性髋关节脱位患儿此试验阳性。

3. 直腿屈曲试验

患儿仰卧，检查者一手握住小腿下端，使髋关节尽量屈曲，膝关节伸直。若有先天性髋关节脱位，患肢可与腹胸部接触，其足可与颜面部接触，表明脱位髋关节屈曲活动的范围增大。本试验适用于婴幼儿的检查。

4. 髋咔嗒征

检查新生儿髋关节时，由于关节异常松弛，股骨头弹出臼窝而不复回的瞬间所产生的弹跳称咔嗒征。其检查方法有 Ortolani 试验、Barlow 试验等。

5. 希恩（Chiene）试验

又称两侧大粗隆连线。正常时，此线正对髋关节和耻骨上缘，并且和两侧髂前上棘连线相平行。如一侧大粗隆上移，此两线不平行；如在上移的大粗隆处作一条线垂直于躯干曲线，则该线高于耻骨上缘水平面，见于髋关节脱位、股骨颈骨折等。

6. 髂间及粗隆间连线

正常两者平行，粗隆间距大于髂间距离。先天性髋关节脱位时粗隆间距离增大；脊柱前脱位时骨盆前倾，髂间距离增大。

7. 西蒙（Simmon）线

髂骨外侧缘至髋臼处上缘，然后向下、外沿股骨颈外缘形成一条连贯的弧线。髋关节脱位时，此弧线中断。

8. 布赖恩特（Bryant）三角

其底边是大粗隆与髂前上棘间的水平距离。患者仰卧，自髂前上棘向床面引一垂线，再由大粗隆顶点作一水平线。两线的交点与大粗隆顶点间的距离正常人是5cm左右，可与健侧比较，若大粗隆上移或下移，则此距离比健侧缩短或延长。

9. 内拉通（Nalaton）线

又称髂骨、坐骨结节连线。患者仰卧，由髂前上棘至坐骨结节画一连线。正常人此线经过大粗隆的顶部，若大粗隆顶部在该线上方或下方，表示有病理变化。记录大粗隆上移的高度，高出此线1cm以内者不能视为病理现象。

10. 阿兰多德（Alan-Todd）试验

检查者面向患者做半蹲状，然后将两侧拇指各放在患者一侧髂前上棘上，而中指放在其大粗隆的顶点。将环指放在大粗隆的后方两侧比较，即能测出大粗隆移位情况。

11. 休梅克（Shoemaker）线与卡普兰（Kaplan）交点

这也是一种测量大粗隆是否上升的办法。患者仰卧，两髋伸直放在中立位，两侧髂前上棘在同一水平，分别从两侧大粗隆尖部经过髂前上棘引一直线到腹壁，此线称Shoemaker线。正常者两侧延长线应在脐部或脐以上交叉，两线的交点称Kaplan交点。如一侧大粗隆向上移位，则此点位于对侧或脐下，说明股骨头、股骨颈有缩短性病变，如股骨颈骨折等。

12. 卡普兰征

在先天性髋关节脱位的X线平片上，髋臼缘失锐利，股骨上端与髋臼间空隙增宽，股骨上端离开髋臼窝向侧方移位，即卡普兰征。

13. 冯罗森（VonRosen）征

双侧大腿外展45°并内旋，摄包括两侧股骨上段之骨盆正位片，作双侧股骨干中轴线并向近侧延长，此即为冯罗森线。正常时，此线通过髋臼外上角。脱位时，该线通过髂前上棘，即称冯罗森征阳性。这在股骨头骨化中心未出现时可作为诊断参考。

（四）髋关节结核

腰大肌挛缩试验：又称过伸试验。患者取俯卧位，患肢屈膝90°，检查者一手握住踝部将下肢提起，使髋关节过伸，若骨盆随之抬起，为阳性，说明髋关节后伸活动受限。有腰大肌脓肿及早期髋关节结核时，此试验可出现阳性。

（五）髂胫束挛缩

奥伯（Ober）试验：又称髂胫束挛缩试验。患者侧卧，健肢在下并屈髋屈膝，减少腰椎前凸。检查者站在患者背后，一手固定骨盆，另一手握患肢踝部，屈膝到90°，然后将髋关节外展后伸，再放松握踝之手，让患肢自然下落，正常时应落在健肢后侧。若落在健肢前方或保持上举外展姿势，即为阳性。此试验阳性说明髂胫束挛缩或阔筋膜张肌挛缩，并可在大腿外侧摸到挛缩的髂胫束。如脊髓灰质炎后遗症髂胫束挛缩，有此体征。

（六）臀肌挛缩

臀肌挛缩征：站立位，两足、两膝靠拢，嘱屈髋、屈膝下蹲，正常小孩臀部可触及足跟。当臀肌挛缩时，患儿不能完全屈髋、屈膝下蹲，并可在臀部触及紧张束条。

（七）臀中、小肌无力

（1）特伦德伦堡试验：见髋关节不稳部分。

（2）费尔普斯（Phelps）试验：患者取俯卧位，膝关节屈曲，大腿尽量外展，检查者握住其踝部逐渐将其膝关节伸直。若股薄肌有挛缩，在伸膝过程中大腿发生内收，即为阳性。

（八）下肢缩短

艾利斯（Allis）征：又称下肢短缩试验。患者仰卧，双髋、双膝屈曲，两足跟并齐平放于床面上，正常者两膝顶点应该在同一水平。如一侧膝低于对侧膝，即为阳性，说明患肢有短缩（股骨或胫、腓骨短缩）或有髋关节脱位。

二、膝部检查

（一）膝关节积液

浮髌试验：正常膝关节内有约 5mL 的滑液起到润滑关节、缓冲力的作用并营养关节面软骨。当关节内有大量积液时，关节肿胀明显，一望而知。但少量积液或中等积液时，需进行浮髌试验测知。一般积液量 10mL 浮髌试验即可呈阳性。试验方法如下。

（1）患者取仰卧位，膝关节伸直，股四头肌松弛。检查者一手手掌在髌骨上方压挤髌上囊，并且手指挤压髌骨两侧，使液体流入关节腔，然后用另一手的示指轻轻按压髌骨。若感到髌骨撞击股骨前面，即为阳性，说明积液量较少。若髌骨随着手指的按动而出现浮沉的现象，表示积液量较多。

（2）患者直立时，髌上囊的积液自然流到髌骨后方。如果股四头肌松弛，髌骨自然离开股骨滑车，这时可用两个拇指分别推动两侧髌骨对比两侧感觉。如果髌骨被关节积液浮起，推动时有髌骨和股骨撞击感，即为阳性。

关节内积液的性质：如为急性外伤，可能为关节内积血；如为急性感染，则可能为积液。一般肿胀多为渗出液，通过关节穿刺即可识别。

（二）膝关节慢性炎症

膝上皮肤皱襞试验：膝关节慢性炎症或上石膏后膝上皮肤水肿，用手捏起时，有皱襞增厚感，皱纹不明显，为阳性，需两侧对比。

（三）股骨髁剥脱性骨软骨病

威尔逊征：是剥脱性骨软骨病的一种体征。若病灶在股骨外侧髁，当伸膝 150°（邻肢法）时，被动内旋胫骨，诱发疼痛为阳性。若病灶在股骨内侧髁，则表现相反，患者常采取胫骨外旋位行走，以使胫骨棘内侧隆起与股骨内侧髁外侧病灶区不接触。

（四）髌骨软化症

（1）髌骨摩擦试验：又称索一霍（Soto-Hall）试验。让患者自动伸屈膝关节，髌骨与股骨髁间凹部（髌骨关节）摩擦而发出摩擦音及疼痛，即为阳性。

（2）单腿半蹲试验：患肢单腿独立，逐渐屈膝下蹲时出现膝软、疼痛即为阳性。若髌下出现摩擦音，亦为阳性。本试验主要用于检查髌骨软化症。

（五）膝侧副韧带损伤

膝关节分离试验：又称侧方挤压试验、侧副韧带紧张试验和博勒尔（Bohler）试验。患者仰卧，膝关节伸直。检查者一手握住患肢小腿端，将小腿外展，另一手按住膝关节外侧，将膝向内侧推压，使内侧副韧带紧张，如出现疼痛和异常的外展摆动，即为阳性，表示内侧副韧带松弛或断裂。必要时先封闭压痛点，然后极度外展使内侧关节间隙加大张开的情况下，X线透视或拍片做进一步诊断。做此检查时同时挤压外侧关节面，如有外侧半月板损伤，则关节间隙感到疼痛。反之，用同样方法可以检查外侧副韧带的损伤。

（六）膝交叉韧带损伤

1. 前交叉韧带试验（前抽屉试验）

膝关节屈曲60°～90°位，患足靠在检查台上，然后将小腿放置在三个不同的旋转位置，即外旋15°位、中立位、内旋30°位，将胫骨推向前方，以观察有无异常向前活动。胫骨向前移动可分三度：Ⅰ度指向前移动5cm，Ⅱ度移动5～10cm，Ⅲ度移动大于10cm。

（1）小腿外旋15°位检查：如胫骨内侧髁比外侧髁有明显的向前移位，表明前内侧结构松弛，则有明显的前内旋转不稳定。

（2）小腿中立位检查：只有当前交叉韧带缺陷，同时伴有前内结构（包括侧副韧带、内侧半月板）松弛时，前抽屉试验阳性。

（3）小腿内旋30°位检查：小腿内旋30°位时，髌胫束、膝外侧结构、后交叉韧带处于紧张状态。在这位置上检查前抽屉试验，如胫骨外侧髁有明显的向前旋转移位，表明上述结构发生松弛，即前外旋转不稳定。Jerk试验即是检查前外旋转不稳定的方法之一。患者仰卧位，膝关节屈曲40°位，检查者一手抓住足踝部并将小腿内旋，另一手在胫骨上端后外侧向前挤压，同时带有膝外翻倾向，当膝关节逐步伸直至10°～20°位时，可出现胫骨外侧髁突然向前移位，同时患者也能感到有滑动。

2. 后交叉韧带试验

与前交叉韧带试验一样，膝关节屈曲60°～90°，在小腿不同旋转位上检查后抽屉试验，观察胫骨向后移位情况。

（1）小腿外旋15°位检查后抽屉试验：如胫骨向后外移位，胫骨前面出现凹陷，表明膝后外侧结构松弛，即后外旋转不稳定。另一检查方法为外旋反弯试验，两膝伸直，同时抓住两足足趾并向上提，仔细比较两侧小腿。如有后外旋转不稳定，可出现患肢腔骨反弯，胫骨结节呈现外旋。

（2）小腿中立位检查后抽屉试验：若此试验为阳性，表示膝后交叉韧带及膝后外侧结构损伤，此时外旋15°位抽屉试验不会出现阳性体征。膝后外抽屉试验之所以会出现阳性，是因为胫骨是以无损伤的后交叉韧带为轴心线向后外旋转，一旦后交叉韧带断裂，胫骨可产生向后移位，而不再产生后外抽屉试验阳性症状。

（3）小腿内旋30°位检查后抽屉试验：膝后内结构（包括内侧副韧带、内侧关节囊、后斜韧带和前交叉韧带）处于紧张状态、结构断裂时，允许膝后内角部位胫骨髁向后移位。这里有一个前提，即膝后交叉韧带必须完整，可作为胫骨后内旋转的轴心线。如果后交叉韧带断裂，整个胫骨向后移位，也即不再发生后内旋转不稳定现象。

3. 拉曼试验

是对前交叉韧带损伤最准确的试验之一。患肢屈膝10°～15°，检查者一手抓住并固定其大腿下段，另一手握其小腿上端，并用力将胫骨拉向前。如前交叉韧带缺损，胫骨将过度前移，髌韧带由正常凹陷变为突出。

4. 洛西试验

检查者一手抓住患侧足踝部，另一手放在髌上，拇指置于腓骨头后方。屈曲膝关节到40°左右，将足内旋，膝外翻、伸直，拇指将腓骨头推向前，在髌上的其余四指压向相反方向。此时感觉或看到胫骨外侧髁向前半脱位即为阳性，提示膝前外侧旋转不稳定。

5. 反轴移试验

当足外旋、膝关节渐伸直时，胫骨外侧髁从后侧位突然复位，即为阳性，提示膝关节后外侧旋转不稳定。

6. 麦克英托试验

属轴移试验的一种。患者平卧，检查者一手置于患者膝外侧，另一手抓住其足部使之内旋，并膝外翻。将膝关节自0°位屈曲，当患膝脱离“扣锁”位后，胫骨外侧髁即逐渐向前半脱位。当屈曲20°～40°位时，胫骨突然复位，出现错动感即为阳性，提示膝前外侧旋转不稳定。

7. 膝外旋过伸试验

检查者抓患侧足趾，将患肢提起，使小腿外旋，如出现膝关节过伸、外旋和内翻，则提示膝后外侧旋转不稳定。

8. 不接触试验

仰卧位，患膝屈曲至30°～40°，大腿下放一硬性支持物，鼓励患者放松，安慰患者检查者不会接触患膝。检查者密切观察膝关节的外侧，要求患者伸展患膝，将足跟提离检查台，然后再将足跟放回检查台上，放松股四头肌，再对另一膝关节进行同样的试验以做对比。当单独交叉韧带撕裂时，外胫骨平台在伸膝开始时将出现轻微半脱位或在股骨髁上向前滑移。更需注意的是，当膝关节放松至屈曲位置时，胫骨外侧平台滑回复位的位置。

9. 膝冲撞试验

与麦金托什（Macintosh）试验基本相似，但从屈膝到伸膝，先造成半脱位，然后屈曲至20°～40°位时，有“突然一动”感，半脱位自然复位为阳性，提示前交叉韧带失效或外侧关节囊韧带中1/3松弛。

（七）膝半月板损伤

1. 麦克默里（McMurray）试验

又称半月板弹响试验、回旋研磨试验。利用膝关节面的旋转和研磨动作来检查半月板有无损伤。本方法有两个动作，每个动作包括三种力量。

操作方法：嘱患者取仰卧位，先使其膝关节最大屈曲，右手固定膝关节，左手握足，尽力使胫骨长轴外旋，左手在腓侧推挤使膝关节外翻，在此外旋外翻的力量继续作用的同时，慢慢伸直膝关节。如果内侧有弹响和疼痛，则证明内侧半月板有破裂。按上述原理做反方向的动作，即在膝关节内旋内翻的同时伸直膝关节，如外侧有弹响和疼痛，则证明外侧半月板有破裂。以上是麦克默里试验的基本检查方法，但实际操作时疼痛和弹响的位置与此相反，否则内翻再加伸直往往是内侧半月板疼痛，反之则是外侧半月板疼痛。但也有时不管向内还是向外，只要关节面有研磨和旋转，其疼痛始终固定于一侧膝关节的间隙。

其他方法：患者仰卧，检查者一手握膝，放在关节间隙内侧或外侧触诊，另一手握足或小腿下端，将膝关节尽量屈曲，然后使小腿内收外旋，同时伸直膝关节，如有弹响，说明内侧半月板有破裂。反之，小腿外展内旋同时伸膝，如有弹响，说明外侧半月板可能有破裂。膝关节极度屈曲时发生弹响，应考虑破裂。至于前角破裂，原则上应在膝关节伸直位时发生弹响，但麦克默里认为本试验只能测知后角中央部破裂，对前角不能测定。应注意鉴别髌骨摩擦或肌腱弹拨所发出的响声。在外伤早期，至少 3 周内做此试验没有意义，因为膝关节伤后周围软组织损伤尚未修复，此时做试验，不管有无半月板损伤，只要膝关节有屈伸和旋转动作，就会产生疼痛。因此，伤后早期做此试验，即使阳性，也很难肯定就是半月板的损伤。

2. 蒂一费征

患者坐在床边，双膝屈曲，足下垂。检查者用拇指压在患者关节间隙的前侧方，相当于半月板处，另一手旋转其小腿，反复活动，如有半月板破裂，可触及指下有物移动并伴疼痛。

3. 夫欧契（Fouche）试验

患者仰卧，患侧髋、膝关节完全屈曲，检查者一手放在关节间隙处做触诊，另一手握住足跟，然后做大幅度环转运动，内旋环转试验内侧半月软骨，外旋环转试验外侧半月软骨，与此同时逐渐伸直膝关节至微屈位为止。如果到一定角度时闻及粗响声，表示后角巨大破碎，低浊声提示为半月软骨内缘薄条撕裂。

4. 斯迈利（Smillie）试验

在上述麦克默里试验中，除响声外还伴有明显疼痛，则为斯迈利试验阳性，意义同麦克默里试验。

5. 卢因（Lewin）试验

患者站立使足跟及足趾紧贴地面，用力屈伸膝部，健肢运动自如，但有半月板损伤的膝关节不能伸直，膝部常呈屈曲位置，伴随或不伴随疼痛，此检查可以主动进行也可以被动进行。

6. 克里斯蒂安尼（Chrestiani）试验

嘱患者膝关节屈曲，同时内旋股骨及骨盆，后伸膝，如有内侧半月板损伤，常可引起疼痛和压痛。

7. 特纳（Turner）征

内侧半月板损伤刺激隐神经的皮下支，在关节内侧产生感觉过敏或痛觉减退区，如有此症状则为阳性。

8. 凯洛格—斯皮德（Kellogg-Speed）试验

患者仰卧，检查者一手拇指压在膝关节内侧或外侧间隙（前角部位），另一手握住患肢小腿下部被动伸屈膝关节，如有固定压痛，为阳性，可能有半月板损伤。

9. 梯布尔—费舍（Timbrill-Fisher）试验

患者仰卧，患膝屈曲，检查者一手拇指压于患膝内侧或外侧关节间隙上，另一手握住小腿下部做内外旋活动，如感到有一个条索状物在拇指下移动（有时伴有疼痛和小的响声）为此征阳性，可能是撕裂的半月板移动。

10. 膝关节过伸试验

又称琼斯（Jones）试验。患者仰卧，检查者一手固定其膝部，另一手握住其小腿下部向上提，将膝关节过度伸展，使半月板前角受到挤压，如有疼痛，可能为半月板前角损伤或肥厚的髌下脂肪垫受到挤压所致。

11. 下蹲试验

又称鸭式摇摆试验。患者站立，然后做中蹲动作，使膝关节极度屈曲，同时患者前后、左右摇摆，挤压半月板后角，如有后角撕裂，即可引起膝关节疼痛和不能完全屈膝，或关节后部有尖细响声和不适感。

12. 侧方挤压试验

又称麦格雷戈（McGregori）征。患者仰卧，患膝伸直，检查者一手固定膝部，另一手握住小腿的远端做内收或外展动作，如膝关节侧方关节面有固定挤压痛，则表示半月板中 1/3 可能有撕裂。

13. 膝研磨试验

又称阿普利（Apley）试验、膝关节旋转提拉或旋转挤压试验。患者俯卧，检查者将膝部放于患者大腿的后侧，两手握持患肢足部，向上提拉膝关节，并向内侧或外侧旋转，如发生疼痛，表示韧带损伤。反之，双手握持患肢足部向下挤压膝关节，再向外侧或内侧旋转，同时屈到最大限度再伸直膝关节，若发生疼痛，则表示内侧或外侧半月板有破裂，并依疼痛发生时膝关节的角度来判定半月板破裂的部位。屈曲最大限度时疼痛，应疑为后角破裂，屈曲呈 90° 时疼痛为中央破裂，伸直时疼痛为前角破裂。

14. 重力试验

适于检查盘状软骨，盘状软骨均在外侧。方法有以下两种：第一种方法，侧卧于健侧，患肢外展，自动屈伸患膝；第二种方法，侧卧于患侧，其骨盆下垫一枕，使患腿离开床面，助手扶住健肢，自动屈伸患膝，有弹响或疼痛。

本试验还可能帮助测定半月板损伤的侧别。第一种方法：若患肢膝关节内侧弹响及疼痛，可能为内侧半月板损伤；第二种方法：可能是外侧半月板损伤。

15. 绞锁征

患者活动膝关节时，突然在某一角度有物嵌住，膝关节不能伸屈并感到疼痛，此现象称为关节绞锁。当患者慢慢伸屈膝关节，“咔嚓”一响，绞锁解除又能活动。

（八）膝盘状软骨、髌下脂肪垫肥厚

1. 膝关节过伸试验

参见膝半月板损伤。

2. 弹跳征

患者仰卧，在主动伸屈膝关节时，膝关节发生弹跳，小腿颤动并出现较大的响声，有时伴有疼痛，此为盘状软骨的重要体征。

（九）腘绳肌挛缩

菲—贝试验：本试验是在 Thomas 试验的基础上，保持膝关节、髋关节的屈曲，然后外展髋关节，再伸直膝、髋关节，此时大腿内收，并可触及内腘绳肌挛缩。

三、足与踝部检查

（一）踝关节损伤

跟骨叩击试验：检查者握拳叩击跟骨，如有疼痛发生，说明有踝关节损伤。

（二）踝关节骨折、脱位

基恩（Keen）征：内、外踝横径增大，为此征阳性。如波特（Pott）骨折（踝关节外展型骨折）脱位时，两踝横径增大，基恩征阳性。

（三）足外翻

黑尔宾（Helbing）征：正常站立时，跟腱长轴应与下肢长轴相平行。足外翻时，跟腱长轴向外偏斜，偏斜程度和外翻程度成正比。

（四）扁平足、痛病、莫顿病

跖骨头挤压试验：检查者一手握患足跟部，另一手横行挤压 5 个跖骨头，出现前足放射样疼痛为阳性，可能为跖痛病、扁平足、寒顿（Motton）病等。

（五）前足弓炎症

斯特兰斯基克（Strunsky）征：患者仰卧，检查者握患肢足趾，使之迅速屈曲，如前

足弓有炎症，可发生疼痛。

（六）踝内、外侧韧带损伤

足内、外翻试验：将足内翻及外翻时如发生疼痛，说明有内侧或外侧韧带的损伤。

（七）跟腱断裂

提踵试验：患足不能提踵 30°（踝跖屈 60°）站立，仅能提踵 60°（踝跖屈 30°）站立，为试验阳性，说明跟腱断裂。因为 30°提踵是跟腱的作用，而 60°站立是胫后肌、腓肠肌的协同作用。

（八）小腿三头肌痉挛

踝背屈试验：检查时，足置于内翻位，锁住距下关节，使所有背屈动作都在踝关节。若膝关节屈至 90° 时，踝关节不能背屈，则为比目鱼肌痉挛。若膝关节于伸直位，踝关节不能背屈，则为腓肠肌痉挛。若膝关节屈曲和伸直时，踝关节都不能背屈，则比目鱼肌与腓肠肌均痉挛。

第四章　骨与关节疾病的影像诊断

第一节　骨组织成像的观察与分析

各种影像学方法的成像原理不同，其组织学特点在图像上的表现亦不同。X 线成像和 CT 显示出的是组织器官间、正常组织与病理组织间的密度差异；MRI 则体现的是它们之间的信号强度不同；超声则是以它们之间因不同的声阻抗和衰减差别产生的不同回波构成图像。它们的共同点都是以不同的灰度构成解剖图像，如同一张黑白照片。但对于不同的成像方法而言，相同的组织或病变则表现为不同的灰度，如骨骼组织在 X 线平片和 CT 上呈白影，而在 MRI 上则呈黑影，这是因骨骼组织含钙多，而含氢质子少的原因。由此可见，只有在了解各种影像学方法的成像原理后，才能正确解读各种图像。

一、X 线成像观察与分析

在观察分析 X 线图像时，应首先注意摄影条件和体位是否满足临床诊断需要，摄影条件的欠缺、摄影部位的偏离和遗漏，常是造成漏诊和误诊的重要原因之一。其次要按一定的顺序，全面系统地观察 X 线片，并结合临床表现，着重观察分析靶区。例如，在分析胸片时，应注意按序观察胸廓、肺、纵隔、膈肌、心脏及大血管，其中肺要观察整个肺野和肺门。在分析骨骼 X 线片时，要观察骨、关节解剖结构是否正常，并着重观察骨皮质、骨松质、骨髓腔和周围软组织。

识别异常 X 线表现的基础是熟悉正常和变异的 X 线表现。异常的 X 线表现主要是受检器官形态和密度的改变，例如，肺纤维化既可使胸廓和肺的形态发生改变，又因肺内病变处含气量减少，纤维结缔组织增加而使肺野的密度增加。

病变的 X 线表现与病变的病理学有关，故需用病理学的知识来解释 X 线表现，其分析要点如下：①病变的位置和分布：肺尖的渗出性病变多为结核，而在肺底部则多为肺炎。骨肉瘤好发于干骺端，骨巨细胞瘤常位于骨端。②病变的数目和形状：肺内多发球形病灶多为转移所致，而单发病灶则应考虑为肺癌、错构瘤或炎性假瘤等；肺内炎症多为片状或斑片状影。③病变边缘：一般良性肿瘤、慢性炎症和病变愈合期，边缘锐利；恶性肿瘤、急性炎症和病变进展阶段边缘多模糊。④病变密度：病变组织的密度可高于或低于正常组织，肺内密度降低可为肺气肿或肺大疱所致，密度增高为肺实变或占位病变引起。⑤邻近器官组织的改变：肺内大面积密度增高时，可根据胸廓扩大或是下陷，肋间隙增宽还是变窄，膈的下降或是上升，纵隔是推移或牵拉等改变来判断病变性质。前者为胸腔积液所造成的改变，而后者则多为肺不张、胸膜肥厚粘连所致。⑥器官功能的改变：主要是观察心脏大血管的搏动、胃肠道的蠕动、膈的呼吸运动等，这有时是疾病早期发现的依据之一。

二、CT 观察与分析

在观察分析 CT 图像时，应先了解扫描的技术与方法，是平扫还是对比增强扫描。应指出，在观察电视荧屏上的 CT 图像时，需应用一种技术，即窗技术，包括窗位（L）和窗宽（W）。分别调节窗位和窗宽，可使某一欲观察组织，如骨骼或软组织显示更为清楚。窗位和窗宽在 CT 照片上则是固定的并均有显示。对每帧 CT 图像要进行细致观察，结合一系列多帧图像的观察，可立体地了解器官的大小、形状和器官间的解剖关系。凡病变够大并与邻近组织有足够的密度差，即可显影。根据病变密度高于、低于或等于所在器官的密度而分为高密度、低密度或等密度病变。如果密度不均，有高有低，则为混杂密度病变。发现病变要分析病变的位置、大小、形状、数目和边缘，还可测定 CT 值以了解其密度的高低。如行对比增强扫描，则应首先明确检查技术，是单期或多期增强扫描，还是动态增强扫描，并分析病变有无密度上的变化，即有无强化。如病变密度不增高，即为不强化；密度增高，则为强化。强化程度不同，形式各异，可以是均匀强化或不均匀强化，或只是病变周边强化即环状强化。对强化区行 CT 值测量，并与平扫的 CT 值比较或行各期 CT 值比较，可了解强化的程度及随时间所发生的变化。此外，还要观察邻近器官和组织的受压、移位和浸润、破坏等。

综合分析器官大小、形状的变化，病变的表现以及邻近器官受累情况，就有可能对病变的位置、大小与数目、范围以及病理性质做出判断。和其他成像技术一样，还需要与临床资料结合，并同其他影像诊断综合分析，才可做出诊断。

CT 在查出病变、确定病变位置及大小与数目方面较为敏感而且可靠，但对病理性质的诊断，也有一定的限度。

三、超声图像观察与分析

观察分析超声图像时，首先应了解切面方位，以便于认清所包括的解剖结构。注意分析以下内容。

1. 外形

脏器的形态轮廓是否正常，有无肿大或缩小。

2. 边界和边缘回声

肿块有边界回声且显示光滑完整者为具有包膜的证据；无边界回声和模糊粗糙、形态不规则者多为无包膜的浸润性病变。除观察边缘回声光滑或粗糙、完整或有中断等征象外，边缘回声强度也有重要区别，某些结节状或团块状肿块周边环绕一圈低回声暗圈，即“暗环征”，或周边为高回声的边缘，即“光轮征”等。

3. 内部结构特征

可分为结构如常、正常结构消失、界面增多或减少、界面散射点的大小与均匀度以及其他各种不同类型的异常回声等。

4. 后壁及后方回声

由于人体各种正常组织和病变组织对声能吸收衰减不同，则表现后壁与后方回声的增强效应或减弱乃至形成后方“声影”，如衰减系数低的含液性的囊肿或脓肿，则出现后方回声增强，而衰减系数高的纤维组织、钙化、结石、气体等则其后方形成“声影”。另外，某些质地均匀，衰减较大的实质性病灶，内部可完全表现为低回声，在声像图上酷似液性病灶，但无后壁及后方回声增强效应可资区别。

5. 周围回声强度

当实质性脏器内有占位性病变时，可致病灶周围回声的改变，如系膨胀性生长的病变，则其周围回声呈现较均匀性增强或有血管挤压移位；如系浸润性生长病变，则其周围回声强弱不均或血管走行中断。肝脓肿则在其边缘与正常组织之间出现从高回声向正常回声过渡的“灰阶梯度递减区”。

6. 毗邻关系

根据局部解剖关系判断病变与周围脏器的连续性，有无压迫、粘连或浸润。如胰头癌时可压迫胆总管致肝内外胆管扩张、胆囊肿大以及周围血管的挤压移位，淋巴结或远处脏器转移灶等。

7. 脏器活动情况

脏器的活动可反映脏器组织的功能状况，如心肌出现缺血和梗死时，其相应部位的心肌将出现室壁运动异常。通过观察心脏瓣膜的活动可判断有无瓣膜狭窄和关闭不全。

8. 脏器结构的连续性

分析脏器的连续性可为疾病诊断提供重要依据。如先天性室间隔缺损表现为室间隔的连续性中断。

9. 血流的定性分析

通过频谱型多普勒和彩色多普勒技术，主要分析血流速度、血流时相、血流性质和血流途径。

10. 血流的定量分析

多普勒超声心动图的定量分析包括血流量、压力阶差和瓣口面积的测量。

四、MRI 观察与分析

病变在 MRI 上通常有四种信号强度的改变。①等信号强度：指病变与周围组织呈相同灰度，平扫无法识别病灶，有时需借助MRI对比剂的顺磁性效应以增加病变信号强度，使之与周围组织产生对比差别。②低信号强度：MRI片上病灶信号强度不及周围组织亮。③高信号强度：MRI片上病变组织的信号强度高于周围组织。④混杂信号强度：病变区包括以上2种或3种信号强度改变，例如肝癌伴出血坏死时在T_2WI片上可呈现混杂信号强度改变。

在进行MR诊断时，首先必须明确病变的部位、形态、数目，分析病变在各个序列中的信号强度、强化特征、周围水肿以及相邻结构的改变，再结合临床病史及必要的实验室检查，一般均能做出较为准确的定位和定性诊断。

MRI诊断时应遵循的一般规律如下。

（1）仔细观察各扫描方位，每个序列的每帧图像，如矢状位、冠状位、轴位等，以便获得病变的立体感，这是判断病变的起源及定位诊断的主要依据。

（2）病变在每个序列中的信号强度和强化方式是定性诊断的关键，如肝癌表现为稍长T_1和稍长T_2信号；肝血管瘤表现为稍长T_1和极长T_2信号；肝囊肿表现为极长T_1和极长T_2信号；某些病变如脂肪瘤的信号强度更具特征性，呈短T_1高信号，在脂肪抑制序列上其与脂肪信号同步降低。病变是否强化以及强化方式有重要诊断价值。一般认为，肿瘤性病变绝大多数有明显强化，而非肿瘤性病变一般不出现强化。又如，肝血管瘤增强后自周边呈向心性强化，直至充填整个病灶，这种强化方式是肝血管瘤的特征。

（3）病变的大小、形态、数目、部位及其毗邻关系，有助于病变的定性诊断。一般来讲，恶性肿瘤易多发，形态不规则；良性肿瘤多单发，呈类圆形。某些病变有特定的发病部位，对定性诊断有帮助，如室管膜瘤易发生在脑室内，生殖细胞瘤多位于松果体区，颅咽管瘤多发生在鞍区。

（4）一些特殊的MR检查如MR水成像、MRA、MRS、fMN等是定性诊断的重要补充，但往往需要结合常规MRI检查方能确诊，如胰头癌在MRCP上只能显示胆总管及主胰管梗阻的部位和程度，对癌瘤本身则无法显示；大面积脑梗死MRA只能观察到某支血管的闭塞，而无法显示梗死的部位和范围。因此，MR特殊检查必须与常规MRI相结合，缺一不可。

对部分病变而言，MRI表现缺少特异性，定性诊断仍很困难，必须密切结合临床病史及相关实验室检查，如在MRI上发现两侧基底节区尤其是豆状核对称性信号异常，临床见到眼K-F环及血清铜蓝蛋白降低，则可确诊为肝豆状核变性。

五、医学影像学征象的诊断与鉴别诊断

与临床上疾病存在着“同征异病和异征同病”一样，在日常影像学诊断中亦存在着“同征异病和异征同病”的现象，这涉及鉴别诊断的问题。例如肝海绵状血管瘤伴机化，超声、CT和MRI均可不出现海绵状血管瘤的典型征象。且难以与肝癌相鉴别，此时应用DsA检查则可见到散在“爆玉米花样”染色点，此为该病的DSA特异征象，再结合患者

其他实验室检查即可对本病确诊。所以在诊断和鉴别诊断过程中要注意各种影像诊断技术的优势和互补作用，并密切结合患者相关的临床资料。

医学影像学结果有三种情况：①肯定性诊断，即通过检查可以确诊。②否定性诊断，即通过影像学诊断排除了某些疾病，此时要充分注意到检查方法的局限性和某些疾病的特殊性，以及它们的动态变化过程。③可能性诊断，即经过检查发现了某些征象，但并不能根据这些征象确定病变性质，而列出几个可能性，遇到这种情况，除综合应用其他影像学方法外，同时可结合其他临床检查资料，如内镜、活检等，或者可进行随访，试验性治疗后复查等措施来得出最终诊断结果。

影像学检查费用的多少取决于影像设备的价格和运行成本，与疾病诊断的准确度、敏感度和特异度无正比关系。不同的检查技术在诊断中均有各自的优缺点和适应范围，有些检查技术联合使用，可相得益彰，互为补充，这多用于对疾病的鉴别诊断方面。对于某些疾病的动态观察或人群的筛选，多选用单一的和性价比高的检查方法，常规X线方法和超声常可作此用途。例如，胸部疾病可选用胸部平片，腹部疾病可选用超声。由此可见，只有掌握不同影像学技术的成像原理和作用及限度后，才能正确选择检查方法。这不仅可节约医疗费用，而且对提高疾病诊断准确率有利。

骨骼肌肉系统疾病主要还是以X线平片检查为主，它不仅能显示病变的范围和程度，而且还可能做出定性诊断。但X线平片不能直接显示肌肉、肌腱、半月板和椎间盘等软组织病变，亦不易发现骨关节和软组织的早期病变，而CT在此方面则具有优势。3DCT还能多方位显示骨关节解剖结构的空间关系，它常用于X线平片检查之后，或亦可首选。MRI在显示软组织病变，如肿块、出血、水肿、坏死等方面优于CT，但在显示骨化和钙化方面不及CT和X线平片。超声在显示软组织病变和骨关节脱位方面有一定的优势，但图像分辨力不及CT和MRI，亦缺乏特异性，但其价廉、无创，故可作为筛选方法。血管造影仅用于骨关节及软组织恶性肿瘤的介入治疗。

综上所述，这四种成像方法的优选和应用主要是遵循性价比的原则进行。必须强调的是，做出一个正确的影像学诊断还必须结合患者的其他临床资料，这对影像学的诊断和鉴别诊断有着重要的参考意义。

第二节　骨组织基本病变的影像分析

骨肌系统的X线和CT图像一般是以人体不同密度的组织结构形成的自然对比，以高、中、低密度的影像，反映正常和病变。MRI则是以高、中、低信号的图像反映正常和病变。所以，图像的密度和信号分析是影像诊断的基础，必须全面、细致地观察和识别轻微的密度和信号改变，推测其病理学基础，而且必须结合临床表现和实验室检查的结果，综合分析提出诊断意见。

一、正常影像学表现

（一）骨的结构与发育

1. 骨的结构

人体骨骼因形状不同而分长骨、短骨、扁骨和不规则骨四类。骨质按其结构分为密质骨和松质骨两种。长骨的骨皮质和扁骨的内外板为密质骨，主要由多数哈氏系统组成。哈氏系统包括哈氏管和以哈氏管为中心的多层环形D小动板层骨。松质骨由多数骨小梁组成，骨小梁自骨皮质向骨髓腔延伸，互相连接形成海绵状，骨小梁间充以骨髓。

2. 骨的发育

骨的发育包括骨化与生长，在胚胎期即开始进行。骨化有两种形式。一种为膜化骨，包括颅盖骨和面骨。膜化骨是间充质细胞演变为成纤维细胞，形成结缔组织膜，在膜的一定部位开始化骨，成为骨化中心，再逐步扩大，完成骨的发育，另一种为软骨内化骨，躯干及四肢骨和颅底骨与筛骨均属软骨内化骨。软骨内化骨是由间充质细胞演变为软骨原基，后由成骨细胞的成骨活动而形成原始骨化中心。以后，还出现继发骨化中心。骨化中心不断扩大，最后软骨原基全部骨化，原始与继发骨化中心互相愈合而完成骨骼的发育。锁骨及下颌骨则兼有两种形式的骨化。

骨骼在发育生长过程中不断增大，根据生理功能的需要，通过破骨细胞的骨质吸收活动而改建塑型。骨质的吸收过程称为破骨。骨髓腔的形成就是在骨发育过程中骨皮质内面骨吸收所造成的。骨骼的发育、发展主要是以成骨和破骨的形式进行的。

3. 影响骨发育的因素

骨组织的生长必须具备两个条件：一是由成骨细胞的作用形成细胞外的有机质，骨细胞埋置于其中，形成骨样组织；二是矿物盐在骨样组织上的沉积。与此同时，还由破骨细胞作用进行骨吸收、改建，以此维持正常骨组织代谢的平衡和使骨的外形适应生理功能的需要。如果成骨细胞活动、矿物盐沉积和破骨细胞活动发生变化，都将影响骨骼的发育。其中关系密切的有钙磷代谢、内分泌激素和维生素等。

（二）长骨

1. 小儿骨

长骨一般有3个以上的分化中心，一个在骨干，另外的在两端。前者为原始或一次骨化中心，后者为继发或二次骨化中心。出生时，长骨骨干已大部骨化，两端仍为软骨，即骺软骨。因此，小儿长骨的主要特点是骺软骨，且未完全骨化，可分为骨干、干骺端、骺和骺板等部分。

（1）骨干：管状骨周围由密质骨构成，为骨皮质，含钙多，X线表现为密度均匀致密影，外缘清楚，在骨干中部最厚，越近两端越薄。骨干中央为骨髓腔，含造血组织和脂肪组织，X线表现为由骨干皮质包绕的无结构的半透明区。骨皮质外面和里面（除关节囊内部分的骨表面以外）均覆有骨膜，前者为骨外膜，后者为骨内膜。骨膜为软组织，X

线上不能显影。CT 上骨皮质为高密度线状或带状影，骨髓腔视骨髓性质不同而密度不一，可为软组织密度影（红髓）或脂肪密度影（黄髓）。MRI 上骨皮质在 T_1WI 和 T_2WI 上均为极低信号影而骨髓腔可为中等信号影（红髓）或高信号影（黄髓）。正常骨膜在 CT 和 MRI 上均不能显示。

（2）干骺端：为骨干两端向骨骺移行的较粗大部分，周边为薄层骨皮质，内由松质骨构成，骨小梁彼此交叉呈海绵状。顶端为一横行薄层致密带影，为干骺端的临时钙化带。此临时钙化带随着软骨内成骨而不断向骨髓侧移动，骨即不断增长。骨干与干骺端间无清楚分界线。在 CT 骨窗上干骺端骨松质表现为高密度的骨小梁交错构成细密的网状影，密度低于骨皮质，网格间为低密度的骨髓组织。在 MRI 上由于干骺端骨髓常为红髓且含有一定量的骨小梁，信号往往低于骨干髓腔。先期钙化带在 CT 上呈致密影而在 MRI 上呈低信号。

（3）骺：为未完成发育的长骨末端。在胎儿及幼儿时期为软骨。即骺软骨，X 线片上不能显示。骺软骨有化骨功能。在骨化初期于骺软骨中出现一个或几个二次骨化中心，X 线片上表现为小点状骨性致密影。骺软骨不断增大，其中的一二次骨化中心也不断由于骨化而增大，形成松质骨，边缘由不规则变为光滑整齐。CT 上骺软骨为软组织密度影，其中的骨化中心的结构和密度类似于骺端。在 MRISE 序列上骺软骨为中等信号影而骨化中心的信号特点与干骺端类似。

（4）骺板（骺盘）：当骺与干骺端不断骨化，二者间的软骨逐渐变薄而呈板状时，则称为骺板。因为骺板是软骨，X 线片上呈横行半透明线，居骺与干骺端之间，称为骺线。骺板不断变薄，最后消失，即骺与骨干结合，完成骨的发育，X 线表现为骺线消失。原衡线所在部位可见不规则线样致密影为骨骺瘢痕。骺线在 CT 片上的密度和在 MRI 上的信号特点与骺软骨相似。

检测骨龄是为了了解被检查者实际骨发育的年龄，并与正常儿童骨龄标准相比。如骨龄与被检查者实际年龄不符，且相差超出一定范围，常提示骨发育过早或过晚，对诊断内分泌疾病和一些先天性畸形综合征有一定的价值。

骨龄是判断骨骼发育的参考资料之一，但因种族、地区及性别而有所不同，正常标准还有一个范围。所以在进行骨龄判定时，也须考虑到这些因素。

2. 成年骨

成年骨骼的外形与小儿骨骼相似，但骨发育完全。骺与干骺端愈合，骺线消失，只有骨干和由骨松质构成的骨端。骨端有一薄层壳状骨板为骨性关节面，表层光滑。其外方覆盖的一层软骨，即关节软骨，X 线上不能显示。成年长骨骨皮质较厚，密度高。骨端各部位所承受重力、肌肉张力以及功能活动不同，其骨小梁分布的比例和排列方向也不同。此外，某些关节附近，还常有光滑的子骨附于骨骼附近的肌腱中，位置与数目正常时有所差异，以手及足部为多见。成年骨的 CT 所见与小儿骨类似，在 MRI 上由于随年龄增长红髓中脂肪成分增多，成人骨髓信号较婴幼儿的高。

（三）脊柱

脊柱由脊椎和其间的椎间盘所组成。除第 1 颈椎外，每个脊椎分椎体及椎弓两部分。椎弓由椎弓根、椎弓板、棘突、横突和关节突组成。同侧上下两个关节突组成脊椎小关节，有关节软骨和关节囊。

在正位片上，椎体呈长方形，从上向下依次增大，主要由松质骨构成，纵行骨小梁比横行骨小梁明显，周围为一层致密的骨皮质，密度均匀，轮廓光滑。椎体两侧有横突影。在横突内侧可见椭圆形环状致密影，为椎弓根横断面影像，称椎弓环。在椎弓根的上下方为上下关节突的影像。椎弓板由椎弓根向后内延续，在中线联合成棘突，投影于椎体中央的偏下方，呈尖向上类三角形的线状致密影，大小与形状可有不同。

在侧位片上，椎体也呈长方形，其上下缘与前后缘成直角，椎弓居其后方。在椎体后方的椎管显示为纵行的半透明区。椎弓板位于椎弓根与棘突之间。棘突在上胸段斜向后下方，不易观察，在腰段则向后突，易于显示。上下关节突分别起于椎弓根与椎弓板连接处之上、下方，下关节突在下个脊椎上关节突的后方，以保持脊椎的稳定，不向前滑。脊椎小关节间隙为匀称的半透明影。颈、胸椎小关节侧位显示清楚，腰椎者则正位清楚。椎间盘的纤维软骨板、髓核及周围的纤维环系软组织密度，故呈宽度匀称的横行半透明影，称为椎间隙。椎间孔居相邻椎弓、椎体、关节突及椎间盘之间，呈半透明影，颈椎斜位显示清楚，胸腰椎侧位清楚，呈类圆形。

在脊椎 CT 的横断像上，椎体在骨窗下显示为由薄层骨皮质包绕的海绵状松质骨结构。在椎体中部层面上有时可见松质骨中的“Y”形低密度线条影，为椎体静脉管。由椎体、椎弓根和椎弓板构成椎管骨环，硬膜囊居椎管中央，呈低密度影，与周围结构有较好的对比。黄韧带为软组织密度，附着在椎弓板和关节突的内侧，正常厚 2 ~ 4mm。腰段神经根位于硬膜囊前外侧，呈圆形中等密度影，两侧对称。侧隐窝呈漏斗状，其前方是椎体后外面，后方为关节突，侧方为椎弓根内壁，其前后径不小于 3mm，隐窝内有穿出的神经根。椎间盘由髓核与纤维环组成，其密度低于椎体，CT 值为 50 ~ 110HU，表现为均匀的软组织密度影，但由于层厚和扫描位置的原因常见椎体终板影混入其中。

在 MRI T_1WI 和 T_2WI 上脊椎各骨性结构的皮质呈低信号，而骨髓呈高或中高信号。椎间盘在 T_1WI 上信号较低且不能区分纤维环和髓核，在 T_2WI 上纤维环为低信号、髓核为高信号。脊髓在 T_1WI 上呈中等信号，信号高于脑脊液；在 T_2WI 上则脑脊液信号高于脊髓。在分辨力高的 MRI T_2WI 上可见神经根穿行于高信号的脑脊液中。位于椎体前、后缘的前纵和后纵韧带在 T_1WI 和 T_2WI 上均为低信号，一般不能与骨皮质区别。

（四）软组织

骨肌系统的软组织，包括肌肉、血管、神经、关节囊和关节软骨等，由于组织密度差别不大，缺乏明确的自然对比，X 线片上无法显示其各自的组织结构，观察受到较大的限制。在一帧对比度良好的 X 线平片上，仅可通过较低密度的脂肪组织形成的对比观察到皮下脂肪层和大致的肌间轮廓，其余则均为一片中等密度影像。在 CT 图像上，骨髓腔因骨髓内的脂肪成分而表现为低密度；在软组织窗上，中等密度的肌肉、肌腱、关节软骨和骺软骨在低密度脂肪组织的衬托下也能清晰显示。在MRI上，韧带、肌腱、纤维软骨和空气均呈低信号，肌肉和透明软骨呈中等偏低信号。正常成人骨髓因含脂肪成分而在 T_1WI 和 T_2WI 上均呈较高信号。MRI能清楚显示脊椎、椎管和椎间盘，并能显示椎管内软组织，包括韧带、硬膜囊、脑脊液和脊髓等结构。

对血管的观察也可行血管MRA或X线/CT血管造影，后两者将高密度水溶性的对比剂注入血管内，使其与周围软组织形成明确的人工对比。通过快速摄影、X线电影摄影或螺旋CT快速扫描后三维重建，可显示局部血管的解剖结构，还可显示动脉期、静脉期等不同时相表现，用于临床诊断。

二、基本病变表现

骨与软组织疾病的病理改变及其影像学表现多种多样，但不同疾病的病理改变反映在影像学图像上，大多可概括为下列一些基本表现。认识和掌握这些基本影像学表现，并进一步推断其病理学基础，对疾病的诊断是重要的。在实际工作中就是观察这些影像学表现，加以综合分析，并做出诊断。

1. 骨质疏松

骨质疏松是指一定单位体积内正常钙化的骨组织减少，即骨组织的有机成分和钙盐都减少，但骨内的有机成分和钙盐含量比例仍正常。组织学变化是骨皮质变薄，哈氏管扩大和骨小梁减少。

骨质疏松的X线表现主要是骨密度减低。在长骨可见骨松质中骨小梁变细、减少、间隙增宽，骨皮质出现分层和变薄现象。在脊椎，椎体内结构呈纵形条纹，周围骨皮质变薄，严重时，椎体内结构消失。椎体变扁，其上下缘内凹，而椎间隙增宽，是梭形，致椎体呈鱼脊椎状。疏松的骨骼易发生骨折。椎体有时可压缩呈楔状。骨质疏松的CT表现和征象评价与X线表现基本相同。MRI除可见骨外形的改变外，老年性骨质疏松由于骨小梁变细和数量减少以及黄髓的增多，骨髓在 T_1WI 和 T_2WI 上信号增高，骨皮质变薄及其内出现线状高信号代表哈氏管扩张和黄髓侵入；炎症、外伤等的周围骨质疏松区因局部充血、水肿而表现为边界模糊的长 T_1、长 T_2 信号影。

骨质疏松见于多种疾病。广泛性骨质疏松主要是由于成骨减少，老年、绝经期后妇女、营养不良、代谢或内分泌障碍都可引起。局限性骨质疏松多见于失用，如骨折后、感染、恶性骨肿瘤等和因关节活动障碍而继发骨质疏松。只根据骨质疏松，难以对病因做出诊断。

2. 骨质软化

骨质软化是指一定单位体积内骨组织有机成分正常，而矿物质含量减少。因此，骨内的钙盐含量降低，骨发生软化。组织学上显示骨样组织钙化不足，常见骨小梁中央部分钙化，而外面围以一层未钙化的骨样组织。

骨质软化的X线表现主要是由于骨内钙盐减少而引起的骨密度减低，以腰椎和骨盆为明显。与骨质疏松不同的是骨小梁和骨皮质边缘模糊，系因骨组织内含有大量未经钙化的骨样组织所致。由于骨质软化，承重骨骼常发生各种变形，如膝内翻、三叶形骨盆等。此外，还可见各种假骨折线，表现为宽 1～2mm 的光滑透明线，与骨皮质垂直，边缘稍致密，好发于耻骨支、肱骨、股骨上段和胫骨等。在儿童期可见干骺端和骨骺的改变。

在成骨过程中，骨样组织的钙盐沉积发生障碍，即可引起骨质软化。造成钙盐沉积不足的原因可以是维生素 D 缺乏，肠道吸收功能减退，肾排泄钙磷过多和碱性磷酸酶活动减低。骨质软化系全身性骨病，常见者发生于生长期为佝偻病，发生于成年为骨软化症，亦可见于其他代谢性骨疾病。

3. 骨质破坏

骨质破坏是局部骨质为病理组织所代替而造成的骨组织消失，可以由病理组织本身或由它引起破骨细胞生成和活动增强所致。骨松质或骨皮质均可发生破坏。

骨质破坏的 X 线表现是骨质局限性密度减低，骨小梁稀疏消失而形成骨质缺损，其中全无骨质结构。骨松质的早期破坏可形成斑片状的骨小梁缺损。骨皮质破坏，在早期发生于哈氏管而引起它的扩大而在 X 线上呈筛孔状。骨皮质表层的破坏，则呈虫蚀状。当骨破坏进展到一定程度时，往往有骨皮质和松质的大片缺失。CT 易于区分松质骨和皮质骨的破坏，松质骨的破坏表现为斑片状松质骨缺损区；骨皮质破坏表现为其内的筛孔样破坏和其内外表面的不规则虫蚀样改变、骨皮质变薄或斑块状的骨皮质缺损。在 MRI，骨破坏表现为低信号的骨质为不同信号强度的病理组织所取代，骨皮质破坏的形态改变与 CT 所见相同，松质骨的破坏常表现为高信号的骨髓为较低信号或混杂信号影所取代。骨质破坏见于炎症、肉芽肿、肿瘤或瘤样病变。不同病因造成的骨质破坏，在影像学表现上虽无特征，但由于病变的性质、发展的快慢和邻近骨质的反应性改变等，又形成各自的一些特点。如炎症的急性期或恶性肿瘤，骨质破坏常较迅速，轮廓多不规则，边界模糊。炎症的慢性期或良性骨肿瘤，则骨质破坏进展缓慢，边界清楚；有时还可见一致密带状影围绕，且可使局部骨骼轮廓膨胀等。

4. 骨质增生硬化

骨质增生硬化是一定单位体积内骨量的增多。组织学上可见骨皮质增厚、骨小梁增粗增多，这是成骨增多或破骨减少或两者同时存在所致。大多是因病变影响成骨细胞活动所造成，属于机体代偿性反应，少数是因病变本身成骨，如肿瘤细胞成骨。

骨质增生硬化的X线表现是骨质密度增高，伴或不伴有骨骼的增大。骨小梁增粗、增多、密集，骨皮质增厚、致密。明显者，则难于分清骨皮质与骨松质。发生于长骨可见骨干粗大，骨髓腔变窄或消失。骨质增生硬化的 CT 表现与其 X 线平片的表现相似。MRI 上增生硬化的骨质在 T_1WI 和 T_2WI 上均为低信号，松质骨的信号也较正常为低。MRI 可以很好地显示骨质增生造成的骨形态的改变。骨质增生硬化见于多种疾病。多数是局限性骨增生，见于慢性炎症、外伤和某些原发性骨肿瘤。如骨肉瘤或成骨性转移瘤。少数为普遍性骨增生，骨皮质与骨松质多同时受累，见于某些代谢或内分泌障碍，如甲状旁腺功能低下或中毒性疾病，如氟中毒。

5. 骨膜增生

又称骨膜反应，是因骨膜受刺激，骨膜内层成骨细胞活动增加形成骨膜新生骨，通常表示有病变存在。组织学上可见骨膜内层成骨细胞增多，有新生的骨小梁。

骨膜增生的 X 线表现，在早期是一段长短不定、与骨皮质平行的细线状致密影，同骨皮质间可见 1 ~ 2mm 宽的透亮间隙。继而骨膜新生骨增厚，常见的有与骨皮质表面平行排列的线状、层状或花边状骨膜反应。骨膜增生的厚度与范围同病变发生的部位、性质和发展阶段有关。一般发生于长骨骨干的明显，炎症者较广泛，而肿瘤者则较局限。随着病变的好转与痊愈，骨膜增生可变得致密，逐渐与骨皮质融合，表现为皮质增厚。痊愈后，骨膜新生骨还可逐渐被吸收。如引起骨膜反应的病变进展。已形成的骨膜新生骨可被破坏，破坏区两侧的残留骨膜新生骨呈三角形，称为 Codman 三角。

骨膜反应的 CT 表现与 X 线平片的表现相似。MRI 显示骨膜反应要早于 X 线和 CT，早期的骨膜反应在 T_1WI 为中等信号，T_2WI 为高信号，骨膜新生骨在各序列均为低信号。CT 和 MRI 的空间分辨力不及平片，不能如平片一样显示骨膜新生骨的精细的形态与结构。

骨膜增生多见于炎症、肿瘤、外伤、骨膜下出血等。只根据骨膜增生的形态，不能确定病变的性质，需结合其他表现才能做出判断。

6. 骨内与软骨内钙化

软骨类肿瘤可出现肿瘤软骨内钙化。骨梗死所致骨质坏死可出现骨髓内钙化，少数关节软骨或椎间盘软骨退行性变也可出现软骨钙化。瘤软骨钙化的 X 线表现为颗粒状、小环或半环状的致密影，数量不等，可在瘤体内广泛分布或局限于某一区域。CT 能显示平片不能见到的钙化影，瘤软骨钙化的形态同 X 线所见。MRI 对发现和确定细小的钙化不敏感。

7. 骨质坏死

骨质坏死是骨组织局部代谢的停止，坏死的骨质称为死骨。形成死骨的原因主要是血液供应的中断。组织学上是骨细胞死亡、消失和骨髓液化、萎缩。在早期骨小梁和钙质含量无何变化，此时 X 线上也无异常表现。当血管丰富的肉芽组织长向死骨，则出现破骨细胞对死骨的吸收和成骨细胞的新骨生成。这一过程延续时间很长。

死骨的 X 线表现是骨质局限性密度增高。其原因：一是死骨骨小梁表面有新骨形成，骨小梁增粗，骨髓内亦有新骨形成即绝对密度增高；二是死骨周围骨质被吸收，或在肉芽、脓液包裹衬托下，死骨亦显示为相对高密度。死骨的形态因疾病的发展阶段而不同，并随时间而渐被吸收。骨质坏死多见于慢性化脓性骨髓炎，也见于骨缺血性坏死和外伤骨折后。

8. 矿物质沉积

铅、磷、铋等进入体内，大部分沉积于骨内，在生长期主要沉积于生长较快的干骺端。X 线表现为多条平行于骺线的致密带，厚薄不一，于成年则不易显示。氟进入人体过多，可激起成骨活跃，使骨量增多；亦可引起破骨活动增加，骨样组织增多，发生骨质疏松或软化。骨质结构变化以躯干骨为明显，有的病例 X 线表现为骨小梁粗糙、紊乱，而骨密度增高；但也有的病例可表现为骨密度减低、骨皮质变薄、骨小梁粗疏等骨质疏松的改变，有的甚至可出现骨质软化的 X 线表现。

9. 骨骼变形

骨骼变形多与骨骼大小改变并存，可累及一骨、多骨或全身骨骼。局部病变或全身性疾病均可引起，如骨肿瘤可使骨局部膨大、变形，发育畸形可使一侧骨骼增大，脑垂体功能亢进使全身骨骼增大，骨软化症和成骨不全使全身骨骼变形。

10. 周围软组织病变

骨骼 X 线片上可看到肌肉、肌间隙和皮下脂肪层等影像。外伤和感染引起软组织肿胀时 X 线表现为局部软组织肿胀，密度增高，软组织内的正常层次模糊不清。开放损伤、产气细菌的感染、于皮下或肌纤维间可见气体。软组织肿瘤或恶性骨肿瘤侵犯软组织，可见软组织肿块影。肢体运动长期受限，可见肢体变细、肌肉萎缩变薄。先天性骨疾病可引起全身肌肉发育不良。外伤后发生骨化性肌炎，可见软组织内钙化和骨化。

肢体的血管造影可根据血管的位置、分布、走向、有无局部的受压移位、管腔有无扩大或变细以及栓塞与动静脉瘤形成和有无血管增多显示局部病理循环征象等，以判断血管病变或推论邻近病变的性质，供临床参考确诊。

对软组织病变的观察 CT 明显优于 X 线，X 线不能显示或显示不清的一些病变在 CT 上可得以清晰显示。水肿表现为局部肌肉肿胀、肌间隙模糊，密度正常或略低，邻近的皮下脂肪层密度增高并可出现网状影。血肿表现为边界清楚或不清楚的高密度区。软组织肿块在 CT 上易于观察，肿块的密度可均匀或不均匀，边缘可光整或不规则，肿块的边界常能清楚显示。软组织或软组织肿块的坏死表现为类圆形或不规则形低密度区，单发或多发，并可因出血或坏死组织碎屑的沉积而出现液—液平面，其上层为液体呈水样密度，下层为沉积的坏死组织或血细胞而呈较高密度。脂肪瘤内其密度与脂肪组织相似而易于诊断，肿瘤或病变内含的脂肪成分也可通过测量其 CT 值（–90 ~ –70HU）而得以确认。增强扫描有助于区别软组织肿块与其邻近组织、肿瘤与瘤周水肿；有助于显示肿瘤囊变、坏死区，病变与邻近血管的关系。动态增强可以了解病变密度随时间的变化情况，对骨和软组织肿瘤良恶性的诊断有一定的帮助。

在 MRI 上软组织水肿为 T_1WI 低信号，T_2WI 高信号；出血和血肿在 T_1WI 和 T_2WI 上多均为高信号；大多数肿瘤在 T_1WI 为低信号，T_2WI 为高信号；在 MRI 上液—液平面的显示比 CT 更清楚，T_1WI 下部常呈较高信号而上部是低信号，而在 T_2WI 上部信号则明显增高。脂肪成分在 MRI 上易于识别，必要时可用脂肪抑制序列来证实。当骨髓内脂肪成分有改变或被病变组织取代，则信号强度发生变化，在 T_1WI 上信号减弱，T_2WI 上信号强度的改变取决于病变的组织类型，出血常为高信号而纤维化组织在 T_1WI 和 T_2WI 上均呈低信号。MRI 增强扫描在骨肌系统的作用和意义与 CT 增强扫描相同。

骨与软组织病变影像学的各种基本表现，对定性诊断多无特征意义。全面综合以下观察要点的图像表现，将会有助于对疾病的确诊或提出几个合理的诊断意见。①部位：不同疾病常有一定程度的好发部位，如骨肿瘤较多侵犯干骺端，少数却好侵犯骨端或骨干。②病变范围：如骨结核病变比较局限而骨髓炎则病变弥漫可侵犯长骨的大部分以至全骨。③病变边缘：边缘清楚锐利的，常提示为进展较缓慢的疾病，在骨感染，为慢性期；在骨肿瘤则多为良性肿瘤。边界模糊不清的，在骨感染为急性期，在肿瘤则常为恶性。④病变的特征性表现：骨肉瘤可在病区内出现数量不等，形态不规则而致密的肿瘤成骨征象，软骨肉瘤可显示小点状或环状软骨钙化的致密影。而局部轮廓完整的膨胀性病变常提示为良性肿瘤或瘤样病变。⑤数目：骨肿瘤中单发病变多为原发性肿瘤，多发病变则常为转移瘤或骨髓瘤。

第三节　关节基本病变的影像分析

一、正常影像学表现

滑膜关节的正常解剖结构包括关节骨端、关节囊和关节腔。关节骨端覆盖有关节软骨，关节囊内层衬以滑膜，关节腔内有少量滑液。另外，不少关节有囊外和（或）囊内韧带，有的关节还有关节盘。

1. 关节骨端

骨性关节面由组成关节骨端的骨皮质构成，在 X 线上表现为边缘光滑整齐的线样致密影，CT 表现为高密度，MRI 表现为在不同加权图像上呈一薄层清晰锐利的低信号影。关节面上覆盖的关节软骨及儿童期尚未骨化的骺软骨在 X 线和 CT 上均不能分辨；在 SE T_1WI 和 T_2WI 上关节软骨呈一层弧形中等偏低均匀信号影，在脂肪抑制 T_2WI 上可呈高信号影。

2. 关节间隙

X 线表现为两个骨性关节面之间的透亮间隙，包括关节软骨、潜在的关节腔及少量滑液的投影。CT 表现为关节骨端间的低密度间隙，在冠状和矢状重建图像上比较直观。关节软骨及少量滑液在 CT 上常不能分辨。滑液在 MRI T_1WI 上呈薄层低信号，在 T_2 加权图像是细条状高信号。儿童因骺软骨未完全骨化，关节间隙较成人宽。

3. 关节囊、韧带、关节盘

关节囊在 CT 上呈窄条状软组织密度影，厚约 3mm。在 MRI 各序列上均呈光滑连续的小弧形线样低信号。韧带在 CT 上显示为线条状或短的带状软组织影，MRI 表现为条状低信号影。一些关节内的关节盘如膝关节的半月板在 CT 横断面上显示为轮廓光滑，密度均匀的“C”形或“O”形结构，CT 值在 70 ~ 90HU；在 MRI T_1WI 和 T_2WI 矢状和冠状图像上为领结状或角形低信号结构。

二、关节基本病变

1. 关节肿胀

常由于关节积液或关节囊及其周围软组织充血、水肿、出血和炎症所致。X 线均表现为关节周围软组织肿胀、密度增高。大量关节积液可见关节间隙增宽。在 CT 上可见软组织密度的关节囊肿胀、增厚，关节腔内积液在 CT 上表现为关节腔内水样密度影，如合并出血或积脓其密度可较高。关节附近的滑液囊积液在 CT 上也可见到，表现为关节邻近含液的餁状影。在 MRI 上关节肿胀除见关节囊增厚外，在 T_2WI 上可见关节囊尤其是滑膜层的高信号，另外，关节周围软组织肿胀也可呈 T_1WI 低信号、T_2WI 高信号。MRI 对关节积液很敏感，一般积液 T_1WI 低信号、T_2WI 高信号，合并出血时 T_1WI 和 T_2WI 均为高信号。关节肿胀常见于关节炎症、外伤和出血性疾病。

2. 关节破坏

关节破坏是关节软骨及其下方的骨性关节面骨质为病理组织所侵犯、代替所致。其 X 线表现是当破坏只累及关节软骨时，仅见关节间隙变窄，在累及关节面骨质时，则出现相应区的骨破坏和缺损。关节间隙变窄和骨破坏的程度不同，严重时可引起关节半脱位和变形。虽然目前 CT 尚不能显示软骨，但软骨破坏导致的关节间隙狭窄却易于发现，尤其是与健侧对比时。CT 可清晰地显示关节软骨下的骨质破坏，即使是微细的改变也能发现。在 MRI 关节软骨的破坏早期可见关节软骨表面毛糙、凹凸不平、表层缺损致局部软骨变薄，严重时可见关节软骨不连续、呈碎片状或者大部分破坏消失。关节骨质破坏时低信号的骨性关节面中断不连续。关节破坏是诊断关节疾病的重要依据。破坏的部位与进程因疾病而异。急性化脓性关节炎，软骨破坏开始于关节持重面或从关节边缘侵及软骨下骨质，软骨与骨破坏范围可十分广泛。关节滑膜结核，软骨破坏常开始于边缘，逐渐累及骨质，表现为边缘部分的虫蚀状破坏。类风湿性关节炎到晚期才引起关节破坏，也从边缘开始，多呈小凳状。

3. 关节退行性变

早期改变始于软骨，为缓慢发生的软骨变性、坏死和溶解，并逐渐为纤维组织或纤维软骨所代替，广泛软骨坏死可引起关节间隙狭窄，继而造成骨性关节面骨质增生硬化，并于骨缘形成骨赘，关节囊肥厚，韧带骨化。

关节退行性变的早期 X 线表现主要是骨性关节面模糊、中断、消失。中晚期表现为关节间隙狭窄、软骨下骨质囊变和骨性关节面边缘骨赘形成，不发生明显骨质破坏，一般无骨质疏松。关节退行性变的各种 X 线征象在 CT 上均可发现。MRI 在关节退行性变时除可见关节软骨的改变和关节间隙变窄外，还可见骨性关节面中断或局部增厚，关节面下的骨质增生在 T_1WI 和 T_2WI 上均为低信号。骨赘的表面为低信号的骨质，其内可见高信号的骨髓。关节面下的囊变区呈 T_1WI 低信号、T_2WI 高信号，大小不等，边缘清晰。

关节退行性变多见于老年，以承受体重的脊柱和髋、膝关节为明显，是组织衰退的表现。此外，也常见于运动员和搬运工人，由于慢性创伤和长期承重所致。不少职业病和地方病也可引起继发性关节退行性变。

4. 关节强直

关节强直分为骨性与纤维性强直两种。

骨性强直是关节明显破坏后，关节骨端由骨组织所连接。多见于急性化脓性关节炎愈合后。X 线表现为关节间隙明显变窄或消失，并有骨小梁通过关节连接两侧骨端。纤维性强直也是关节破坏的后果。虽然关节活动消失，但 X 线上仍可见狭窄的关节间隙，且无骨小梁贯穿。常见于关节结核。诊断应结合临床，不能单凭 X 线确诊。

CT 上关节骨性强直亦表现为关节间隙消失并有骨小梁连接两侧骨端，应对各个层面作仔细观察才能对关节强直情况做出全面的评价。关节骨性强直时，MRI 见关节软骨完全破坏，关节间隙消失，可见骨髓贯穿于关节骨端之间。纤维性强直时关节间隙仍可存在，但关节骨端有破坏，骨端间可有高、低混杂的异常信号。

5. 关节脱位

关节脱位是组成关节骨骼的脱离、错位。有完全脱位（原相对的关节而彼此不接触）和半脱位（相对的关节面尚有部分接触）两种。对一般部位的关节脱位平片可做出诊断。CT 图像避免了组织的重叠，易于显示一些平片难以发现的关节脱位，如胸锁关节前、后脱位和骶髂关节脱位。MRI 不但可显示关节脱位，还可以直观地显示关节脱位的合并损伤如关节内积血、囊内外韧带和肌腱断裂以及关节周围的软组织损伤。对解剖结构复杂部位的关节脱位的显示，MRI 有其独到之处，如矢状面成像可清楚显示寰枢关节的脱位和对颈髓的压迫。

关节脱位多为外伤性，也有先天性或病理性。任何关节疾病造成关节破坏后都可能发生关节脱位。

第四节　骨与关节疾病比较影像学

关节疾患病因多而复杂，临床确诊存在一定困难。X 线检查作为一种对关节骨性结构进行直观观察的手段，为临床提供了进一步的诊断信息，但由于对软组织的分辨力不高，观察受到较大的限制。对 X 线平片的观察重点，在于关节间隙和关节骨端。如关节间隙有无变窄，如变窄即提示为关节软骨的破坏，结合是急性或慢性进程，对判定病因有一定的帮助。关节疾患常侵犯骨端引起骨质破坏，骨破坏区是局限还是广泛，邻近有无骨质增生硬化，患骨有无持续性的骨质疏松等，可为病因的鉴别提供重要参考。CT 能对骨性关节面进行更精确的评估，发现骨性关节面的破坏比平片敏感。由于 CT 的软组织分辨力高于X线平片，能很好地区分关节肿胀是由于关节积液、关节囊增厚或囊外软组织水肿，为分析病因提供了准确的资料。MRI作为对关节疾患进一步检查的影像学手段，能为临床诊断提供更多的信息。由于MRI对软组织具有很高的分辨力，能分别观察关节囊、滑膜、关节软骨等结构，准确地对病变的定位、定量做出判断，但对定性诊断仍有一定的限度，所以必须结合临床表现、实验室检查结果和X线平片所见，综合做出诊断。有时还需做病理活检才能确诊。

与骨和软组织病变的影像诊断一样，在实际工作中平片是关节疾病首选的影像学检查方法，但更应重视CT尤其是MRI在关节疾病影像诊断中的作用。如临床高度怀疑某关节病变而平片未能发现异常征象或征象不明确时，应及时考虑CT和（或）MRI检查。

第五节　常见关节疾病的影像诊断

一、关节软骨损伤

关节骨端的骨折常引起关节软骨的损伤或断裂。X线平片和CT不能直接显示关节软骨的骨折，但如发现骨折线波及骨性关行面甚至骨性关节面因此而错位时，应考虑合并有关节软骨骨折。MRI可以直接显示断裂的关节软骨，表现为低信号的关节软骨有较高信号区，甚至关节软骨和骨性关节面呈现阶梯状，受损的软骨下的骨髓腔内可见局部水肿和出血。如有软骨撕脱，须通过CT关节造影或MRI方可发现。

二、关节感染

（一）化脓性关节炎

化脓性关节炎是较为严重的急性关节病，常由金黄色葡萄球菌经血液至滑膜而发病，也可因骨髓炎继发侵犯关节而致，多见于承受体重的关节，如髋和膝关节，常单发。

1. 临床与病理

患者常急性发病，局部关节有红肿热痛及功能障碍，并可有全身症状如寒战、发热及血白细胞增多等。病理见关节滑膜明显充血及水肿，关节腔内有大量渗出液，内含较多的纤维素及中性粒细胞。

2. 影像学表现

（1）X线平片：急性期X线表现为关节囊肿胀和关节间隙增宽。此时化脓病变极易破坏关节囊、韧带而引起关节的半脱位或脱位，以婴儿和儿童的髋关节最常见。构成关节的骨骼可有一时性失用性骨质疏松。

在关节内脓液中蛋白质溶解酶的作用下，关节软骨被破坏，即引起关节间隙的狭窄。

由于病变进展迅速，常在发病后一个月左右即可出现。由于肉芽组织增生并侵及骨端，使关节软骨下骨质发生破坏，以承受体重的部分出现早和明显。与关节结核发病缓慢、骨质破坏居关节面边缘不同。严重时可发生干骺端的骨髓炎。

愈合期，骨质破坏停止进行，而出现修复。病变区骨质增生硬化。骨质疏松消失。如软骨与骨质破坏不甚明显，则关节间隙可部分保留，并有一部分功能，严重时则形成骨性强直。

（2）CT 检查：可以显示化脓性关节炎的关节肿胀、积液以及关节骨端的破坏，判断病变的范围，还可以进行 CT 导引下的经皮穿刺活检。

（3）MRI 检查：显示化脓性关节炎的滑膜炎症、关节积液和关节周围软组织受累的范围均优于 X 线平片和 CT，并可显示关节软骨的破坏。以上改变均为非特异性的，须结合临床做出诊断。

3. 诊断与鉴别诊断

化脓性关节炎特征是急性起病，症状明显，早期即可出现关节间隙变窄，骨端破坏先见于关节的支重面，破坏区比较广泛，晚期表现关节骨性强直，可供与其他关节炎进行鉴别。

（二）关节结核

关节结核为继发于肺结核或其他部位结核的并发症，可继发于骨干骺端结核，为骨型关节结核，也可是细菌经血行先累及滑膜，为滑膜型结核。在后期关节组织和骨质均有明显改变时，则无法分型。

1. 临床与病理

关节结核多见于儿童和青年，常单发，好侵犯髋关节及膝关节，其他关节也可受累。起病比较缓慢，局部疼痛和肿胀，关节活动受限。时间长者可伴有相邻肌肉萎缩。关节结核在大体上滑膜充血明显，表面粗糙，常有纤维素性炎症渗出物或干酪样坏死物所覆盖。镜下可分为两大类，即渗出型和增殖型。前者见滑膜为大量巨噬细胞所浸润，后者见滑膜内有较多典型的结核结节形成。

2. 影像学表现

（1）X 线平片。

第一，骨型关节结核 X 线表现较为明显，即在骺、干骺端结核征象的基础上，有关节周围软组织肿胀、关节间隙不对称性狭窄或关节骨质破坏等。

第二，滑膜型关节结核较常见，大多累及一个较大关节。以髋关节和膝关节常见，其次为肘、腕和踝关节，早期 X 线表现为关节囊和关节周围软组织肿胀，密度增高，关节间隙正常或增宽和骨质疏松。这些变化系因滑膜肿胀、增厚，形成肉芽组织和关节积液所致。可持续几个月到一年以上。因 X 线表现无特点，诊断较难。病变发展，滑膜肉芽组织逐渐侵犯软骨和关节面，首先累及承重轻、接触面小的边缘部分，造成关节面的虫蚀状骨质破坏。常上下骨面对称受累。由于病变首先侵犯滑膜，关节渗出液中又常缺少蛋白质溶解酶，关节软骨破坏出现较晚。因此，虽然已有明显关节面骨质破坏，而关节间隙变窄则较晚，与化脓性关节炎不同。待关节软骨破坏较多时，则关节间隙变窄。此时可发生半脱位。邻近骨骼骨质疏松明显，肌肉也萎缩变细。关节周围软组织常因干酪液化而形成冷性脓肿。有时穿破关节囊，形成瘘管。如继发化脓性感染，则可引起骨质增生硬化，从而改变结核以骨质破坏为主的 X 线特点。晚期，病变愈合，则骨质破坏停止发展，关节面骨质边缘变得锐利。骨质疏松也逐渐消失。严重病例，愈合后产生关节强直，多为纤维性强直，关节间隙变窄，但无骨小梁通过关节间隙。

（2）CT 检查：可见肿胀增厚的关节囊和关节周围软组织以及关节腔内积液，骨性关节面毛糙有虫蚀样骨质缺损。关节周围的冷性脓肿表现为略低密度影，注射对比剂后其边缘可出现强化。

（3）MRI 检查：滑膜型关节结核早期可见关节周围软组织肿胀，肌间隙模糊。关节囊内大量积液，关节滑膜增厚呈 T_1WI 低信号、T_2WI 略高信号。病变进一步发展可见关节腔内肉芽组织在 T_1WI 为均匀低信号，T_2WI 呈等、高混合信号。关节软骨破坏表现为软骨不连续，碎裂或大部消失。关节面下骨破坏区内的肉芽组织信号特点与关节腔内肉芽组织相同，若为干酪坏死则 T_2WI 呈高信号。关节周围的结核性脓肿呈 T_1WI 低信号、T_2WI 高信号。在儿童，受累的骨骺和骺板表现为了 T_1WI 低信号和 T_2WI 高信号影。注射对比剂后，充血肥厚的滑膜明显强化，与不强化的囊内积液形成明显对比，在关节腔内和骨破坏区内的肉芽组织以及结核性脓肿的边缘亦明显强化。

3. 诊断与鉴别诊断

本病应与化脓性关节炎鉴别。滑膜型关节结核多为慢性发展，骨质破坏一般见于关节面边缘，以后才累及承重部分。关节软骨破坏较晚，以致关节间隙变窄出现较晚，程度较轻。关节囊肿胀、密度增高，而邻近的骨骼与肌肉多有明显疏松和萎缩。这些表现均与急性化脓性关节炎明显不同。

三、慢性关节病

慢性关节病是指发病缓慢、逐渐发展、病程长、涉及全身关节的疾病。病因多不明，不易治愈。

（一）退行性骨关节病

退行性骨关节病又称骨性关节炎、增生性或肥大性关节炎。是一种由于关节软骨退行性改变所引起的慢性骨关节病，而不是真正的炎性病变。

1. 临床与病理

退行性骨关节病分原发与继发两种。前者由原因不明的关节软骨退行性变所致，多见于 40 岁以上的成年人。承重关节如髋、脊柱和膝等易受累。后者则是继发于炎症或外伤。任何年龄、任何关节均可发病。常见症状是局部疼痛，运动受限，关节变形，但无肿胀和周身症状。症状轻重与关节变化程度并不平行。

病变主要是关节软骨退行性变，软骨表面不光滑、变薄，且可碎裂，游离于关节腔内，承重部分可完全消失，使关节面骨皮质暴露。骨皮质硬化，于边缘形成骨赘。

2. 影像学表现

X 线平片：此病 X 线检查即可确诊。

四肢关节如髋与膝关节退行性骨关节病的 X 线表现，包括由于关节软骨破坏，而使关节间隙变窄，关节面变平，边缘锐利或有骨赘突出，软骨下骨质致密，关节面下方骨内出现圆形或不规整形透明区。前者为退行性变形成，后者为骨内纤维组织增生所致。晚期除上述表现加重外，还可见关节半脱位和关节内游离体，但多造成关节强直。关节囊与软组织无肿胀，邻近软组织无萎缩，而骨骼一般也无骨质疏松现象。在指间关节多先累及远侧关节，关节间隙可消失，并有骨小梁通过，造成关节强直。

脊椎退行性骨关节病的 X 线表现，包括脊椎小关节和椎间盘的退行性变，可统称为脊椎关节病。脊椎小关节改变包括小关节突变尖、关节面骨质硬化和关节间隙变窄。在颈椎还可累及钩突关节。椎间盘退行性变表现为椎体边缘出现骨赘，相对之骨赘可连成骨桥。椎间隙前方可见小骨片，为纤维环及邻近软组织骨化所致。髓核退行性变则出现椎间隙变窄，椎体上下骨缘硬化。并由于退行性变而引起椎体滑动。椎体后缘骨刺突入椎间孔或椎管内引起脊神经压迫症状，可摄斜位或体层摄影以显示骨赘。同时并发的椎管内后纵韧带和两侧黄韧带及脊椎小关节的增生肥厚与椎板增厚可引起椎管狭窄，并压迫脊髓，这时诊断有赖于 CT 和 MRI。

3. 诊断与鉴别诊断

退行性骨关节病多见于中老年，慢性进展。X 线主要表现为关节间隙变窄，关节面骨质增生硬化并形成骨赘，可有关节游离体形成，诊断不难，但对继发性退行性骨关节病的病因推断，则仍较困难。

（二）类风湿性关节炎

类风湿性关节炎是一慢性全身性自身免疫性疾病，主要侵犯各处关节，同时机体其他器官或组织亦可受累。病因不明。

1. 临床与病理

多见于中年妇女。早期症状包括低热、疲劳、消瘦、肌肉酸痛和红细胞沉降率增快等。本病常累及关节，手足小关节尤其好发。受侵关节呈梭形肿胀、疼痛、活动受限、肌无力、萎缩和关节半脱位等。常累及近侧指间关节，呈对称性。部分患者出现较硬的皮下结节。实验室检查血清类风湿因子常呈阳性。

病理表现为：①滑膜炎，早期滑膜明显充血、水肿，有较多黏液渗出到关节腔内。晚期滑膜内见有大量淋巴细胞、浆细胞及巨噬细胞浸润，滑膜肿胀肥厚。②富含毛细血管的肉芽组织形成及关节软骨的破坏。③关节相邻的骨质破坏及骨质疏松。

2. 影像学表现

X 线平片：骨关节的 X 线改变大多出现在发病 3 个月以后。主要改变有：①关节软组织变形肿胀。②关节间隙早期因关节积液而增宽，待关节软骨破坏，则变窄。③关节面骨质侵蚀多见于边缘，是滑膜血管翳侵犯的结果，也可累及邻近骨皮质。小关节，特别是手骨最为常见。④骨性关节面模糊、中断，软骨下骨质吸收囊变是血管翳侵入骨内所致，内充纤维肉芽组织及滑膜液，呈半透明影，周围有硬化，最后为骨质充填。关节邻近的骨骼发生骨质疏松，病变进展则延及全身骨骼。⑤膝、肘关节等大关节可形成滑膜囊肿向邻近突出。晚期可见四肢肌萎缩，关节半脱位或脱位，骨端破坏后形成骨性融合。半脱位可发生于寰枢椎，可以是最早的变化。指间、掌指间关节半脱位明显，且常造成手指向尺侧偏斜畸形，具有一定特点。

值得提出的是，跟骨后下缘皮质既有表浅的侵蚀，又有边缘不规则的骨赘增生，这是发生在肌腱和韧带附着处的纤维软骨增生骨化，乃软组织病变引起的变化。附近骨小梁也模糊不清。累及两侧，不难诊断。本病还可引起胸腔积液和弥漫性肺炎。

3. 诊断与鉴别诊断

本病为一全身多发性、对称性慢性关节炎。影像学表现虽有一些特点，但对定性诊断多无特殊意义，必须结合临床和实验室检查做出诊断。

第五章　痛风性关节炎

大多数痛风患者的最初临床表现是反复发作的急性痛风性关节炎（gouty arthritis），其中 95% 为中老年男性患者。初次发作的平均年龄为 40 岁，本病是 40 岁以上男性中最常见的关节炎。急性期具有骤然发作和剧烈疼痛的特征，多数患者的关节炎表现为发作与缓解交替，病程长者发作期长而缓解期短，甚至有的患者迁延不愈，表现慢性痛风、痛风石。女性患者占 5%，多数出现在绝经之后，且多为多关节炎。先天性 HGPRT 缺乏或 PRPP 合成酶活性增加所致的原发性痛风性关节炎，发病年龄往往在 30 岁以下。

第一节　痛风性关节炎的发病机制及诱发因素

一、发病机制

早在 20 世纪 60 年代，McCarty 和 Hollander 分别用尿酸钠结晶注射到在正常及有炎症的关节腔内，诱发了急性痛风性关节炎的发作，并在关节滑液见到白细胞吞噬尿酸结晶现象。因此，目前公认急性痛风性关节炎的发作是由于尿酸浓度过高，并超过了尿酸的溶解度而呈过饱和状态，致使尿酸钠微晶体在软骨、滑膜及周围组织沉积而引起的非特异性炎症反应。在炎症反应过程中多形核白细胞吞噬结晶并释放多种炎症介质对关节损伤发挥重要作用。但是，临床上发现，急性痛风性关节炎发作时并非所有患者的血尿酸水平均升高，以及一些有大量痛风石的患者，往往并没有急性痛风性关节炎发作史，也可见到在应用降低尿酸药物治疗时，血尿酸水平降低反而可诱发关节炎急性发作，以及用秋水仙碱控制的急性发作的关节炎，并不影响尿酸的代谢。因此，尿酸结晶在关节炎发作与缓解中的作用都还不甚清楚。

研究表明，在炎症初期，关节局部温度降低，突然的高尿酸血症，体液的 pH 降低，以及原沉积在结缔组织部位的结晶脱落，大量的尿酸结晶进入关节腔，尿酸结晶与免疫球蛋白结合后被吞噬细胞所吞噬。随着吞噬细胞受到尿酸结晶刺激，激活环氧合酶和脂氧合酶，促进花生四烯酸转化为前列腺素，以及其他致炎物质如白介素、肿瘤坏死因子等的分泌，使炎症得以进一步发展。随着炎症的继续，某些血清因子如脂蛋白 B-100、某些酶类的影响，以及前列腺素的抗炎作用，抑制了炎症的发展，导致炎症进入缓解期。由此可见，痛风性关节炎具有刺激因素诱导发作、炎症的发展及炎症的自发消退的基本过程。

二、诱发因素

早在古代就把痛风和暴饮暴食联系起来。历史上也有许多事例证明，在经济欠发达及食品缺乏地区，痛风的发病率明显减少。现代的观点认为，高嘌呤膳食，体重超重、肥胖及高脂血症，不仅使糖尿病和高血压的发病率上升，而且可诱发痛风性关节炎的发作。

一般认为，高嘌呤膳食及饮酒往往使血尿酸值在短时间内迅速上升，从而易诱发痛风性关节炎发作。还有一种情况是，素食民族患痛风者很多，痛风患者控制高嘌呤饮食虽可使血尿酸下降，但仅可降低 2 mg/dL，因此膳食因素也不是痛风发生的根本原因。

1. 饮酒

乙醇代谢能使血乳酸浓度升高，后者可抑制肾小管对尿酸的分泌。研究表明，乙醇对痛风的影响比膳食要严重得多。有人将进食而不饮酒与摄入同样饮食并大量饮酒的两组做比较发现，后者的血尿酸水平上升更显著，特别是饥饿后同时大量饮酒和进食高蛋白高嘌呤食物，常可引起痛风性关节炎的急性发作。研究表明，乙醇代谢能使血乳酸浓度增高，像其他有机酸一样，乳酸可抑制肾小管分泌尿酸，并降低尿酸的排泄。乙醇还能促进腺嘌呤核苷转化，使尿酸合成增加。

2. 药物

某些药物可导致急性痛风性关节炎发作。在某些情况下可能是一种特异质反应，如维生素 B_{12}、胰岛素及青霉素等。临床上使用的促尿酸排泄和抑制尿酸生成的药物，在某些易感个体由于血中尿酸水平突然降低，促使原有尿酸盐结晶脱落，可导致关节炎加重或转移性痛风的发作。由于心肺疾病而长期使用利尿剂，也可导致痛风的发作。

3. 创伤

临床上常可见到痛风性关节炎的发作往往与患者长途步行、关节扭伤、穿鞋不适及过度活动等因素有关，这可能因局部组织损伤后，尿酸盐的脱落所致。第一跖趾关节在步行中单位面积受力最大，因而是本病发病及病程中受累频率最高的关节，常有慢性损害的倾向，需要指出的是，痛风性关节炎急性发作的诱因不包括严重的外伤，这是与外伤性关节炎及骨折的重要区别之处。

第二节　痛风性关节炎的诊断与鉴别诊断

一、临床表现

典型的急性痛风性关节炎的特点是起病急骤，有时甚至呈爆发性，多在夜间发作，第一次发作通常在健康状况良好的情况下突然出现关节肿胀和剧痛，在 24 ~ 48 h 达到高峰，受累关节及其周围软组织明显发红、发热和肿胀，剧痛难忍，局部甚至不敢接触被单，否则疼痛加重，以及关节活动受限。这一些特点可区别于其他种类的关节炎，具有很强的特征性。70%的患者首发于拇趾第一跖趾关节，病程中该部位受累者达90%，其次为足背、踝、膝、指、腕等关节，肩、髋和脊柱关节受累少见，病程初期85%~95%的患者仅累及单关节，这是典型的急性痛风性关节炎又一特点。部分患者发病前可有疲乏、周身不适及关节局部刺痛先兆。未经治疗的急性痛风性关节炎，病程通常持续1周左右而自行缓解。缓解期关节局部不遗留任何不适，这也是本病的另一特征。随着病程的延长，历时数月或数年可再发，但多数患者第一次发作后至第二次发作的间隔期一般在1~2年。以后的间歇期逐渐缩短而发作期逐渐延长，受累关节愈来愈多，最后导致不能完全缓解，并遗留慢性关节畸形。

部分患者在痛风性关节炎发作时，伴有畏寒、发热、全身酸痛不适、软弱无力、头痛、食欲减退等全身症状，发热多为低热或中等度热。全身症状的有无及轻重除了与个体差异有关外，主要与关节炎的炎症程度成正比。有资料表明，首次发作的痛风性关节炎往往有比较明显的全身症状，随着病程的迁延，全身症状可逐渐减轻。此外，在关节炎发作时，如果有其他并发症存在，例如痛风石破溃后合并感染、肾结石合并肾盂积水或泌尿道感染时，则可有更为明显的全身症状。

不典型的急性痛风性关节炎主要见于以下情况。

（1）儿童及青少年患者可先有肾结石，然后出现关节炎，病情进展迅速并累及多个关节，而且症状较重，发作频繁。

（2）多关节炎型，多见于绝经后妇女，特别是合并高血压或肾脏疾患而长期使用利尿剂的患者。某些人种如非洲和美国黑种人妇女的多关节炎发生率可达34%。

（3）少部分患者第一次发作症状较轻，经过1~2d症状即消失。随着病情的进展，关节炎发作越来越频繁，症状也越来越不典型。

随着病程的延长，可出现具有特征性的痛风结节（痛风石），常见部位在耳轮、跖趾第一跖趾关节、指、腕、膝及肘等处，也可见于任何关节周围。小的如芝麻大，大的如鸡蛋，质硬，易破溃，内有白色石灰样物质，其基本化学成分是尿酸钠盐结晶。一般情况下，痛风石往往出现于关节炎发作后10年以上。研究表明，患者的发病年龄早、病程长、血尿酸高及未得到及时有效治疗时，痛风石出现也较早，发展较快且体积也大。血尿酸升高的程度及持续时间与痛风石的形成有直接关系。关节炎进入慢性期后可出现骨质穿凿样改变，周围组织纤维化，关节僵硬及畸形。

有关痛风性关节炎发作的间歇期，大多数患者第二次发做出现在头次发作后6个月~2年内，在大多数痛风的患者中，医生可得到一个清楚的、详细的早期发作和症状完全缓解的间歇期，很少痛风患者无发作间歇期。不到10%的患者虽经长期随访，始终未见再发。未经有效治疗的患者，发作往往越来越频繁，间歇期也越来越短，受累关节多、症状重、持续时间长，无症状时间越来越短，甚至炎症难以消退而无间歇期，治疗效果也很不理想。

二、实验室及辅助检查

1. 血尿酸测定

目前国内外普遍采用尿酸酶法测定血尿酸，该法是利用尿酸酶还原尿酸的比色法来测定，特异性最高。经典的化学法是利用磷钨酸能被尿酸盐还原为蓝色的磷钨酸复合物这一原理，通过光电比色结果来判断血尿酸含量。此方法沿用较久，特异性及敏感性均欠佳。目前较为先进的血尿酸测定法为高压液相层析和质谱法。这一方法特异性和敏感性均很高，是近年来尿酸测定方法上的重大改进与发展。据统计，血尿酸值在我国正常男性为：178 ~ 416μmol/L，正常女性为：148.5 ~ 356.0μmol/L。未经治疗的痛风患者血尿酸多数升高，继发性较原发性痛风升高更为明显。部分患者在痛风性关节炎急性发作时血尿酸水平仍然正常，因此，不能依赖血尿酸诊断痛风性关节炎。

测定血尿酸时应注意以下几点：①应在清晨空腹状态下抽血送检，必要时在患者抽血前一天避免高嘌呤饮食并禁止饮酒。②抽血前停用影响尿酸排泄的药物如水杨酸类药物、降压药及利尿剂等，应至少停药 5d 以上。③抽血前应避免剧烈活动如奔跑或快速登高等。④由于血尿酸浓度有时呈波动性，故一次血尿酸测定正常不能完全否定血尿酸增高，如临床有可疑处，应重复检查。

2. 尿尿酸测定

尿尿酸是反映肾小管对尿酸的重吸收和分泌功能的一项检查，在临床上可用以判断高尿酸血症是由于尿酸生成过多还是尿酸排泄减少，或是两者兼有。另外，对于选择治疗药物及监测治疗效果都有一定的指导作用。在进食低嘌呤饮食 5d 后，正常人 24h 尿尿酸结果应低于 600mg，或常规饮食时 24h 尿尿酸应＜ 1000mg。如果血尿酸升高，而 24h 尿尿酸小于 600mg，则为尿酸排泄不良型，否则可能是产生过多型，区别两者对治疗有一定价值。

测定 24h 尿尿酸时应注意以下几点：①如果患者已有肾功能减退、结石引起的尿路梗阻、大量肾盂积水、尿潴留及排尿不畅等情况，可使测定结果受影响。②应准确留取 24h 的尿量，留尿的容器应放防腐剂；关键在于向患者讲清收集 24h 尿的方法。③留尿当天如有腹泻、呕吐等脱水情况或发热、尿路感染或其他急性疾病时，应改期进行。

3. 关节滑液检查

正常滑液呈草黄色，膝关节的滑液量不超 114mL，清亮而透明。镜下观察白细胞数＜ 0.2×10^9L，中性粒细胞＜ 25%。痛风性关节炎患者滑液的主要特征是滑液量增多，外观呈白色而不透亮，黏性低，白细胞数常＞ 50×10^9/L，中性粒细胞＞ 75%。最具特征性的是在偏振光显微镜下见到被白细胞吞噬的或游离的尿酸盐结晶，该结晶呈针状（5 ~ 20tan），并有负性双折光现象，这一现象在关节炎急性期的阳性率约为 95%。

偏振光显微镜下观察晶体的注意事项：①尿酸盐结晶发生折光时，折射角为 45°，焦磷酸钙结晶折射角为 20° ~ 30°，其形态为棒状或菱形，纤维蛋白、软骨碎片及灰尘可出现双折射；羟基磷灰石呈铜币样，辅以光学补偿器可明确地将不同晶体区别开来。②所用载玻片和盖玻片必须干净无划痕。③尽量观察标本的中央部分。④必要时关节液用肝素抗凝，以免影响观察。

4. 组织学检查

对于可疑的痛风石组织，可做活检，用无水乙醇固定，切片分别在普通显微镜和偏振光显微镜下观察尿酸盐结晶。紫尿酸胺试验呈蓝色者为尿酸盐。

5. X 线检查

痛风性关节炎患者多在发病数年或数次发作后才出现骨关节病变，故在早期常无明显的 X 线片改变。早期急性关节炎时仅表现为受累关节周围软组织肿胀。反复发作时可在软组织内出现不规则团块状致密影，称为痛风结节。在痛风结节内可有钙化影，称为痛风石。由于痛风石在软骨的沉积，可造成软骨破坏和关节间隙狭窄，关节面不规则。病程较长的患者，在关节边缘可见偏心性半圆形骨质破坏，较小者似虫蚀状，随着病情进展逐渐向中心扩展，形成穿凿样缺损，这也是慢性痛风性关节炎较为特征性的改变之一。

第一跖趾关节是具有特征性的好发部位。骨质缺损常见于第一跖骨头的远端内侧或背侧，其次是第一趾骨的近侧，常合并邻近软组织的肿胀、拇趾外翻畸形，第一趾骨头增大。手和腕关节平片显示近端和远端指间关节病变，其次是掌指关节、腕骨间关节及腕掌关节破坏。肘关节通常表现为滑囊炎及肘关节两侧肿胀，尺骨鹰嘴骨质破坏。痛风一般很少累及肩关节、髋关节、骶髂关节和脊柱关节。

痛风在累及肾脏时，引起肾结石和肾间质病变。由于尿酸盐结石为阴性结石，腹部平片一般不能发现结石，须借助 B 超检查或静脉肾盂造影才能确定。

三、诊断与鉴别诊断

（一）诊断

中老年男性肥胖者，突然出现第一跖趾关节或踝关节或足背等单关节红肿剧痛，并在发作后 24 ~ 48h 达到高峰，对秋水仙碱治疗有效，1 周左右症状缓解，伴有或不伴有血尿酸增高可诊断为急性痛风性关节炎。然而关节滑液或结节活检证实的尿酸盐结晶是确诊本病的依据。

当前国内外多采用美国风湿病协会于 1977 年制订的诊断标准。

（1）急性关节炎发作一次以上，在 1d 内即达到发作高峰。

（2）急性关节炎局限于个别关节。整个关节呈暗红色。第一节肿痛。

（3）单侧髋骨关节炎急性发作。

（4）有痛风石。

（5）高尿酸血症。

（6）非对称性关节肿痛。

（7）发作可自行停止。

凡具备上述条件 3 条以上，并可除外继发性痛风者即可确诊。

（二）鉴别诊断

1. 蜂窝织炎及丹毒

痛风性关节炎急性发作时因关节及其周围红肿，常被误诊为蜂窝织炎或丹毒。但后者主要表现为感染症状如畏寒、发热及白细胞增多等，全身症状较为突出，局部皮下软组织肿胀明显而关节无疼痛、肿胀和触痛，不经治疗症状不会自行消失，以及对秋水仙碱治疗无效等特点，可和痛风性关节炎相区别。

2. 其他结晶性关节炎

此类关节炎系由结晶所致的一组关节病变，多见于老年人。除了尿酸盐结晶外，还有焦磷酸钙、磷灰石、胆固醇、类固醇，以及较少见的夏科—雷登（Charcot-Leyden）结晶体。

3. 银屑病关节炎

银屑病关节炎有少关节型及典型的累及手和足的远端指（趾）间关节型，同时约有20%的患者伴血尿酸增高，故需与痛风性关节炎鉴别。但前者为慢性经过，受累关节及关节周围无大范围发红和发热区，无剧痛及无症状间歇期，以及有银屑病疹和同于痛风性关节炎的X线改变，不难将二者区别。

Tallbott将秋水仙碱作为对痛风性关节炎的一项辅助诊断条件之一。但由于该药的治疗剂量与中毒剂量十分接近，以及该药必须在痛风性关节炎早期使用才有诊断意义等缺点，目前临床上已无须将它作为诊断性试验的一种。

第三节　痛风性关节炎的西医治疗

痛风性关节炎的治疗主要包括饮食治疗、药物治疗和手术治疗。原则为减少血尿酸来源，增加尿酸排出，止痛等对症处理。

一、饮食治疗

（1）限制高嘌呤饮食以减少体内尿酸形成。含嘌呤极高的食物，如凤尾鱼、沙丁鱼、内脏类、野禽类等禁忌。猪、牛、羊、鸡、鸭等瘦肉应限制用量。含少量嘌呤的豌豆、龙须菜、菠菜应略加限制。

（2）蛋白质不宜摄入过多，以每日每千克体重1g为宜。摄入的蛋白质过高不利于尿酸的排出，但牛奶、鸡蛋不含核蛋白，不是嘌呤的来源，可随意选用。

（3）限制脂肪摄入量。脂肪具有阻碍肾脏排泄尿酸的作用，使尿酸升高，另外，脂肪供给热量，易导致肥胖的发生。限制钠盐的摄入，因为食盐中的钠有促使尿酸沉积的作用。

（4）增加蔬菜及水果等碱性食物的摄入量，并且多饮水，促使体内尿酸的排出。

（5）避免过度劳累、紧张。禁食使神经系统兴奋的食品如酒、咖啡等。酒精使体内产生乳酸，降低尿酸的排出。啤酒中含有大量的嘌呤，不宜饮用。

二、药物治疗

药物治疗的原则一是纠正体内嘌呤代谢紊乱，二是控制炎症的发作与进展。急性发作期患者应卧床休息，抬高患肢，直至症状明显缓解。制动可以减轻因运动引起的疼痛，同时休息也可以改善肢体的血液循环，促进炎症的消退。多饮水有利于尿酸的排出，24h 尿量不少于 2000mL，夜间尿量不少于全天尿量的 1/4。老年人急性痛风的治疗原则为尽早使用安全、可靠、不良反应小的消炎止痛药，迅速缓解症状。急性发作时常用的药物有三大类。

1. 秋水仙碱

其作用为抑制白细胞对尿酸盐微结晶的吞噬作用。一般每 1h 服用 0.5mg 或每 2h 服用 0.5 ~ 1.0mg，直至症状被控制或出现胃肠道症状，如恶心呕吐或腹泻方止。第一日总量为 4 ~ 8mg，症状一般可在 6 ~ 12h 内减轻，24 ~ 28h 内控制，以后可给 0.5mg，每日 2 ~ 3 次，维持数天后停药。因该药毒性大，现在已很少使用。用药期间应注意检查肝肾功能、血常规等。对于合并消化性溃疡、血液系统疾病、心肝肾功能不全以及年老体弱的患者，应慎用该药。痛风急性发作期尽量不用促尿酸排泄和抑制尿酸合成的药物，以防延长发作期。

2. 非甾体抗炎药

这类药物的作用相似，主要通过抑制环氧化酶，阻断前列腺素的合成而生效。该类药没有降低尿酸的作用，症状控制后 1 周以上病情稳定方可停药。个体对该类药物的反应有较大差异，因此不同的个体选择的药物及药物剂量有所不同。一般在处理急性痛风发作时，开始剂量较大，以后逐渐减少。常用的有：①保泰松，初剂量 0.2 ~ 0.4g，症状好转后减为 0.1g，每天 3 次，连服数天停药。②消炎痛可控制急性发作，初剂量 50 ~ 100mg，每 8h1 次，症状减轻后用 25mg，每天 2 ~ 3 次，连服 2 ~ 3d。③布洛芬 0.2 ~ 0.4g，每日 1 ~ 2 次口服。④双氯芬酸钠是选择性还氧化酶 -2（COX-2），因此胃肠道不良反应小，尤其对于消化道不良反应小，对于有消化道溃疡的患者最为合适。

3. 肾上腺皮质激素

一般认为在以下两种情况时可使用：一为急性痛风反复发作十分严重；二为不能耐受秋水仙碱和非甾体抗炎药物，或对这两种药无效者。可口服泼尼松，开始剂量为 5 ~ 10mg，每日 2 ~ 3 次，症状缓解后逐渐减量。为减轻激素的反跳现象，可加用秋水仙碱 0.5mg，每日 2 ~ 3 次。

三、间歇期及慢性期的治疗

一般处理不容忽视：控制饮食，避免进食高嘌呤食物（如动物内脏等），肥胖患者必须减少热量的摄入，降低体重；避免过度劳累和饮酒、受凉等诱发因素。

在间歇期可使用降低血尿酸药物：①丙磺舒，促进尿酸排泄。初用 0.25g，每天 2 次，2 周内增加至 0.5g，每天 3 次，最大剂量每天不超过 2g。当肌酐清除率小于 20mL/min，血肌酐大于 442μmol/L 时不用促尿酸排泄药。②别嘌呤醇可抑制黄嘌呤氧化酶，减少尿酸合成，迅速降低血尿酸浓度，抑制痛风石及肾结石的形成，还能促使痛风石的溶化，但不作为急性发作期的首选药物，并在服用过程中需口服碳酸氢钠，以碱化尿液，有利于尿酸的排出，用碱性药物应该使尿的 pH 值保持在 6.0 ~ 6.8，因为夜间尿 pH 值低，因此可于睡前服用小苏打。别嘌呤醇的常用剂量为 100mg，每天 3 次，视病情也可增至 200 mg，每天 3 次。

四、手术治疗痛风性关节炎与痛风石

凡符合下列一项以上者可以手术治疗：①痛风石影响关节功能，预计术后关节功能可改善者。②痛风石直径大于 3.0 cm 者。③表面软组织溃破，分泌物不断溢出，继发感染长期不愈者。④痛风石影响患者美观者。⑤诊断痛风证据不足，需病理诊断进一步证实者。

第四节 痛风性关节炎的中医中药治疗

一、专方专药

1. 痛风镇痛汤

【组成】五加皮、半枫荷、薏苡仁各 30g，木瓜 20g，防己、牛膝各 15g，甘草 5g。

加减：热痹者，加秦艽、豨莶草、宽筋藤；风寒湿痹者，加海风藤、千斤拔、白花蛇；关节痛甚者，加入地金牛；身热者，加钩藤、青天葵。

【主治】痛风性关节炎。

【用法】每天 1 剂，水煎 2 次，合煎液混匀，分早、晚 2 次温服。5d 为 1 个疗程，2 个疗程结束统计治疗结果。

2. 痛风宁汤

【组成】苍术、牛膝、全蝎、制乳香、制没药各 10g，黄柏、松节、桃仁、红花、当归、川芎各 15g，薏苡仁 30g，甘草 5g，蜈蚣 2 条。

加减：局部肿亮者，加猪苓、泽泻各 15g。

【主治】痛风性关节炎。

【用法】每天 1 剂，水煎 2 次，共取煎液 300mL，分 3 次服。

3. 痛风汤

【组成】车前草 30g，知母、黄柏各 10g，苍术、土茯苓、萆薢、怀牛膝各 15g。

加减：发作期发热甚者加生石膏 30g；关节红肿剧烈者加忍冬藤 30g，赤芍 15g；痛甚者去苍术加白芍 15g；缓解期气虚者加党参、生黄芪各 15g；关节僵硬、活动欠佳者加

桃仁 15g，地龙 10g，红花 5g；伴痛风石者加炮穿山甲 10g。

【主治】痛风性关节炎。

【用法】每天 1 剂，水煎服。10d 为 1 疗程。

4. 当归拈痛汤

【组成】当归、黄芩、苦参各 12g，葛根、牛膝、羌活、苍术、防风各 10g，甘草 5g，防己、黄柏各 15g，茵陈 20g，泽泻 18g。

加减：痛甚者，加三七、乳香、没药；大便干结者，加大黄；反复发作者，加黄芪、白芍。

【主治】痛风性关节炎。

【用法】急性期每 2 天服 3 剂，每剂水煎 2 次，分早、晚 3 次服。缓解后每天 1 剂，水煎 2 次，早、晚服。在内服中药的同时，以茶水调和金黄散外敷受累关节局部，并保持药物湿润，每天换药 1 次。

5. 痛风定痛汤

【组成】金钱草、石膏各 30g，泽泻、车前子、防风、知母、黄柏、地龙、赤芍各 10g，甘草 5g。

加减：寒热清退者，去石膏、知母，加苍术、白术、薏苡仁各 10g；病程长者，加海藻 10g。

【主治】痛风性关节炎。

【用法】每天 1 剂，水煎 2 次，分早晚服。外用药：取福建三明制药厂生产的“痛血康”（系云南曲嘉瑞先生祖传秘方研制成的国家级新药。主要由重楼、草乌、金铁锁、化血丹等组成。功能抗炎消肿祛瘀解热镇痛），用温水或白酒调敷患处。上药 7d 为 1 疗程。

6. 加味萆薢丸

【组成】萆解 30g，金钱草、虎杖各 15g，玉米须、薏苡仁各 20g，菟丝子、牛膝、黄柏、制大黄、桂枝、山慈姑、三七各 10g。

【主治】急性痛风性关节炎。

【用法】每天 2 剂，早晚各 1 剂。症状好转后每天 1 剂，维持 2 周后停药。鼓励患者多饮水，低嘌呤饮食，抬高患肢。对高热患者给予生理盐水补液支持治疗。

7. 健脾利湿祛风通络方

【组成】党参、山药、薏苡仁、忍冬藤各 30g，地龙、茯苓、滑石、威灵仙各 20g，苍术、黄柏、泽泻各 15g，甘草 6g。

加减：红肿较重者，加金银花 30g，石膏 60g；痛甚者，加延胡索 20g，制川乌（先煎）15g；夹瘀者，加赤芍 15g，丹参 30g，三棱 10g；尿路结石者，加金钱草、海金沙各 30g，石韦 15g。

【主治】痛风性关节炎。

【用法】每天 1 剂，水煎 2 次，分早、午、晚 3 次服。治疗期间禁食高嘌呤食物、禁酒，注意卧床休息。同时外治。用如意金黄散，根据患部面积大小，以适量的药粉与蛋清调成糊状，摊在油纱布上贴患处，再贴敷料包扎，每天换药1次。

8. 增味五痹汤

【组成】麻黄6～15g，桂枝10～18g，红花10g，葛根24g，羚羊角粉0.6g（冲服），黄芪、石膏各30g，防风、防己、羌活、知母、牡丹皮、赤芍、茜草、白芷、制川乌（需先煎1h去毒）、地鳖虫、乌蛇肉各10g。

【主治】痛风性关节炎。

【用法】每天1剂，水煎2次，分早晚2次温服。每15d为1疗程。

9. 痛风消

【组成】苍术、黄柏各6g，薏苡仁20g，萆薢12g，牛膝、土茯苓各10g，泽泻8g。

加减：在急性炎症期，局部红肿热痛者，酌加防己、秦艽、忍冬藤、蚕沙、桑枝；热甚者，加知母、生地黄；急性炎症消退，疼痛未除，局部僵肿，皮色暗红者，加赤芍、牡丹皮、丹参；血尿酸增高明显者，加熟大黄、玉米须；局部僵肿不消，抚之似有结节者，加玄参、当归、红花。

【主治】痛风性关节炎。

【用法】每天1剂，水煎2次，早晚分服。

10. 清热蠲痹汤

【组成】金银花30g，黄芩10g，木瓜、防己、萆薢、土茯苓、鹿角霜、薏苡仁各20g，黄柏、车前草、制没药、天南星、乌梢蛇各15g，鸡血藤25g。

加减：若关节红肿发热者，加石膏、知母、猪苓；关节疼痛剧烈者，加全蝎、地龙；气血虚者，加黄芪、当归；关节疼痛缓解者，加党参、杜仲、续断。

【主治】痛风性关节炎。

【用法】每天1剂，水煎2次，分早晚空腹温服。

11. 加味当归四逆汤

【组成】当归、白芍、木瓜、薏苡仁、苍术、木通、生地黄各10g，玄参、摇竹消（徐长卿）各15g，黄柏8g，桂枝5g，细辛2g，甘草4g。

加减：急性期红肿痛甚者，加知母20g，石膏10g，桑枝30g；慢性期者，加黄芪15g，枸杞子、山茱萸各10g。

【主治】痛风性关节炎。

【用法】每天1剂，水煎服。2周为1疗程。

二、辨证论治

1. 湿热壅盛证

症状：关节剧痛突然发作，且多在夜间发作，关节红肿热痛，得冷则舒，痛不可触。可发热、大便秘结，小便黄赤，舌红，苔黄腻，脉弦数或滑数。

症状分析：素体湿热偏盛，或因于饮食失节，嗜酒恣饮、过食肥甘，以致湿热内生。湿热之邪流注肢体关节，痹阻气血而出现肢节红肿热痛。便秘、尿赤、苔黄腻、脉数均为湿热之象。

治法：清热利湿，宣痹通络。

风方药应用与分析：宣痹汤合三妙散加减苍术 15g，黄柏 12g，牛膝 12g，滑石 20g，薏苡仁 20g，杏仁 10g，晚蚕沙 12g，赤小豆 15g，连翘 12g，栀子 10g，忍冬藤 20g。

方中苍术、黄柏、牛膝（三妙散）清热燥湿活血；滑石、薏苡仁淡渗除湿；杏仁宣肺利气；晚蚕沙、赤小豆化浊除湿；连翘、栀子清泄郁热，忍冬藤清热宣痹止痛。

热盛加知母、生石膏以清热；湿重加车前草、汉防己以增利水之力；关节痛甚者加延胡索、全蝎、蜈蚣以活血止痛。

2. 风寒湿盛证

症状：关节肿痛，屈伸不利，或见皮下结节或痛风石。风邪偏胜则关节游走疼痛或恶风发热等；寒邪偏胜则关节冷痛剧烈，痛有定处；湿邪偏盛者，肢体关节重着疼痛，痛有定处，肌肤麻木不仁。舌苔薄白或白腻，脉弦紧或濡缓。

症状分析：久病不愈，正气亏虚，阳气不足，卫外不固，风寒湿邪乘虚侵入人体经脉，留着于肢体、筋骨、关节之间，闭阻不通，发于关节肿痛、屈伸不利。寒凝则血瘀，脾气虚则聚湿生痰，痰浊、瘀血闭阻经络则见皮下结节或痛风石。苔白、脉弦紧或濡缓为寒湿偏盛之象。

治法：祛风散寒，除湿通络。

方药应用与分析：桂枝芍药知母汤加减桂枝，白芍，白术，炙麻黄，制附片，地龙，防风，独活，鸡血藤，桑枝，宣木瓜，炙甘草。

方中附子通阳逐湿，搜风散寒，温经止痛；白术健脾燥湿，与附子相伍，又善走表祛湿，治风寒湿痹；桂枝、麻黄、防风祛风散寒，通阳行痹；白芍养阴和营，缓急止痛；独活、木瓜、桑枝、鸡血藤、地龙活血祛疲。

上肢痛甚加姜黄、威灵仙；下肢痛甚可加牛膝、青风藤；皮下结节加天南星、白芥子、炮山甲。

3. 痰瘀痹阻证

症状：日久不愈，反复发作，关节疼痛时轻时重，关节肿大，甚至强直畸形，皮下有痛风结节，舌淡体胖或有瘀斑，舌苔白腻，脉细涩。

症状分析：由于病久气血流通不畅，而致血停为瘀，湿凝为痰。痰瘀互结，阻于经络，深入骨骱，而致根深难除，反复发作。晚期见到关节肿大、强直，皮下痛风结节，多为痰瘀交阻于骨节之间所致。舌淡体胖或有瘀斑，舌苔白腻，脉细涩皆为痰瘀闭阻之表现。

治法：温阳通经，豁痰行滞。

方药运用与分析：阳和汤加减熟地 20g，鹿角胶 10g（烊化），肉桂 6g，炮姜 6g，白芥子 10g，炙麻黄 10g，鸡血藤 20g，甘草 6g。

方中熟地甘温补血，鹿角胶养血助阳，肉桂，炮姜温中，散寒回阳；肉桂入营，温通血脉；麻黄达卫散寒，白芥子祛痰散结；甘草解毒并调和诸药。

血瘀明显者加川芎、赤芍；纳呆便溏者减熟地，加山药、芡实。

4. 气血两虚证

症状：久痹不愈，骨节酸痛，时轻时重，而以屈伸时为甚，面色无华，心悸气短，乏力，自汗，食少便溏，舌淡苔白，脉濡细。

症状分析：痹病日久，气血衰少，正虚邪恋，筋骨失养故酸痛不已，而面色无华，心悸乏力，气短自汗，皆为气血亏虚之象；食少便溏为脾气亏虚所致；舌淡苔白，脉濡细为气血亏虚之象。

治法：益气养血。

方药应用与分析：圣愈汤加减黄芪 30g，党参 15g，熟地黄 12g，当归 10g，山药 15g，白术 10g，川芎 10g，白芍 12g。

方中黄芪、党参补益中气；熟地、当归、川芎、白芍养血活血；山药、白术健脾化湿。

夹风湿者，可酌加羌活、防风、豨莶草、桑枝之类，但不可纯作风治，否则反燥其血，终不能愈；夹湿热者，加酒炒黄柏；夹痰浊者加制南星、姜汁；病久肾阴不足加龟板、肉苁蓉、怀牛膝。

三、常用口服中成药

由于痛风患者可因不同疾病的不同时期和阶段所表现的临床证型具有很大差异，因此，在选用中成药治疗时也应遵循审证求因、辨证论治的原则，做到辨病与辨证相结合。根据常用中成药的治疗侧重点不同，一般将其分为以下几类，临床可分别根据药物的寒热属性及其应用范围和作用特点进行灵活选择。

（一）以祛邪为主的中成药

1. 以祛风散寒、除湿通络为主适用于寒湿痹证的药物

小活络丹：由胆南星、制川乌、制草乌、地龙、乳香、没药组成。适用于风寒湿痹或中风，湿痰死血留滞经络，四肢筋脉拘挛，屈伸不利，或麻木不仁、疼痛等。每服 3g，一日 2 次。

大活络丹：由北京同仁堂制药厂生产，药物组成为：蕲蛇、威灵仙、虎骨、全蝎、天麻、人参、当归、麝香、牛黄等。功能祛风除湿，舒筋活络，适用于风寒湿痹引起的肢体疼痛、手足麻木，筋脉拘挛、中风瘫痪、口眼㖞斜、半身不遂、言语不清。每服 3 ~ 6g，每日 2 次。

木瓜丸：由木瓜、威灵仙、草乌、牛膝、人参、当归、鸡血藤、狗脊组成。功能祛风散寒除湿，活血通络止痛，适用于风寒湿邪引起的关节疼痛、四肢麻木、腰膝无力。每服 30 粒，一日 2 次。

寒湿痹冲剂：以大辛大热之乌头、附子、麻黄、细辛、桂枝、蜈蚣、黄芪等为主组成，功能祛寒除湿，温经通络，适用于风湿性疾病证属寒湿痹阻之寒多湿少证。

追风透骨丸：由制川乌、麻黄、桂枝、防风、乳香、没药、赤芍、当归、白术、秦艽、制天南星、甘草等24味药组成，功能散寒除湿，通经镇痛，适用于风寒湿痹，四肢痹痛，神经麻痹，手足麻木。每服6g，一日2次。

伸筋丹：由马钱子、地龙、汉防己、乳香、没药、骨碎补、红花、五加皮组成，功能祛风除湿，舒筋活血，消肿止痛，主治关节肿痛，屈伸不利，腰背酸痛麻木等症（包括老年肩周炎、近关节骨折后遗症、坐骨神经痛、骨性关节炎等）。

通痹片：由马钱子、白花蛇、人参、当归身、炮山甲、制川乌、天麻、地龙等组成。功能祛风胜湿，调补气血，活络消肿止痛，适用于寒湿阻络，肝肾两虚型痹证，包括类风湿关节炎、增生性关节炎、风湿性关节炎等。

寒痹停片：由乌梢蛇、制马钱子、制川乌、制草乌、制乳香、制没药等为主组成。功能搜风除湿，温经通络，消肿定痛，适于寒型顽痹，证见关节晨僵，肿痛，痛有定处，畏寒怕冷，关节局部发凉，阴天或遇寒加重，得温则减，舌淡或暗红，苔白或白腻，脉浮紧或沉缓。成人每次口服3～4片，一日3次，并可根据患者体质和耐受情况逐渐加量，最多可用至每次口服12片，一日3次。

2. 以清热解毒、除湿通络为主适用于湿热痹证的药物

清开灵注射液：由牛胆酸、猪胆酸、水牛角浓缩粉、珍珠母粉、黄芩素、金银花提取物、栀子、板蓝根组成，由北京中医药大学研制。功能清热解毒，镇惊安神，主要适用于温热病引起的发热、神志不安及小儿惊风等症。每次60～100mL，加入液体中静脉滴注，每日1次。

四妙丸：由苍术、黄柏、薏苡仁、怀牛膝组成。功能清热利湿，痛主治湿热下注，两足麻木，下肢痿弱，筋骨疼痛，或两足麻痿肿痛以及足胫湿疹痒痛等症。成人每服9g，一日3次。

新癀片：由肿节风、三七、牛黄等组成。功能消炎止痛，清热解毒，散瘀消肿，临床主要适用于风湿性关节炎、急性黄疸性肝炎、胆囊炎、外伤（或手术）无名肿毒证属湿热阻络而热重于湿者，并能缓解食管贲门癌症状。另对牙痛、扁桃体炎、感冒高热等均有较好的止痛退热效果。每片重约0.32g，每服4片，一日3次。

湿热痹冲剂：由苍术、黄柏、薏苡仁、川牛膝、忍冬藤、连翘、曲薢、防己等为主组成。功能清热消肿，通络止痛。适用于痹病湿热痹阻证热重于湿者。症见肌肉关节红肿热痛，有沉重感，步履艰难，发热，口渴不欲饮，烦闷不安，小便黄浊，舌红苔黄腻，脉濡数或滑数者。每服10~20g，一日3次。

清痹片：由金银花、黄柏、土茯苓、羌活、川牛膝、红花、萆薢等组成。功能清热解毒，利湿消肿，活血通络。适用于痛风性关节炎、风湿性关节炎、类风湿性关节炎、强直性脊柱炎、骨性关节炎等证属湿热痹阻之湿热俱盛，经脉痹阻者。每服5片，一日3次。

3. 以活血化瘀、舒筋止痛为主适用于瘀血痹证的药物

鸡血藤浸膏片：由鸡血藤组成，功能补血，活血，舒筋通络，适用于血虚血瘀之腰膝

酸痛，关节不利，风湿痹痛及妇女月经不调等。每服 4 片，一日 3 次。

舒筋活血片：由红花、伸筋草、自然铜、鸡血藤等组成，功能舒筋活血，散疲止痛。主要用于瘀血痹阻之筋骨疼痛，肢体拘挛，腰背酸痛以及跌打损伤等症。一次 5 片，一日 3 次口服。

三七伤药片：由三七、制草乌、雪上一枝蒿、冰片、接骨木、骨碎补、红花、赤芍组成，功能活血止痛，主要用于急慢性扭伤，关节痛，挫伤，神经痛，跌打损伤等症。成人每服 3 片，一日 3 次。

红药片：由三七、川芎、白芷、红花等 7 味药组成。功能活血化瘀、祛瘀生新，主要适用于跌打损伤，筋骨肿痛、远近淤患、风湿麻木等症。每片重 0.25g，每服 0.5g，一日 2 次。

疲血痹冲剂：为全国中医药学会风湿病专业委员会研制的痹病系列处方之一。药物组成为：当归、川芎、红花、丹参、乳香、没药、片姜黄、川牛膝、威灵仙、制香附、炙黄芪等。功能活血化瘀、除痹止痛，主要适用于痹病之证属瘀血痹阻者。症见肌肉关节疼痛剧烈，多呈刺痛感，部位固定不移，痛处拒按，局部肿胀。可有硬结或瘀斑，或面色黧黑，肌肤干燥无光泽，口干不欲饮，烦躁，大便不爽，舌紫黯有瘀斑，脉沉细涩。每袋重量 10g，每次 10～20g，一日 2～3 次。

（二）以扶正为主的中成药

壮腰健肾丸：由狗脊、金樱子、黑老虎、桑寄生、鸡血藤、千斤拔、牛大力、菟丝子、女贞子组成，功能壮腰健肾，祛风活络，主要用于肾亏腰痛，风湿骨痛，膝软无力，神经衰弱，小便频数，遗精梦泄等症。每服 9g，一日 2 次。

杜仲虎骨丸：由杜仲、虎骨、乌梢蛇、人参、三七、当归、川芎、路路通、木瓜、寻骨风、铁角威灵仙、石楠藤、白术、桑枝、五花血藤、仙灵脾等组成，功能益气健脾，养肝壮腰，活血通络，强健筋骨，祛风除湿。主治症为：风湿痹痛，筋骨无力，屈伸不利，步履艰难，腰膝疼痛，畏寒喜温。成人每次服 8～12 粒，一日 2 次。

腰腿疼丸：由红参、豹骨、乳香、地枫、鹿茸、马钱子、没药、千年健、杜仲炭等组成，功能补气补血，强筋补髓，祛风止痛，适用于气血双亏之腰腿酸软，肢体麻木，风寒湿痹。一次口服 20 粒，一日 2 次。

旭痹冲剂：为中国中医药学会风湿病专业委员会治疗痹病的协定方，主要由生地黄、熟地黄、制附子、补骨脂、羊胫骨、骨碎补、淫羊藿、独活、皂刺、红花等为主组成。功能补肝肾、强筋骨、祛风痛湿、通经络，扶正祛邪，适用于顽痹、跬痹患者证属肝肾两虚偏于肾阳虚而兼有寒象者。症见肌肤、经脉、关节肿痛、重着、麻木，腰膝风酸软，畏寒喜暖，手足不温，甚则关节肿大、变形、屈伸不利，进而关节强直，筋缩肉卷，肌肉瘦削，足跛不行，颈屈不伸，脊以代头，尻以代踵，肢体痿痹，舌淡苔白滑，脉滑细。每服 20g，一日 3 次。

益肾蠲痹丸：方以熟地黄、淫羊藿、鹿衔草、肉苁蓉等滋补肝肾，以全蝎、蜈蚣、蜂房、乌梢蛇、僵蚕、土鳖虫等破瘀透邪，主要适用于骨痹、顽痹患者证属肾虚血瘀、痰瘀交阻而症见关节肿大，屈伸不利者。每服 8g，一日 3 次。

宝光风湿液：由羌活、独活、川芎、鹿角胶、鳖甲胶、红花等 19 味药物组成，功能祛风除湿，补养肝肾，养血通络，对风湿性关节炎、类风湿关节炎、肩周炎、骨关节退行性变、新旧软组织损伤以及其他原因引起的肝肾血亏，风寒湿痹，骨节疼痛，四肢麻木等症均有较好疗效。摇匀口服，一次 10 ~ 15 mL，一日 3 次。

四、常用外用中成药

1. 狗皮膏

药物组成：枳壳、青皮、大风子、赤石脂、赤芍、天麻、甘草、乌药、牛膝、羌活、黄柏、补骨脂、威灵仙、生川乌、续断、白薇、桃仁、生附子、川芎、生草乌、杜仲、远志、穿山甲、香附、白术、川楝子、僵蚕、小茴香、蛇床子、当归、细辛、菟丝子、陈皮、海风藤、木香、肉桂、轻粉、儿茶、丁香、乳香、没药、血竭、樟脑。

剂型规格：膏药，每张 15g 或 30g。

功能：祛风散寒，舒筋活血，止痛。

主治：风寒湿痹，肩臂腰腿疼痛，肢体麻木，跌打损伤。

用法：加温软化，贴于患处。

禁忌：患处皮肤破损者忌用。

2. 精制狗皮膏

主要成分：川乌、蟾酥、乳香、没药、官桂、麻黄、透骨草、洋金花、红花、薄荷脑、冰片等 22 种名贵中草药。

功能主治：祛风散寒、舒筋活血、消肿止痛、适用于急性扭伤、挫伤、风湿痛、神经痛、关节痛、颈椎痛、腱鞘炎、肩周炎、胃脘痛、肌肉酸痛、痛经等。本品亦用于外科手术后消肿止痛。

用量：患处每次一贴，24 ~ 48 h 更换。

注意：皮肤溃破处勿用。

规格：每贴药膏 8 cm × 4.5 cm。

3. 东乐膏

药物组成：大黄、乳香。

功能主治：活血化瘀、消肿止痛。用于跌打损伤、扭伤、挫伤及所致腰腿痛、关节肿痛等闭合性软组织损伤。

用法与用量：将皮肤洗净擦干，贴于患处或压痛点，每天换 1 次，7 d 为一疗程。

4. 骨友灵擦剂

主要成分：红花、制川乌、制何首乌、延胡索、鸡血藤、威灵仙、续断、防风、蝉蜕等。

用法与用量：外用涂于患处，热敷 20 ~ 30min，一次 2 ~ 5mL，一日 2 ~ 3 次，14d 为一疗程。间隔 1 周，一般用药 2 个疗程或遵医嘱。

规格：每瓶 50mL，每瓶 100mL。

功能主治：活血化瘀、消肿止痛。用于骨质增生的功能性障碍，软组织损伤及大骨节病引起的肿胀、疼痛。

适应证：因受暴力或慢性劳损等造成的伤筋、软组织损伤、大骨节病引起的肿胀疼痛、骨质增生引起的功能障碍，都可应用本方。

注意事项：个别患者用药出现皮肤发痒、发热或潮红，切勿手挠，停药后症状即可消失。切忌与金属器皿相接触。勿入口眼。

如有微量沉淀不影响疗效。

5. 正骨水

药物组成：木香、风藤、土鳖虫、白木香、皂荚、五加皮、莪术双铁线、过江龙、鸡骨香、降香、两面针、碎骨木、羊耳菊、虎杖、五味藤、千斤藤、千斤拔、朱砂根、穿壁风、鹰不扑、草乌、薄荷脑、樟脑等。

剂型规格：酊剂，每瓶装 12mL、15mL 或 30mL。

功能：舒筋活络，散瘀镇痛，祛风除湿。

适应证：主要用于治疗各种闭合性骨折、软组织损伤及脱臼等。

用法与用量：用药棉蘸药液轻搽患处，重症者用药液湿透药棉敷患处 1h，一日 2～3 次。

禁忌：忌内服，不能搽入伤口。

6. 复方南星止痛膏

药物组成：生南星、生川乌、丁香、肉桂、白芷、细辛、川芎、徐长卿等。

剂型规格：硬膏剂，每袋 2 贴，每盒 2 袋。

功能：散寒除湿，活血止痛。

主治：本方用于痛风性关节炎、类风湿性关节炎、强直性脊椎炎、退行性骨关节痛、腰椎骨质增生等属于风寒湿痹者，症见关节肌肉筋脉疼痛，局部可有肿胀但无红肿，关节功能活动受限，遇寒湿则加重，待湿热则舒。如患者关节红肿热痛者，则属热痹，不可用本方。

用法：外用，贴患处，一日 1 次。

禁忌：皮肤破损、皮肤病者及孕妇禁用，热痹患者忌用。

不良反应：个别患者敷药处局部红痒，起小水泡。

7. 附子追风膏

药物组成：冰片、高良姜、肉桂、羌活、独活、没药、白芷、乳香、马钱子、附子、威灵仙、胡椒、松节、紫荆皮、麻黄、生草乌、红丹、菜油。

功能主治：温经散寒，舒筋活血通络止痛。主治寒邪偏盛之痛痹和跌打损伤所致筋骨疼痛。临床应用举例：主要用于治疗痛风性关节炎、风湿性关节炎、类风湿性关节炎、多发性神经炎、强直性脊柱炎等病。

用法用量：膏药，加温软化，贴于患处，1 次 1 张，每张可用 3～5d。皮损处勿用。

五、其他疗法

（一）针灸疗法

1. 针刺疗法

方 1：主穴取肾俞、气海俞、膀胱俞、关元、三阴交。配穴取离患部 1 ~ 2 寸阿是穴。手法：平补平泻，中等量刺激。

方 2：主穴取膏肓、胃俞、气海俞、膀胱俞、大肠俞、中脘、关元、曲池、三阴交、足三里。配穴取患部周围穴。手法用平补平泻或泻法。

方 3：主穴取公孙、曲池、风市、外关、阳陵泉、三阴交、手三里。

配穴取局部阿是穴。手法用平补平泻或泻法。

方 4：主穴取足三里、三阴交、丰隆。配穴，病在掌指或指间关节加外关、阿是穴，病在第一跖趾关节加大都、太白、太冲。手法：急性期用提插捻转泻法，恢复期用平补平泻法。

方 5：急性期取患侧隐白、大敦、太冲、三阴交、太溪、照海、阿是穴，恢复期取双侧太冲、三阴交、太白、太溪、照海、足三里、肝俞、肾俞。手法：急性期隐白、大敦点刺放血，余穴针刺用泻法，恢复期用平补平泻法。

2. 新针疗法

生物全息针刺：取全息穴位（患侧第二、三掌骨桡侧第五掌骨尺侧与疼痛部位相应的穴位）。用 28 号 1.5 寸毫针贴掌骨侧垂直进针 1 ~ 1.3 寸，得气后急性期用泻法，恢复期用平补平泻法（尺捻转、不提插）。每 5min 行针 1min，留针 30min。

丹参注射液穴位注射：选穴如足三里、三阴交、太白、太冲、太溪、照海、肝俞、肾俞，依其临床症状，每次用 4 ~ 6 个穴位，每穴注射丹参注射液 0.3 ~ 0.5mL，隔日 1 次，10 次为 1 疗程。

（二）膏药疗法

1. 风火软膏

药物组成及制法：防风、大葱、白芷、川乌各 60g，共捣为膏。

功效：祛风痹痛。

主治：陈年痛风。

用法：调热黄酒敷冷痛处。二三日后用大红椒、艾叶煎汤敷洗再敷药，包好。若皮肉热痛用清油搽之。

2. 头葛软膏

药物组成及制法：川乌头 150g，野葛、莽草各 500g。上药细切，将药拌匀，经 3d，用猪脂 2500g 与前药入锅中，以草火煎之，以乌头色焦黄为度，用绵布滤去渣，收于瓷器中盛。

功效：祛风散寒，除痹止痛。

主治：治痛风，手足顽麻。

用法：摊贴患处。

3. 头子软膏

药物组成及制法：乌头、附子、当归各 60g，羌活、细辛、桂心、防风、白术、川椒、吴茱萸各 30g，猪脂 500g。上药细切如豆大，以醋微淹之，经一宿，煎猪脂化，去渣，内药微火煎之，候附子色黄即可成膏，收瓷盒中。

功效：祛风通痹止痛。

主治：痛风，顽痹，四肢拘挛。

用法：贴患处。

（三）药浴疗法

1. 祛风活血方

药物组成：羌活 9g，独活 9g，桂枝 9g，当归 12g，荆芥 9g，防风 9g，秦艽 9g，路路通 9g，川红花 9g。

功效：祛风活血，通络止痛。

主治：风湿阻滞，关节、肌肉筋络酸痛，活动限制。

用法：煎水熏洗患处，每日 2～3 次。

2. 羊桃淋蘸方

药物组成：羊桃、蒴营、白蒺藜、苍耳、海桐皮、柳树枝，商陆、蓖麻叶茎、水藻各 500g。上药细锉，更以麻叶 1 把，以水适量，去渣取汁。

功效：清热祛湿，通络止痛。

主治：风毒攻手足，疼痹赤肿，行立不得，皮肤如小虫行。

用法：淋洗痛处。

3. 五枝汤

药物组成：桑枝、槐枝、椿枝、桃枝、柳枝各 30g。上药细锉，更以麻叶一把，水适量煎，去渣取汁。

功效：舒筋活络止痛。

主治：风湿一切筋骨疼痛。

用法：淋洗，洗毕宜即寝，不可见风。

4. 热痹沐浴方

药物组成：桑枝 500g，络石藤 200g，忍冬藤 60g，鸡血藤 60g，海桐皮 60g，豨莶草 100g，海风藤 100g。

功效：清热活血，通络止痛，祛风宣痹。

主治：关节红肿热痛的急性关节炎。

用法：煎水沐浴。

（四）药敷疗法

1. 外搽药酒方

药物组成：伸筋草 12g，透骨草 12g，川桂枝 9g，羌活 12g，独活 12g，川乌 9g，草乌 9g，全当归 12g，柴草 9g，红花 9g，桑枝 9g，虎杖 9g，络石藤 9g，地鳖虫 6g。以上诸药，用高粱酒 1.5kg 浸泡，1 周后外用。

功效：祛风除湿，活血通络，宣痹止痛。

主治：跌打损伤，风寒湿痹所致的关节疼痛，活动限制等症。

用法：先以热水洗，患处，后用此酒轻擦患处，每次 10min，每日 2～3 次。

2. 黄药

药物组成：生干燥象皮粉 1g，蜂蜜 300mL，冷开水 100mL，三者混合搅匀后备用。

功效：清热通络止痛。

主治：湿热型骨痹。

用法：将黄药涂于发炎关节表面，每 2h 1 次。用药期间患部禁止过多活动，禁入冷水。

3. 当归散

药物组成：防风、当归、藁本、独活、荆芥穗、顽荆叶各 30g。上药为粗末，盐 120g 同炒热，袋盛熨之，冷则易。

功效：祛风除湿，活血止痛。

主治：痛风。

用法：热敷患处。

（五）药膳疗法

1. 药酒

第一，九藤酒。

药物组成及制法：青藤、钩藤、红藤、刁一公藤、桑络藤、菟丝风藤、天仙藤、阳地蕨各 120g，忍冬藤、五味子藤各 60g。共为细末，以无灰老酒适量，其药用真绵包裹，浸入酒中，放入瓷罐密封，不可泄气，春秋 7d，冬 10d，夏 5d。

功效：舒筋活络，清热除湿，宣痹止痛。

主治：痛风。

用法：每服 100mL，日 3 服。

第二，追风酒。

药物组成及制法：当归、木瓜、牛膝、羌活、杜仲、茯苓各 18g，祁蛇、雷公藤各 30g，三七、蝉蜕、土鳖、红花各 6g，枸杞、地骨风皮、生川乌、生草乌、生马钱子各 6g，蜈蚣 3 条，泡酒 3000mL，半月后可服。

功效：祛风通络，活血止痛。

主治：顽痹，骨痹。

用法：每次服 15mL，每日 2～3 次。

第三，参苓橘红酒。

药物组成及制法：人参 10g（或党参 30g），茯苓 50g，橘红 30g，白酒 1000mL。先将人参、茯苓、橘红浸泡入白酒中，封闭，浸至 7d 以上。

功效：益气活血，化痰通络。

主治：痹病气虚痰阻，肌肉麻痹，骨节疼痛。

用法：每天 30mL，睡前服。

第四，木瓜牛膝酒。

药物组成及制法：木瓜 120g，牛膝 60g，桑寄生 60g，加曲酒 500mL，浸泡 7d。

功效：补肝肾，祛寒湿，通经络，止痹痛。

主治：痹病血瘀痹阻。

用法：每服 15mL，每日 2 次。

2. 药粥（糕）

第一，防风薏米粥。

药物组成及用法：防风 10g，薏米 10g。水煮每日 1 次，连服 1 周。

功效：清热除痹。

主治：湿热痹阻型痛风。

第二，赤小豆粥。

药物组成及用法：赤小豆 30g，白米 15g，白糖适量。先煮至赤小豆至熟，再加入白米作粥加糖。

功效：清热利湿。

主治：湿热痹阻型痛风。

第三，桃仁粥。

药物组成及用法：桃仁 15g，梗米 160g。先将桃仁捣烂如泥，加水研汁，去渣，用粳米煮为稀粥，即可服食。

功效：活血祛瘀，通络止痛。

主治：瘀血痰浊痹阻型痛风。

第六章　色素沉着绒毛结节性滑膜炎

第一节　色素沉着绒毛结节性滑膜炎的病因

一、西医方面

色素沉着绒毛结节性滑膜炎是一种病因不明的病变。随着对于该病的不断认识，先后出现以下四种病因学说：①类脂质代谢紊乱。②创伤及出血。③炎症。④肿瘤样变。目前认为类脂质代谢紊乱的可能性不大，创伤及出血是加重疾病进展的因素。还有学者认为该病具有炎症和肿瘤的双重性质，炎症是疾病的早期阶段，肿瘤是炎症进展的结果。但是到目前为止，尚未找到炎症的始动因素（如免疫性，病毒或细菌感染）。随着分子生物技术的发展及对基因的研究，多数学者认为肿瘤很有可能是 PVNS 的病因，无论从组织学、临床观察还是运用分子生物学技术发现的某些基因及表达，都倾向于 PVNS 是瘤样增殖病变。有学者发现在某些患者体内基质金属蛋白酶，抗凋亡基因等激活和表达异常。最近的研究发现与遗传因素有关，Sciot 等在部分病例染色体分析中发现染色体的畸形，即 1 号染色体短臂（lpll-13）染色体的结构性重排，5 号和（或）7 号染色体 3 倍体畸形。染色体的畸形提示该病很可能具有肿瘤样增生的本性，同时组织病理学研究发现病变内细胞成分多、易复发，复发病例中细胞分裂活动明显，术后种植及可恶变等特征支持本病为肿瘤。单纯术后较高的复发率也支持本病的肿瘤性质，因此，要想取得好的疗效，首先要发现所有病变，特别是弥漫型，然后完全切除病变，最后术后再给予放射治疗，消灭残余病灶，防止复发。

二、中医方面

本病属于“痹症”范畴。《内经》有云：“病在阳曰风，病在阴曰痹。故痹也，风寒湿杂至，犯其经络之阴，合而为痹。痹者闭也，三气杂至，雍闭经络，血气不行，故名为痹。”不同年龄的患者的病因与病机是不同的。年轻患者多由于膝关节扭伤，挫伤，导致关节组织损伤，脉络受损，血溢于外，阻塞经络，致气滞血瘀。风寒湿邪侵袭机体，气血为病邪阻滞，经气不畅，络血不行，阳气不达，导致关节肿胀，积液。病症以邪实为主，兼有或没有正虚之症，年轻患者关节肿胀明显，积液量大，而骨质破坏及关节变形少见。临床治疗以活血化瘀，利湿消肿为主。病程长的患者，消耗大量气血，导致肝肾亏虚，筋骨失养，逐渐转变以正虚为主。老年患者，年老体衰，肝肾亏虚，营卫失调，气血亏虚，脾虚，病症以正虚为主，风寒湿邪乘虚而入，初犯经络，继入筋骨，痹阻经络使气血不行，关节闭塞，筋骨失养。故常见骨质破坏及关节变形。临床治疗应扶正祛邪，以补益肝肾为主，利湿消肿为辅。

第二节　膝关节色素沉着绒毛结节性滑膜炎的临床表现及影像学检查

弥漫型膝关节色素沉着绒毛结节性滑膜炎的症状主要为关节疼痛，肿胀，关节积液，上述症状常反复发作。在疾病早期，如果无外伤史，关节积液并非为血性，而是淡黄色。常被误诊为关节结核或类风湿性关炎。查体时可见髌上囊肿胀，皮温增高或正常，触诊有“揉面团”感觉，关节间隙压痛，浮髌试验阳性，关节伸屈活动正常。疾病进展期，患者症状持续性存在，关节肿胀更加明显，疼痛加重，关节积液转变为血性。伴随股四头肌废用性萎缩，关节伸屈活动受限。某些病例侵犯关节周围组织，形成局部包块。晚期，关节周围病变更多见，关节肿胀较前减轻，关节积液减少，关节骨质破坏严重，关节变形严重，关节功能进一步丧失。44 例患者中，8 例弥漫型患者出现关节周围病变，主要位于膝关节外后方，病变与腘肌腱裂孔相通。局限型病变主要位于髌下脂肪垫内，关节肿胀，关节积液少见，主要表现为髌前下疼痛，关节绞索等症状。常被误诊为髌下脂肪垫损伤或半月板损伤。本组 4 例局限型患者中，1 例患者病变位于髌上囊内，术前髌上囊内可触及活动性包块，术中发现包块有蒂与髌下脂肪垫相连。影像学检查中，X 线检查及 CT 检查对于疾病的诊断意义不大，无特异性。MRI 对于该疾病的诊断有较好的辅助作用，有特征性表现。弥漫型表现为：在 T_1WI 上，表现为滑膜弥漫性增厚，呈绒毛状或结节状，表现为中等信号或中等偏低信号（信号的高低主要由增生滑膜中含铁血黄素的含量决定的，含铁血黄素含量越高，信号越低）。在 T_2WI 上，绒毛状或结节状增生的滑膜组织呈高、中、低相混的信号，在快速梯度回波序列更具有诊断意义是表现为极低信号。局限型表现为：单发软组织结节状或椭圆形实质性肿块，主要位于髌下脂肪垫内，有时位于髌上囊内，有蒂与脂肪垫相连，边界清晰，在 T_1WI 上，信号不均，呈中等信号，在 T_2WI 上，信号不均，内含明显低信号。我科收治 44 例患者中，36 例术前行 MRI 检查考虑该病，与术中镜下诊断及术后病理诊断相符。本病由于早期临床表现无特异性，常常被误诊，延误治疗。病程长的患者常常并发关节外病变及关节软骨破坏，手术难度大，术后易复发，关节功能差。因此，临床工作中对于诊断不明，怀疑该病的患者，尽早行 MRI 检查，甚至行关节镜探查 + 滑膜活检术，有助于早期诊断，提高患者疗效，改善预后。

第三节　膝关节色素沉着绒毛结节性滑膜炎的手术治疗

一、单纯手术治疗

包括传统的关节切开滑膜切除术和关节镜下滑膜切除术。后者具有创伤小，恢复快，滑膜切除彻底，复发率低，可以早期功能锻炼，关节功能恢复好等优点。已成为目前治疗该疾病首先的手术方式。但是对于晚期患者，由于滑膜纤维化严重，骨质破坏明显，关节镜无法切除纤维化的滑膜，难以清除骨质中的病变，常常需要行传统关节切开病灶切除术。此外，有学者担忧关节镜下较大的局限型病变分次（非一次性完整切除）切除，可能导致病变扩散种植，导致术后复发，也主张行传统关节切开包块完整切除术。

二、手术联合放射治疗

虽然关节镜器械精巧，具有放大功能，能够提高病变检出率及清除率。但是由于关节内特殊结构的存在，做到完全彻底的切除滑膜是不可能的。所以单纯手术治疗术后的复发率较高。辅助术后放射治疗，可以有效地降低复发率。术后放射治疗包括体外放射治疗和体内放射治疗。体内放疗是将放射性物质（如胶体磷酸铬（$Cr^{32}PO_4$）本身是惰性物质，分子量为 148，物理半衰期 14.3d，注入体内不溶解，不易被吸收）注入关节腔内，均匀分布于关节腔内表面，利用 ^{32}P 发出 β 射线，照射周围仅几毫米组织，消灭术后残余病变。该方法存在放射性物质外露，损伤关节周围重要组织的风险。同时对于注射的剂量难以准确计算。如果存在关节外病变或关节软骨破损严重，软骨下骨质外露也不适合体内放射治疗。体外放射治疗包括普通放疗和适形放疗。适形放疗是一种新兴放疗方式，通过与肿瘤科医师沟通，说明残余病变的部位，经 CT 定位，避开重要血管神经，设 3～4 个适形野。与普通照射相比，减少了照射次数及照射总量，最大程度的减少了对患肢的血液循环及肌肉组织的副损伤。最大限度的保留关节功能。不管是体内放疗还是体外放疗，都会造成不同程度的放疗损伤，如骨髓抑制，放射性皮炎，骨骼生长发育受限，关节僵硬，甚至恶变为滑膜肉瘤因此术后是否需要辅助放射治疗一直存在争议。Frank 等认为对于初诊患者术后放射治疗仅适用于有明显病变残留者。Kingsley 认为放射治疗并不能降低术后复发率，只有彻底的清除病变组织才能有效地防止局部复发。

三、中西医结合治疗

本病属于“痹症”范畴。不同年龄的患者的病因与病机是不同的。临床治疗中应辨证施治，结合患者具体情况，谨慎调理。B 组患者术后给予口服活血化瘀，利湿消肿方药，能够有效地缓解关节疼痛、肿胀，改善关节功能，并且仅有恶心、呕吐、食欲减退等不良反应。与相关文献报道相符。李玉雄等应用五苓散加减治疗本病，内服中药 1 ~ 3 周，关节疼痛缓解，关节肿胀基本消退。有研究者运用中医药进行术前术后辨证治疗，取得了满意效果，患膝功能恢复优良率为 83.3%，随访 1 ~ 3 年无复发。高文香应用关节镜切除滑膜，术后辅助利湿消肿中药治疗 9 例患者，发现中药对缓解患肢疼痛及消退肿胀有明确的疗效。韩旭应用散结祛瘀利水方结合灌洗疗法治疗膝早期色素沉着绒毛结节性滑膜炎 6 例，取得良好效果，随访 3 个月至 5 年，优良率达 83.33%。术后辅助中药治疗的中远期疗效以及能否防止复发有待长期随访观察。

第七章　风湿性关节炎

第一节　风湿性关节炎的基础知识

1. 什么是风湿性关节炎

风湿性关节炎是一种很常见的疾病，与A组溶血性链球菌感染引起的变态反应有关。以成人多见，多发生在人体的大关节，以膝和肘关节最为常见。关节病变呈多发性和游走性，有明显的红、肿、热、痛和触痛。常为几个关节同时发病，此起彼伏，反复发作。一般症状固定在某一关节的时间为12～72h，持续时间多不超过3周。急性期患者可伴有发热、咽痛、心悸、红细胞沉降率增快及C反应蛋白增高等表现。关节炎症状消退后，关节功能可完全恢复，不遗留强直或畸形。有些患者急性发作时，病情严重，这只是暂时的，风湿性关节炎患者平时要注意日常的调摄、锻炼等，再加上合适的治疗，是完全可以治愈的。

2. 风湿性关节炎的发病原因

风湿性关节炎在我国多发于冬春季节，潮湿和寒冷是最重要的诱发因素。现已公认A组溶血链球菌感染与风湿性关节炎的发病有关。一般来说，该病的发生必须具备以下4个条件：①A组溶血性链球菌感染。②人体对链球菌产生抗体。③A组溶血性链球菌持续存在。④感染部位在上呼吸道，当溶血性链球菌感染，患者常先有咽喉炎、扁桃体炎等上呼吸道感染，2～3周后出现风湿热。反复发作可累及关节，形成风湿性关节炎。中医学认为，风湿性关节炎属麻痹症范畴，主要由于腠理空疏、卫阳不固，风、寒、湿邪气乘虚而入，以致气血不和、经络阻滞而成。该病的发生与个体的营养状况、免疫功能、居住条件、气候环境及流行菌株的毒性等因素有关。本病的发病还有明显的家族倾向，同一家族中常有多个成员患病。

3. 感冒与风湿性关节炎的关系

西医理论认识，风湿性关节炎是由链球菌感染所引起的。人体发生感冒后，其抵抗疾病的能力及自身免疫力下降，容易感染链球菌，但只有A组溶血性链球菌的感染才与风湿性关节炎的发病有直接关系，其致病机制还在研究中。

从中医方面来说，感冒是外感六淫之邪所引起，六淫即风邪、寒邪、暑邪、湿邪、燥邪、火邪。感冒若为风热之邪侵袭人体所引起，早期症状表现在外，失治误治则会逐渐侵袭肌肉关节，形成热毒，痹阻经络，从而导致气血不行。若为湿热蕴结于肌肉关节，可出现关节红肿热痛。若为风湿相合侵袭人体，缠绵胶着，日久可化热，烧伤肌肤经络，也可出现关节肿痛之症。这样，就可发展为风湿性关节炎。

4. 风湿性关节炎的病理变化过程

风湿在医学上是指关节及其周围软组织不明原因的慢性疼痛。风湿性疾病则指一大类病因各不相同但共同点为累及关节及周围软组织，包括肌、韧带、滑囊、筋膜的疾病。关节病变除有疼痛外，尚伴有肿胀和活动障碍，呈发作与缓解交替的慢性病程。由于患者的血液循环不通畅，导致肌肉或者组织所需要的营养无法通过血液循环来输送，致使患者肌肉缺少营养而加速老化变得僵硬，严重的会导致患者肌肉和血管萎缩，部分患者还可出现关节致残和内脏功能衰竭。

第二节　风湿性关节炎常见的症状和特点

风湿性关节炎起病急剧，主要表现为游走性的多关节炎，常对称累及膝、踝、肩、肘、髋等大关节，主要表现为关节局部有明显的红、肿、热、痛及触痛，痛无定处，呈游走性，即原来侵袭的关节症状减轻后，其他关节又开始出现症状，此起彼伏，反复发作。症状固定在一个关节的时间为 12 ~ 72h，持续时间不超过 3 周。同时，关节疼痛的部位有时还伴有皮肤环形红斑或皮下结节。病程短，愈后关节无功能性障碍或畸形。

（1）疼痛持续时间短，一般为 12 ~ 72h，最长也不过 3 周，而且多以大关节为主，如膝、肘、肩等关节。

（2）游走性疼痛，即一个关节的疼痛好转后或还未明显好转，另一关节又受到侵袭，发生疼痛。

（3）关节疼痛时伴有发红、肿胀、关节周围有压痛、拒按。

（4）对称性疼痛，病变可同时侵及双侧肢体的相同关节，如双膝、双肘关节可同时发生疼痛。

（5）疼痛的同时，可伴有皮肤环形红斑或皮下结节。

（6）疼痛可在多个关节同时发生。

（7）疼痛消退后，不遗留关节强直或畸形，关节功能可恢复。

风湿性关节炎属变态反应性疾病，是风湿热的主要表现之一。多以急性发热及关节疼痛起病，典型表现是轻度或中度发热，游走性多关节炎，受累关节多为膝、踝、肩、肘、腕等大关节，常见由一个关节转移至另一个关节，病变局部呈现红、肿、灼热、剧痛；部分患者也有几个关节同时发病，不典型的患者仅有关节疼痛而无其他炎症表现；急性炎症一般于 2 ~ 4 周消退，不留后遗症，但常反复发作；若风湿活动影响心脏，则可发生心肌炎，甚至遗留心脏瓣膜病变。

第三节　风湿性关节炎可以并发的疾病

风湿性关节炎患者在急性疼痛期间，由于长期卧床，或者服用激素时间过长等，可致患者机体免疫功能低下，出现一些并发症。常见的有以下几种。

（1）肺炎：由于免疫能力下降，遭受细菌感染，患者常合并肺炎。

（2）泌尿系统感染：风湿性关节炎患者若日常生活不注意，或者患感冒后，常容易发生泌尿系感染。

（3）库欣综合征：患者若用激素治疗时间过长，常因体内肾上腺皮质功能受到抑制而并发库欣综合征。常见症状主要有满月脸、水牛背、体重增加等。

（4）口腔溃疡：风湿性关节炎患者在服用免疫抑制药之后常出现口腔溃疡。此外，还可出现恶心呕吐、厌食、皮疹、味觉消失等不良反应。

（5）传染病：患者由于患此病的时间太久，自身免疫功能下降，当社会上流行某些传染病时，比正常人更易受到传染。

第四节　慢性风湿性关节炎的临床表现

慢性风湿性关节炎可由急性风湿性关节炎发展而来，多发生在中老年人。临床上仅感关节酸痛不适或轻微疼痛，而无发热及关节局部明显炎症等为其主要表现。患者可数周、数月完全没有关节疼痛的症状，也可短时间内又突然发作。关节疼痛可因天气寒冷、阴雨变化或上呼吸道感染而加重。本病虽有长期关节疼痛，但并无关节功能活动障碍，并且不遗留关节畸形。

第五节　风湿性关节炎应做的实验室检查

“抗链 O”即抗链球菌溶血素 O，是人体被 A 组溶血性链球菌感染后血清中出现的一种抗体。80% 的风湿性关节炎患者抗链 O 增高，常在 1 ∶ 800 以上。病情恢复后，这种抗体可逐渐下降。

风湿性关节炎患者除抗链 O 增高外，实验室检查还可发现如下异常。

（1）外周血白细胞计数升高，多在 10×10^9/L 以上，中性粒细胞比例也明显上升，高达 80%～90%，有的出现核左移现象。

（2）红细胞沉降率和 C 反应蛋白升高。红细胞沉降率和 C 反应蛋白通常是各种炎症的指标，在风湿性关节炎患者的急性期，红细胞沉降率可达 90mm/h 以上；C 反应蛋白也在 30mg/L 以上。急性期过后（1～2 个月）渐渐恢复正常。

（3）关节液检查，常为渗出液，轻者白细胞计数可接近正常，重者可达 80×10^9/L 以上，多数为中性粒细胞。细菌培养阴性。

（4）类风湿因子和抗核抗体均为阴性。

第六节　风湿性关节炎的西药治疗

1. 治疗风湿性关节炎的西药种类

药物治疗的原则是早期诊断和尽早合理、联合用药。常用的抗风湿病西药如下。

（1）非甾体抗炎药：此类药物因可抑制前列腺素的合成而迅速产生抗炎止痛作用，对解除疼痛有较好效果，但不能改变疾病的病程。临床上常用的有布洛芬、萘普生、双氯酚酸、阿司匹林、吲哚美辛等。

（2）慢作用抗风湿药：此类药物多用于类风湿关节炎及血清阴性脊柱关节病。对病情有一定控制作用但起效较慢。常用的有金合剂（肌内注射或口服）、青霉胺、柳氮磺吡啶等。

（3）细胞毒药物：此类药物通过不同途径产生免疫抑制作用。常用的有环磷酰胺、甲氨蝶呤、雷公藤等。它们往往是系统性红斑狼疮、类风湿关节炎和血管炎的二线药物，不良反应较多且较严重，但对改善这些疾病的预后有很大的作用。

（4）肾上腺糖皮质激素：本类药物是强抗炎、抗过敏药物，明显地改善了系统性红斑狼疮等结缔组织病的预后，但不能根治这些疾病。其众多的不良反应随剂量加大及疗程延长而增加，故在应用时要衡量它的疗效和不良反应而慎重选用。

2. 风湿性关节炎的西药治疗方法

患者在发病初期有发热和明显的关节肿痛，应强调卧床休息，加强营养，补充足够的液体和多种维生素，保持精神愉快，要有充分的睡眠时间。

阿司匹林对风湿性关节炎有迅速而神奇的疗效，剂量每次 0.9～1.2g，每日 3 次，饭后服。为了减少药物对胃的刺激，可将药片咬碎后咽下，疗程 4～6 周。服药过程中要定期查凝血酶原时间及丙氨酸氨基转移酶，有出血倾向者可加用维生素 K。不能耐受阿司匹林者可选用双氯芬酸，25～50mg，每日 3 次，或萘普生 0.375g，每日 2 次，或其他非激素类抗炎药。

为了清除链球菌感染的影响，发病初期主张并用青霉素 80 万 U，肌内注射，每日 2～3 次，疗程 10～14d。对青霉素过敏者，可改用红霉素或乙酰螺旋霉素。

第七节　风湿性关节炎常用的物理疗法

物理疗法可以促进气血运行、舒筋活络、减轻疼痛，是一种不错的辅助治疗方法。比较常用的物理疗法如下。

（1）离子导入方法治疗：又称离子电泳法，是在阴极板、电极夹之间输出一个稳定的直流电场，将药液离子利用同性相斥原理经皮肤黏膜进入人体。根据治疗部位调节电流量，治疗时间为 15～20min。

（2）红外线照射：肿痛部位照射，每日 1 次，每次 15～20min。

（3）蜡疗：先将蜡袋加温软化，放到发病的部位，每日 1 次，每次 15～20min。

（4）按摩疗法：可以先用推、理、揉手法，轻轻按摩，使患部肌肉松弛，气血畅行；继而使用点、按、捏、拿手法，达到舒筋活络止痛的目的；最后用摇、揉等手法。每次治疗时间 15～30min，2～3 天 1 次。

以上疗法可以单独使用，也可以相互结合使用。采用照射及蜡疗时，要注意温度及时间，以免烫伤皮肤；外敷药物时，要注意及时更换，不可以久敷；按摩时手法要轻柔，不可以使用猛力、暴力，以免引起骨折等。

第八节　风湿性关节炎的中医治疗

风湿性关节炎的中医治疗是以益气养血、祛风除湿、搜风通络、化痰祛瘀为治则。“治风先治血，血行风自灭”。以下介绍几则治疗本病的良方妙药。

1. 药酒疗法

内服药方：白术、杜仲、淫羊藿各 12g，全蝎、秦艽、防风、川乌、草乌、木瓜、牛膝、当归、川芎、金银花、麻黄、乌梅各 9g，蜈蚣 3 条，白酒 250mL，红糖 250g。

制法：将药、酒共置陶罐内，布封口，泥糊封紧，文火煎 2h 后，埋地下或放进井水中去火毒，1 昼夜后滤渣取液备用。

用法：饭后服 35mL，每日 3 次，10d 为 1 个疗程。

2. 外用处方

大血藤、络石藤、青风藤各 30g，木瓜、没药各 15g，牛膝、木防己、牡丹皮、乳香、田七各 12g，桃仁、桑枝各 6g，白酒 500mL。

用法：将药浸酒内 1 周后，用棉花蘸药酒涂擦患处，每日 3～5 次。

疗效：治风湿性关节炎内服、外擦 1 个疗程见效，3 个疗程可愈，有效率达 90%。

3. 熏洗疗法

熏洗疗法是将中药煎煮后，趁热对患部熏蒸或浸泡，使药性从毛孔直入病所。有祛风散寒，舒筋活络的作用。主要用于治疗风寒湿痹。现介绍几种常用的配方。

（1）海桐皮、桂枝、海风藤、路路通、宽筋藤、两面针各 30g。水煎取药液熏洗患处，每日 1 次，每次 20min，连续使用 1 个月（《实用中医内科学》方）。

（2）川乌、草乌各 20g，白芷 50g，羌活、独活各 50g，细辛 10g，川芎、桂枝各 30g，威灵仙、伸筋草、透骨草各 60g。水煎取药液熏洗患处，每日 2～3 次，每次 15min，5～10d 为 1 个疗程（贵州医学院附院方）。

（3）艾叶、红花各 9g，透骨草 30g，花椒 6g。水煎取药液熏洗患处，每日 1～2 次。

（4）土鳖虫 12g，苏木 30g，大戟 6g，寻骨风 20g。水煎取药液熏洗患处，每日 1～2 次。

（5）桑枝、柳枝、榆枝、桃枝各 70cm。熬水熏洗患处，每日 2～3 次。

（6）透骨草、追地风、千年健各 30g。熬水熏洗患处，每日 2 次。

第九节　风湿性关节炎的食疗

风湿性关节炎的治疗，不仅可以采用中医、西医治疗，患者也可以辅以饮食疗法，加快康复进程。

风湿性关节炎患者在配制药膳时，应遵循中医辨证论治的基本原则，采用虚者补之，实者泻之，寒者热之，热者寒之等法则。配膳时要根据“证”的阴阳、虚实、寒热，分别给予不同的药膳配方。一般而言，风（行）痹患者宜用葱、姜等辛温发散之品；寒（痛）痹患者宜用胡椒、干姜等温热之品，而要忌食生冷；湿（着）痹患者宜用茯苓、薏苡仁等健脾祛湿之品；热痹患者一般有湿热之邪交织的病机，药膳宜采用黄豆芽、绿豆芽、丝瓜、冬瓜等食物，不宜吃羊肉及辛辣刺激性食物。

1. 木瓜汤

组成：木瓜 4 个，白蜜 1kg。

做法：将木瓜蒸熟去皮，研烂如泥；白蜜 1000g 炼净。将两物调匀，放入净瓷器内盛之。

用法：每日晨起用开水冲调 1～2 匙饮用。

功效：通痹止痛。

2. 老桑枝煲鸡

组成：老桑枝 60g，母鸡约 500g。

做法：将老桑枝和鸡加水适量煲汤，用食盐少许调味。

用法：喝汤吃肉。

功效：温经散寒，清热除湿。

3. 木瓜粥

组成：木瓜 10g，薏苡仁 30g，粳米 30g。

做法：木瓜与薏苡仁、粳米一起放入锅内，加冷水适量，武火煲沸后，用文火炖至薏苡仁酥烂即可食用。

用法：喜糖食者可加入白糖 1 匙，宜每日或间日食用。

功效：祛湿消肿，解热镇痛。

4. 川乌粥

组成：生川乌头 3～5g，粳米 30g，姜汁 10 滴，蜂蜜适量。

做法：将乌头捣碎研为极细末，粳米煮粥，沸后加入川乌头末，改文火慢煎，熟后加入生姜汁及蜂蜜搅匀，稍煮一二沸即可。

用法：宜温服。患者有热性疼痛，在发热期间及孕妇忌服。本方不可与半夏、瓜蒌、贝母、白及、白蔹等中药同服。

功效：祛寒止痛。

5. 胡椒根煲老母鸡

做法：每次可用胡椒根 60g（鲜品 90g），老母鸡（500～750g），大枣 6 个。制作时，先将老母鸡剖杀，去毛及内脏，洗净血污，斩成粗块备用；胡椒根洗净沙泥，斩成小段备用；大枣洗净，去核。将老母鸡肉、胡椒根、大枣肉同放进砂锅内，加进适量清水，用武火煮开后，再用中火煲 1.5h，然后用食盐调味。

用法，待温分次饮汤，吃鸡肉、大枣。

功效：滋补气血，温散寒湿。

6. 眼镜蛇煲胡椒根汤

做法：每次可用眼镜蛇肉（可连皮，但要去除蛇鳞）300g，胡椒根 60g（鲜品 90g），枸杞子 20g。制作时，先将眼镜蛇剖杀，去头及内脏，洗净血污，斩小段备用；蛇胆则另用瓦碗装好；胡椒根洗净沙泥，斩小段备用；枸杞子洗净。将眼镜蛇肉、胡椒根、枸杞子同放砂锅内，加适量清水，用中火煲汤约 2.5h，然后用食盐调味。

用法：随量饮汤吃蛇肉、枸杞子。另外，可将瓦碗盛装的蛇胆，放在锅内隔水炖过，然后冲服，则效果更好。

功效：祛风通络，散寒止痛。

7. 黄芪蛇肉汤

做法：每次可用活蛇 1 条（肉 250g），黄芪 30g，当归 9g，生薏苡仁 60g，大枣 5 个。制作时，取活蛇剖杀，去头及蛇皮、内脏，洗净血污，斩成小段备用；黄芪洗净，切成小段；当归、生薏苡仁洗净杂质，当归切成薄片；大枣洗净，去核。将 5 物同放砂锅内，加适量清水，先用武火煮开后，改用文火煮汤约 1.5h。

用法：调味后待温，饮汤吃蛇肉。

功效：补气活血，祛湿逐痹。

8. 老桑枝煲母鸡汤

做法：每次可用老桑枝 60g（鲜品 120g），母鸡约 500g，食盐少量。制作时，先将母鸡剖杀，去毛及内脏，然后洗净血污，斩成粗块备用；将母鸡肉、老桑枝同放入砂锅内，加进适量清水，用中火煲汤，汤成后用食盐调味。

用法：待温分两次饮汤吃鸡肉。

功效：益精髓，祛风湿，利关节。

9. 熟附子狗肉汤

做法：每次可用鲜狗肉 150g，熟附子 10g，桂枝 9g，生姜 15g，大枣 6 个。制作时，先将鲜狗肉洗净血污，斩块状备用；生姜洗净沙泥，去皮，切成片状；桂枝、熟附子洗净；大枣洗净，去核。然后用铁锅放油烧滚，下姜片和鲜狗肉，将狗肉炒至微黄赤、干水，再将狗肉、生姜片铲起放进砂锅内，加进洗净的熟附子、桂枝、大枣肉和适量清水，先用武火煮开，再用文火煮 2.5h，至狗肉熟烂，口尝其汤无麻辣感为度，加食盐调味。

用法：待温随量饮汤吃肉。

功效：祛风除湿，逐寒止痛。

10. 竹叶酒

主要原料：淡竹叶 30g，白酒 500mL。

制作方法：将淡竹叶剪碎，装入纱布袋中，浸泡酒内，3d 后即可饮用。

用法：每次 5mL，每日 2 次。

功效：祛风湿，畅心神。适宜于风湿热痹，关节热痛而心烦，尿黄赤者。

11. 风湿性关节炎患者日常生活活动训练

日常生活活动训练是通过日常生活训练和肢体功能锻炼共同完成的。属于日常生活训练的有：饮食、更衣、整容、沐浴、登厕、个人卫生等；属于肢体功能锻炼范畴的有，起坐、站立、轮椅的使用、步行等各种移动动作。日常生活动作的训练要循序渐进，给患者足够的时间完成动作，创造各种锻炼的机会。

12. 风湿性关节炎的预防

（1）加强锻炼，增强身体素质：经常参加体育锻炼，如保健体操、练气功、太极拳、做广播体操、散步等大有好处。凡是坚持体育锻炼的人，身体就强壮，抗病能力强，很少患病，其抗御风寒湿邪侵袭的能力比一般没经过体育锻炼者强得多。

（2）避免风寒湿邪侵袭：要防止受寒、淋雨和受潮，关节处要注意保暖，不穿湿衣、湿鞋、湿袜等。夏季暑热，不要贪凉受露，暴饮冷饮等。秋季气候干燥，但秋风送爽，天气转凉，要防止受风寒侵袭。冬季寒风刺骨，注意保暖是最重要的。

（3）注意劳逸结合：饮食有节、起居有常，劳逸结合是强身保健的主要措施。临床上，有些风湿性关节炎患者的病情虽然基本控制，处于疾病恢复期，往往由于劳累而重新加重或复发，所以要劳逸结合，活动与休息要适度。

（4）保持正常的心理状态：有一些患者是由于精神受刺激，过度悲伤，心情压抑等而诱发本病的，而在患了本病之后，情绪的波动又往往使病情加重。这些都提示精神（或心理）因素对本病有一定的影响。因此，保持正常的心理状态，对维持机体的正常免疫功能是重要的。

（5）预防和控制感染：有些风湿性关节炎是在患了扁桃体炎、咽喉炎、鼻窦炎、慢性胆囊炎、龋齿等感染性疾病之后而发病的。人们认为这是由于人体对这些感染的病原体发生了免疫反应而引起本病的。所以，预防感染和控制体内的感染病灶也是重要的。

英国研究人员研究发现，大量吃红肉会增加患风湿性关节炎的危险，该病无法治愈，是一种可导致残疾的疾病。

第八章　类风湿关节炎

第一节　类风湿关节炎的基础知识

1. 什么是类风湿关节炎

类风湿关节炎（RA）是一种慢性、全身性、自身免疫性综合征，其特征是外周关节的非特异性、对称性炎症，关节滑膜的慢性炎症、增生，形成血管翳，侵犯关节软骨、软骨下骨、韧带和肌腱等，造成关节软骨、骨和关节囊的破坏，早期有游走性关节疼痛、肿胀和功能障碍，晚期则表现为关节僵硬和畸形，功能丧失，导致残疾。病变主要在关节滑膜，其次为浆膜、心、肺及眼、皮肤、血管、肾等组织器官。

2. 类风湿关节炎的发病原因

类风湿关节炎的发病因至今尚未完全明确，现代医学认为其病因与以下几方面有关。

（1）遗传因素。类风湿关节炎患者 1 级亲属中患病的风险较普通人群高 1.5 倍。孪生子研究结果显示，与类风湿关节炎相关的各种因素中，遗传因素占 50% ~ 60%。与类风湿关节炎发病相关的易感基因包括 HLA-DR、PADI4 和 PTPN22 等。

（2）感染因素。某些病毒和细菌感染可能作为始动因子，启动携带易感基因的个体发生免疫反应，进而导致类风湿关节炎的发病。与类风湿关节炎发病相关的病原体包括 EB 病毒、细小病毒 B19、流感病毒及结核分枝杆菌等。

（3）性激素。类风湿关节炎发病率男女之比为 1 ：（2 ~ 4），提示性激素可能参与发病。另外，女性类风湿关节炎患者在怀孕期内病情可减轻，分娩后 1 ~ 3 个月易复发，提示孕激素水平下降或雌—孕激素失调可能与类风湿关节炎的发病有关。

（4）其他因素。在中医学中，本病属于“痹症”，故历代文献中称为“历节病”。在病因病机中有以下说法：外邪侵袭，禀赋素质，肝肾脾亏损，情志因素，跌仆外伤等均可致病。

3. 类风湿关节炎发病情况

我国类风湿关节炎的患病率为 0.3% ~ 0.4%，在我国的总患患者数逾 500 万。美国本病患者约占人群的 1%，其发病具有一定的种族差异，印第安人高于白种人，白种人高于亚洲黄种人。类风湿关节炎在各年龄中皆可发病，高峰年龄在 30 ~ 50 岁，一般女性发病多于男性，女性发病率较男性高 2 ~ 3 倍。

4. 老年人发作的类风湿关节炎特点

类风湿关节炎（RA）在 60 岁人群发病率高达 30% ~ 40%，受累男性的比例亦随年龄增长而上升。长期患 RA 的患者病情更严重，常伴关节外的表现、关节畸形及并发症。不同于年轻人的发病情况，60 岁以后形成 RA 的患者常有轻度关节炎，缺乏类风湿结节，类风湿因子阳性仅占 32% ~ 58%。大多数老年人 RA 患者逐渐形成对称性疼痛、肿胀、外周关节僵硬，而不累及末梢指（趾）关节。RA 偶尔可急性发病。对偏瘫患者，偏瘫侧不为疾病所累及。在老年患者中大关节如肩关节常被累及。

5. 类风湿关节炎主要病理改变

类风湿关节炎的主要病理改变为滑膜炎，表现为滑膜增生和炎性细胞浸润。类风湿关节炎的滑膜改变可分为炎症期、血管翳形成期和纤维化期。血管翳形成是类风湿关节炎滑膜的重要病理特征，在类风湿关节炎软骨和骨破坏过程中发挥重要作用。关节外表现的主要病理基础为血管炎。类风湿结节是其特征性表现，结节中心为类纤维素样坏死组织，周围有“栅状”排列的组织细胞，成纤维细胞及巨噬细胞等。

第二节　类风湿关节炎的诊断标准

多年来，各国学者曾提出不同诊断标准，但都不十分完善。我国采用美国风湿学会（ARA）1987 年修订的 RA 的诊断标准。具备下述 7 项中的 4 项或者 4 项以上者，可诊断为 RA。①晨僵至少 1h，持续 6 周以上。② 3 个或 3 个以上关节肿胀，持续至少 6 周以上。③腕关节、掌指关节或近端指间关节肿胀 6 周以上。④对称性关节肿胀。⑤类风湿因子阳性（滴定度＞ 1 ： 30）。⑥类风湿皮下结节。⑦手关节 X 线片改变，包括骨质侵袭及明显的骨质疏松。

国内推出的早期类风湿关节炎分类标准：①晨僵＞ 30min。②多关节炎（14 个关节区中至少 3 个以上部位关节炎）。③手关节炎（腕或掌指或近端指间关节至少 1 处关节炎）。④抗 CCP 抗体阳性。⑤类风湿因子阳性。符合以上 5 项中 3 项或 3 项以上者可分类为类风湿关节炎。敏感性 84.4%，特异性 87.4%。

第三节　类风湿关节炎的主要临床表现

类风湿关节炎的临床表现多样，多数为缓慢隐匿起病，少数急性起病，发作与缓解交替出现。

1. 关节表现

类风湿关节炎受累关节的症状表现对称性、持续性关节肿胀和疼痛，常伴有晨僵。受累关节以近端指间关节、掌指关节及腕、肘和足趾关节最为多见；同时，颈椎、颞颌关节、胸锁和肩锁关节也可受累。中、晚期的患者可出现手指的“天鹅颈”及“纽扣花”样畸形，关节强直和掌指关节半脱位，表现掌指关节向尺侧偏斜。

2. 关节外表现

①类风湿结节。多见于关节突起部及经常受压处，无明显压痛，不易活动。类风湿结节也可发生在内脏，心包表面、心内膜、中枢神经系统、肺组织及巩膜等。②血管炎。可影响各类血管，以中、小动脉受累多见。可表现为指端坏疽、皮肤溃疡、外周神经病变、巩膜炎等。③心脏。心包炎、非特异性心瓣膜炎、心肌炎。④胸膜和肺。胸膜炎、肺间质纤维化、肺类风湿结节、肺动脉高压。⑤肾。膜性及系膜增生性肾小球肾炎、间质性肾炎、局灶性肾小球硬化、增殖性肾炎、IgA 肾病及淀粉样变性等。⑥神经系统。感觉型周围神经病、混合型周围神经病，多发性单神经炎及嵌压性周围神经病。⑦造血系统。类风湿关节炎患者可出现正细胞正色素性贫血，疾病活动期血小板升高。

第四节　类风湿关节炎的影像学表现

1. X 线检查

早期 X 线表现为关节周围软组织肿胀及关节附近骨质疏松；随病情进展可出现关节面破坏、关节间隙狭窄、关节融合或脱位。

2. 磁共振成像检查（MRI）

磁共振成像在显示关节病变方面优于 X 线片，近年已越来越多地应用到类风湿关节炎的诊断中。磁共振成像可显示关节炎性反应初期出现的滑膜增厚、骨髓水肿和轻度关节面侵蚀，有益于类风湿关节炎的早期诊断。

3. 超声检查

高频超声能清晰显示关节腔、关节滑膜、滑囊、关节腔积液、关节软骨厚度及形态等，彩色多普勒血流显像（CDFI）和彩色多普勒能量图（CDE）能直观地检测关节组织内血流的分布，反映滑膜增生的情况，并具有很高的敏感性。超声检查还可以动态判断关节积液量的多少和距体表的距离，用以指导关节穿刺及治疗。

第五节　类风湿关节炎的鉴别

1. 骨关节炎

发病年龄多在40岁以上，主要累及膝、脊柱等负重关节。活动时关节痛加重，可有关节肿胀、积液。手指骨关节炎常被误诊为类风湿关节炎，尤其在远端指间关节出现赫伯登（Heberden）结节和近端指关节出现布夏尔（Bouchard）结节时易被视为滑膜炎。骨关节炎患者红细胞沉降率、C反应蛋白多正常，类风湿因子阴性或低滴度阳性。X线示关节间隙狭窄、关节边缘呈唇样增生或骨疣形成。

2. 痛风

慢性痛风性关节炎与类风湿关节炎相似，痛风性关节炎多见于中老年男性，常呈反复发作，好发部位为单侧第一跖趾关节，也可侵犯膝、踝、肘、腕及手关节，急性发作时通常血尿酸水平增高，慢性痛风性关节炎可在关节和耳廓等部位出现痛风石。

3. 银屑病关节炎

银屑病关节炎以手指或足趾远端关节受累为主，也可出现关节畸形，但类风湿因子阴性，且伴有银屑病的皮肤或指甲病变。

4. 强直性脊柱炎

本病主要侵犯脊柱，但周围关节也可受累，特别是以膝、踝、髋关节为首发症状者，需与类风湿关节炎相鉴别。该病有以下特点：青年男性多见；主要侵犯骶髂关节及脊柱，外周关节受累多以下肢不对称关节受累为主，常有肌腱端炎；90% ~ 95%患者HLA-B27阳性；类风湿因子阴性；骶髂关节及脊柱的X线改变有助于诊断。

5. 结缔组织病所致的关节炎

干燥综合征、系统性红斑狼疮均可有关节症状，且部分患者类风湿因子阳性，但它们都有相应的特征性临床表现和自身抗体。

6. 其他

对不典型的以单个或少关节起病的类风湿关节炎要与感染性关节炎（包括结核感染）、反应性关节炎和风湿热相鉴别。

第六节　类风湿因子阳性与类风湿关节炎

类风湿因子阳性不仅见于类风湿关节炎，还见于多种疾病，以及部分正常人。除类风湿关节炎外，类风湿因子阳性还见于下列疾病：①病毒感染性疾病如肝炎、单核细胞增多症。②慢性感染性疾病如结核、麻风、亚急性心内膜炎。③除类风湿关节炎（RA）外的其他自身免疫性疾病，如干燥综合征、系统性红斑狼疮。④放射性治疗或细胞毒药物治疗后的新生肿瘤。⑤其他高球蛋白血症性疾病，如混合性冷球蛋白血症、高丙球蛋白血症性紫癜。⑥寄生虫感染如钩虫病。所以，现在有些医生和患者看到检验单上类风湿因子阳性，就诊断为类风湿，这显然是不妥当的。RF 阳性不能认为就是类风湿关节炎，类风湿关节炎中只有 70% ~ 80% 阳性。

第七节　抗核抗体与类风湿关节炎

抗核抗体又称抗核因子，就是指血清中一类具有抗各种细胞核成分的抗体。它是一组免疫球蛋白，以 IgG 抗核抗体为主，也属于自身抗体。一般采用免疫荧光法进行检测，根据它的核型可分为：均质型，以系统性红斑狼疮、类风湿关节炎等患者多见；周边型，以活动性红斑狼疮多见；核仁型，以皮肌炎和硬皮病多见。正常人抗核抗体为阴性。

但正常人也有 3% 属于阳性。抗核抗体阳性可见于许多自身免疫性疾病患者，因此检查血清中抗核抗体可以作为自身免疫性疾病的判断指标。在多种关节炎患者中抗核抗体的阳性率也不一样，类风湿关节炎可达 20% ~ 50%，在幼年类风湿关节炎患者为 15% ~ 40%，而在强直性脊柱炎、赖特综合征、银屑病关节炎等疾病患者为 5% ~ 10%。抗核抗体在关节炎患者滴度较低，一般不超过 1 ∶ 80，而且与关节炎的病情轻重和活动度无明显相关。

第八节　抗链球菌溶血素“O”升高的意义

抗链球菌溶血素“O”简称为抗链“O”。当正常人群受链球菌感染（扁桃体炎、上呼吸道感染等）后，它产生的代谢产物具有抗原性，可刺激机体产生一定的抗体。4 ~ 6 周内达到高峰，并可持续数月，在这时候抗链球菌溶血素“O”阳性率较高，以后就逐渐降低至正常。所以，所测定的抗链“O”只能说明在某一段时间内感染过链球菌。近年来，因链球菌感染后都及时应用抗生素、糖皮质激素，在这种情况下所产生的抗链球菌溶血素“O”抗体较少，经常检测不到。由于链球菌感染在正常人中相当常见，故正常人血中也有一定量的抗体，但抗体滴度一般在 500U 以下。所以在测定过程当中，一定要报告滴度。也有些医生或患者一旦查出有抗链“O”阳性，就诊断为风湿性关节炎或风湿病。也有人认为抗链“O”阳性无关紧要，这都是对抗链“O”的偏见。如果要诊断某一种风湿病，一定要仔细、认真参照诊断标准，进行诊断。

第九节　类风湿关节炎的四大症状

1. 关节疼痛

类风湿关节炎疼痛产生的机制还不十分清楚。早期可能由于肌肉痉挛，局部缺血，细胞代谢和破坏产物（组胺、前列腺素 E_2 和 E_1、5-HT、乙酰胆碱、腺嘌呤核苷酸、多肽、组织蛋白酶、透明质酸等）的积聚所致；晚期疼痛主要由纤维织炎引起。以上因素均可刺激神经丛或神经根引起疼痛。但疼痛的强度，取决于患者的精神状态和耐受性。有研究表明，类风湿关节炎患者的关节内压显著升高，正常人膝关节内的压力与大气压相等。正常人膝关节内压 2 ~ 3mmHg，而类风湿患者则为 4 ~ 36mmHg，由于关节内压升高的压迫，迅速刺激神经末梢，引起疼痛。大多数患者以关节肿胀开始发病。关节疼痛轻重与其肿胀的程度相一致，关节肿胀愈明显，疼痛愈重，甚至剧烈疼痛。当你伸手要去检查或触摸他的关节时，患者就用手挡起来保护或躲闪缩回关节，惧怕触碰和检查；若让其主动活动关节，有时还可勉强地伸屈。检查时一定要注意有无自发痛与活动痛。自发痛即关节不动时或在安静自然位置状态下也痛，有时痛醒，表现为昼轻夜重。

2. 关节肿胀

关节肿胀早期是由于滑膜充血、水肿和关节周围组织水肿引起的；早期关节间隙由于渗出和韧带松弛；中晚期关节间隙变窄是骨的纤维和骨性粘连、融合，以及关节囊收缩所致。由于肿胀关节功能与活动受限，多数患者因剧痛不敢活动，关节活动受限的程度与炎症（肿胀）的程度相关，肿痛愈明显，关节活动受限愈显著。膝部屈曲较难站起，屈膝肿胀，这说明双膝内有较多的炎症渗出物。类风湿关节炎会出现摩擦音，这是由于其关节的血管增生所产生的；活动关节时发出的碎裂声或炎症期关节腔增，而炎症消退后关节囊松弛大，两个关节面互相碰撞而引起。另外，继发的导致关节活动时发生摩擦，也是其原因之一。

3. 下肢水肿

类风湿关节炎患者在中晚期经常会见到踝、跖趾、膝或整个下肢水肿，并伴重感、发紧或胀感和麻木。以下午及傍晚较重，晨起水肿及其伴发症状减轻或消失。这主要是因类风湿引起下肢淋巴循环障碍所致。此外，下肢深部类风湿性结节的压迫与静脉血栓形成的栓塞，也可引起下肢水肿，水肿在炎症控制后会消退。

4. 肌肉萎缩

关节附近肌肉萎缩和肌无力出现的速度较快，有的于 10 ~ 12d 即可发生，数周后多半明显，以伸肌萎缩为著。桡腕关节病变时常见前臂伸肌萎缩；膝关节病变多见股肌与小腿肌萎缩；髋部病变时臀肌萎缩多为骨间肌和大、小鱼际肌萎缩，以大、小鱼际最典型。

一般认为类风湿关节炎时的肌纤维损害与发生的血管炎有关。病变关节周围及肢体的肌萎缩，是由多种因素引起的。例如，关节炎症的刺激传导至脊髓前角引起支配肌肉的神经紊乱的前角细胞及周围神经萎缩，切断脊髓神经后根可防止肌肉萎缩；自主神经功能紊乱引起的肌营养不良，肌肉内血管炎和肉芽肿所致的肌纤维变性、束间纤维化与肌腱断裂；因关节肿痛不活动所致的肌肉失用性变化等。有研究表明，类风湿关节炎时常见横纹肌损害，表现为局灶性肌炎、肌萎缩和变性，肌纤维束减少。

第十节　类风湿关节炎的药物治疗

1. 非甾体抗炎药（NSAIDs）

这类药物主要通过抑制环氧合酶（COX）活性，减少前列腺素合成而具有抗炎、止痛、退热及减轻关节肿胀的作用，是临床最常用的类风湿关节炎治疗药物。非甾体抗炎药对缓解患者的关节肿痛，改善全身症状有重要作用。其主要不良反应包括胃肠道症状、肝和肾功能损害，以及可能增加的心血管不良事件。

2. 改善病情抗风湿药（DMARDs）

该类药物较非甾体抗炎药发挥作用慢，需 1 ~ 6 个月，故又称慢作用抗风湿药（SAARDs）。这些药物可延缓或控制病情的进展。常用于治疗类风湿关节炎的改善病情抗风湿药包括如下几种：甲氨蝶呤（MTX）；来氟米特（LEF）；柳氮磺吡啶（SASP）；羟氯喹（HCQ）。

临床上，对于类风湿关节炎患者应强调早期应用改善病情的抗风湿药。病情较重、有多关节受累，伴有关节外表现或早期出现关节破坏等预后不良因素者应考虑 2 种或 2 种以上改善病情抗风湿药的联合应用。主要联合用药方法包括甲氨蝶呤、来氟米特、羟氯喹及柳氮磺吡啶中任意 2 种或 3 种联合。应根据患者的病情及个体情况选择不同的联合用药方法。

3. 生物制剂

生物制剂是目前积极有效控制炎症的主要药物，减少骨破坏，减少激素的用量和骨质疏松。治疗类风湿关节炎的生物制剂主要包括肿瘤坏死因子（TNF）- α 拮抗药、白细胞介素（IL）-1 和 IL-6 拮抗药、抗 CD20 单抗，以及 T 细胞共刺激信号抑制药等。

4. 糖皮质激素

糖皮质激素能迅速改善关节肿痛和全身症状。在重症类风湿关节炎伴有心、肺或神经系统等受累的患者，可给予短效激素，其剂量依病情严重程度而定。针对关节病变，如需使用，通常为小剂量激素（泼尼松＜ 7.5mg/d），仅适用于少数类风湿关节炎患者。激素可用于以下几种情况：①伴有血管炎等关节外表现的重症类风湿关节炎。②不能耐受非甾体抗炎药的类风湿关节炎患者作为“桥梁”治疗。③其他治疗方法效果不佳的类风湿关节炎患者。

5. 植物药制剂

（1）雷公藤：对缓解关节肿痛有效，是否减缓关节破坏尚乏研究。一般给予雷公藤多苷 30～60mg/d，分 3 次饭后服用。主要不良反应是性腺抑制，一般不用于生育期患者。其他不良反应包括皮疹、色素沉着、指甲变软、脱发、头痛、食欲缺乏、恶心、呕吐、腹痛、腹泻、骨髓抑制、肝酶升高和血肌酐升高等。

（2）白芍总苷：常用剂量为 600mg，每日 2～3 次。其不良反应较少，主要有腹痛、腹泻、纳差等。

6. 塞来昔布

（1）适应证：用于缓解成人类风湿关节炎的症状和体征；治疗成人急性关节疼痛。

（2）用法和用量：类风湿关节炎：推荐剂量为 100mg 或 200mg，每日 2 次。临床研究中的剂量曾用至每日 800mg。肝功能损伤患者：轻至中度肝功能损害患者无须调整剂量，对于重度肝功能损害患者无临床使用经验。肾功能损伤患者：轻至中度肾功能损害患者无须调整剂量，对于重度肾功能损害患者无临床使用经验。老年人：不必调整剂量。儿童：塞来昔布没有在 18 岁以下人群中进行过临床研究。

（3）不良反应：头痛、失眠、便秘、恶心、关节痛、腰背痛、肌痛、外周痛、瘙痒。

（4）禁忌证：本药中因含有磺胺基团，故对磺胺过敏者禁用。

（5）注意事项：哮喘、荨麻疹或急性鼻炎的患者应避免服用。

（6）孕妇及哺乳期妇女用药：目前没有关于妊娠期应用塞来昔布的资料，只有潜在益处大于对胎儿的危害时，妊娠期妇女才可以考虑用塞来昔布治疗。因没有在人体中进行类似研究，故塞来昔布不应用于哺乳期妇女。

（7）药物相互作用：可与格列本脲、甲苯磺丁脲、酮康唑、甲氨喋呤、抗酸药（铝剂和镁剂）、苯妥英钠联合使用。在塞来昔布和华法林或其他类似药物联合应用时，应密切监测其抗凝血作用。

7. 来氟米特

（1）适应证：类风湿关节炎。

（2）用法用量：由于来氟米特半衰期较长，建议间隔 24h 给药。为了快速达到稳态血药浓度，建议开始治疗的最初 3d 给予负荷剂量，每日 50mg（5 片），之后给予维持剂量每日 20mg（2 片）。在使用本药治疗期间可继续使用非甾体抗炎药或低剂量糖皮质激素。

（3）不良反应：用于类风湿关节炎的治疗：主要有腹泻、瘙痒、可逆性肝酶（ALT 和 AST 升高）、脱发、皮疹等。在国外临床试验中，来氟米特治疗 1339 例类风湿关节炎患者中，发生率 3% 的不良事件包括：乏力、腹痛、背痛、高血压、厌食、腹泻、消化不良、胃肠炎、肝脏酶升高、恶心、口腔溃疡、呕吐、体重减轻、关节功能障碍、腱鞘炎、头晕、头痛、支气管炎、咳嗽、呼吸道感染、咽炎、脱发、瘙痒、皮疹、泌尿系统感染等。

第十一节　糖皮质激素治疗类风湿关节炎的利弊

糖皮质质素具有明显的抗炎、抗过敏作用。常用的口服药有泼尼松（强的松）和地塞米松，临床上可选择应用。糖皮质激素对类风湿关节炎患者的发热、关节疼痛、肿胀和晨僵有迅速而显著的治疗作用。但很多资料证明糖皮质激素类药物不能治愈类风湿关节炎、不能制止病情发展，长期服用可导致骨质疏松，无菌性骨坏死；抵抗力降低，胃肠道反应，上消化道出血，合并感染，眼压升高等，而且一旦停药，可使病情加重。

第十二节　类风湿关节炎的其他疗法

外科治疗：类风湿关节炎患者经过积极内科正规治疗，病情仍不能控制，为纠正畸形，改善生活质量可考虑手术治疗。但手术并不能根治类风湿关节炎，故术后仍需药物治疗。常用的手术主要有滑膜切除术、人工关节置换术、关节融合术，以及软组织修复术。

其他治疗：对于少数经规范用药疗效欠佳，血清中有高滴度自身抗体、免疫球蛋白明显增高者，可考虑免疫净化，如血浆置换或免疫吸附等治疗。但临床上应强调严格掌握适应证，以及联用改善病情的抗风湿药等治疗原则。

第十三节　类风湿关节炎的预后

据有关资料报道，在医院确诊为类风湿关节炎的患者中，部分患者经过短暂的病变活动后，不留后遗症而痊愈；部分患者病变缓解后仅留较少的后遗症；少数患者发生不同程度的关节功能丧失和畸形，绝大多数患者不会危及生命。虽然未经治疗的患者预后不同，但并非固定不变，若发病后能在正规医院治疗，急性期患者治愈率较高；对中、晚期患者，可控制病情发展，缓解症状；对有强直畸形的关节可行手术治疗，以矫正畸形，改善关节功能。

第十四节 类风湿关节炎的日常生活训练

一般认为，以下重要原则必须遵守：①尽量在类风湿关节炎的早期进行运动训练。②运动后以次日不感觉疲劳为标准。日常生活训练和步行训练，该法简单，只需尽量从事力所能及的日常活动就可以了。步行训练是根据患者步行能力，按起立、双杠内步行、步行器步行、“T”字杖步行、手杖步行和徒手步行的顺序进行。除此之外，患者可根据自身情况选择其整体或者局部锻炼的种类和方式，有计划地实施。如太极拳，轻体操，跳舞（迪斯科等），行走，散步，快步走，慢跑，爬楼梯或爬坡，爬山，羽毛球，乒乓球，高尔夫球，登自行车或者三轮车，游泳，园艺，游戏等。

第十五节 类风湿关节炎患者的饮食原则

类风湿关节炎患者的饮食应注意全面,不要忌口和偏食。一些食物应限量,但不是忌食。

（1）牛奶、羊奶等奶类和花生、巧克力、小米、干酪、奶糖等含酪氨酸、苯丙氨酸和色氨酸的食物，要少食。这类食物易致过敏而引起关节炎加重、复发或恶化。

（2）少食肥肉、高动物脂肪和高胆固醇食物，因其产生的酮体、酸类、花生四烯酸代谢产物和炎症介质等，可抑制 T 淋巴细胞功能，易引起和加重关节疼痛、肿胀、骨质脱钙疏松及关节破坏。

（3）少饮酒和咖啡、茶等饮料，注意避免被动吸烟，不吸烟，因其都可加剧关节恶化。

（4）少食甜食，因其易致过敏，可加重关节滑膜炎的发展，易引起关节肿胀和疼痛加重。

（5）适量多食动物血、蛋、鱼、虾、蛇肉、豆制品、土豆、牛肉、鸡肉及牛“腱子”肉等含组氨酸、精氨酸、核酸和胶原丰富的食物，以及上述富含高密度脂肪的鱼油及富含微量元素的食物。

第十六节 类风湿关节炎患者宜吃食物及食疗方法

（1）葡萄：味甘，性平，能益气补血，食之使人健壮，尤以葡萄干补力为甚，宜与桂圆肉同煎服。能益肝肾、强筋骨，用于气血两虚之心悸、失眠、神疲、盗汗等。还用于肝肾不足，腰膝酸软、无力。取葡萄干 500g，人参 10g，浸酒 800mL，密封 10d，每次 30～50mL，每日饮服 1～2 次；鲜食或取汁加蜂蜜少许，温开水送服。用于小便不利、水肿、小便短赤涩痛。取葡萄汁、藕汁、生地黄汁、蜂蜜、木瓜各等份，煎为稀汤，于食前服用，每次 60～100mL。

（2）大枣：具有补中益气、养血安神、缓和药性的作用。可作为零食或炖汤食用。常用于类风湿患者的脾胃虚弱、倦怠乏力、血虚、精神恍惚、心神不安等。

（3）核桃仁：具有滋肝补肾、益脑健脾、强壮筋骨等作用。每日食用 2～3 个核桃。

（4）松子仁：具有滋肝补肾、益脑健脾、强壮筋骨等作用。每日食用 3～5g。

（5）栗子：具有补肾壮腰、养胃健脾的作用。适用于类风湿患者肾虚、腰膝酸软者。

（6）新鲜桑椹：为平补肝肾之品。用鲜桑椹 500g，鲜桑枝 2cm 长段，浸酒密封 30d，摇匀，每日饮 20～50mL。有祛风湿、补肝肾、利血脉等作用。

（7）山楂树根（皮）：用山楂树根（或皮）40～50g，煎汤服用，亦可食用山楂果。有舒筋活络的作用。治疗类风湿痹证。

（8）橄榄：取鲜橄榄根或皮 40～50g，洗净煎水内服，亦可食用橄榄果。治疗类风湿痹症，手足麻木等。

（9）桂圆：又称龙眼、桂圆肉。味甘，性平，入脾、心经。是补血益心、长智益脾之要药，入脾经功胜大枣。单用具有益气补血功效。用于类风湿之后期血细胞减少、体质虚弱、贫血等。

（10）山药：具有益气养明、补肾、脾、肺的作用。适用于类风湿病后口渴、乏力、出汗等。

（11）黑豆：具有补肾益阴、健脾利湿、祛风除痹功效。适用于类风湿痹痛，四肢拘挛，肝肾不足。本品与薏苡仁、木瓜同用效果更佳。

（12）枸杞子：适用于类风湿患者肝肾阴虚、头晕目眩、腰膝酸软、身乏无力者，久服可强筋骨、耐寒暑、益精养血，令人长寿。可鲜食，配白菊花泡水代茶，还可与米煮粥食用。

（13）生姜：亦称姜，味辛，性微温。具有解表驱风散寒、温中止呕解毒之功效。生姜中含有一种姜辣素，对心脏、血管有刺激作用，能使心跳加快，血管扩张、血液流动加速，使全身感觉温热、出汗等。类风湿患者可以当蔬菜食用，或菜中作料。还可配以生姜 60g，陈醋 100mL 浸泡后食后。

（14）防风粥：防风 10～15g，葱白 2 根，粳米 50～100g。将防风、葱白水煎，煮取药汁备用。粳米煮粥，待粥将熟时加入药汁，共煮成粥。每日 2 次，趁热服食。可祛风除湿，通经宣痹。适用于类风湿关节炎肢体关节疼痛、痛处游走不定、关节屈伸不利的行痹证。

防风辛、甘，性微温，入膀胱、肝、脾经，有祛风解表、胜湿止痛、祛风解痉、祛风止痒之功，为祛风解表要药。《本草纲目》引王之才语云“防风，得葱白能行周身”。防风同葱白煮粥服食，既是经验之谈，临床亦具效验，治疗类风湿关节炎，相辅相成，疗效倍增。

（15）桂枝粥：桂枝 10g，大米 100g，葱白 2 根，生姜 3 片。将桂枝洗净，放入锅中，加清水适量，浸泡 5 ~ 10min 后，水煎取汁，加大米煮粥，待熟时调入葱白、姜末，再煮一二沸即成，每日 1 ~ 2 剂，连续 3 ~ 5d。可发汗解表，温经通阳。适用于类风湿关节炎骨节酸痛等。

桂枝辛、甘而性温，入心、肺、膀胱经，有发汗解表、温经通阳之功。桂枝加葱白、生姜同用，可增强其发汗解表作用，对类风湿关节炎有良好的发汗解表、温通经脉之功。

（16）二活粥：羌活、独活各 10g，大米 100g，白糖少许。将羌活、独活择净，放入锅中，加清水适量，水煎取汁，加大米煮粥，待熟时调入白糖，再煮一二沸即成，每日 1 剂。可散寒解表，胜湿止痛。适用于类风湿关节炎，头痛身痛，肩臂肢节疼痛等。

羌活辛、苦，性温，入膀胱、肝、肾经，有散寒解表、胜湿止痛之功，对上半身痹痛尤为适宜。独活辛、苦，性温，入肾、膀胱经，有祛风胜湿、散寒止痛、祛风解表之功。《本草正义》言其“为祛风除湿通络之主药”。煮粥服食，对外感风寒、痹阻经脉所致的肢体疼痛麻木、关节屈伸不利、筋脉拘挛等，无论其病程长短，均可选用，尤适用于风寒湿邪痹阻半身以下所致的腰腿疼痛麻木、关节屈伸不利等。《本草纲目》言“羌活、独活皆能逐风胜湿，通利关节”。二者煮粥服食，健脾利湿，祛风通络，可治疗风寒外袭、风湿痹痛，尤可治疗上下半身风湿疼痛。

第九章　感染性关节炎

第一节　化脓性关节炎

一、病因和发病机制

（一）病因学

急性化脓性关节炎的致病菌多为葡萄球菌，其次为链球菌，淋病双球菌、肺炎双球菌则很少见。细菌侵入关节的途径可为血源性，外伤性或由邻近的感染病灶蔓延。血源性感染亦可为急性发热的并发症，如麻疹、猩红热、肺炎等，多见于儿童。外伤性引起者，多属开放性损伤，尤其是伤口没有获得适当处理的情况下容易发生。邻近感染病灶如急性化脓性骨髓炎，可直接蔓延至关节。

（二）发病机制

细菌侵入关节后，先有滑膜炎、关节渗液，关节有肿胀及疼痛。病情发展后，积液由浆液性转为浆液纤维蛋白性，最后则为脓性。当关节受累时，病变逐渐侵入软骨及骨质，最后发生关节僵硬。关节化脓后，可穿破关节囊及皮肤流出，形成窦道，或蔓延至邻近骨质，引起化脓性骨髓炎。此外，由于关节囊的松弛及肌肉痉挛，亦可引起病理性脱臼，关节呈畸形，丧失功能。

二、临床表现和诊断

（一）临床表现

原发化脓性病灶表现可轻可重，甚至全无。一般都有外伤诱发病史。起病急骤，有寒战、高热等症状，体温可达39℃以上，甚至出现谵妄与昏迷，小儿惊厥多见。病变关节迅速出现疼痛与功能障碍，浅表的关节，如膝关节、肘关节和踝关节，局部红、肿、热、痛明显，关节常处于半屈曲位，这样使关节腔内的容量最大，而关节囊可以较松弛以减少疼痛；深部的关节，如髋关节，因有厚实的肌肉，局部红、肿、热都不明显，关节往往处于屈曲、外旋、外展位，患者因剧痛往往拒做任何检查；关节腔内积液在膝部最为明显，可见髌上囊明显隆起，浮髌实验可为阳性，张力高时使髌上囊甚为坚实，因疼痛与张力过高时有时难以做浮髌试验。因为关节囊坚厚结实，脓液难以穿透，一旦穿透至软组织内，则蜂窝织炎表现严重，深部脓肿穿破皮肤后会成为瘘管。

化脓性关节炎急性期主要症状为中毒的表现，患者突有寒战、高热，全身症状严重，小儿患者则因高热可引起抽搐。如早期适当治疗，全身症状及局部症状逐渐消失，如关节面未被破坏，可恢复关节全部或部分功能。若治疗不及时，脓液穿透关节囊，则蜂窝织炎严重并形成瘘管，此时全身与局部的炎症表现都会迅速缓解，病变转入慢性阶段。

（二）诊断依据

诊断主要根据病史，临床症状及体征，疑有血源性化脓性关节炎的患者，应做血液及关节液细菌培养及药物敏感试验。X线检查在早期帮助不大，仅见关节肿胀；稍晚可有骨质脱钙，因软骨及骨质破坏而有关节间隙狭窄；晚期可发生关节骨性或纤维强硬及畸形等，有新骨增生现象，但死骨形成较少。

急性化脓性关节炎应与急性化脓性骨髓炎、风湿性关节炎、结核性关节炎以及类风湿性关节炎相区别。

1. 影像学检查

（1）X线表现：早期只可见关节周围软组织肿胀的阴影，膝部侧位片可见明显的髌上囊肿胀，儿童病例可见关节间隙增宽，出现骨骼改变的第一个征象为骨质疏松，接着因关节软骨破坏而出现关节间隙进行性变窄，软骨下骨质破坏使骨面毛糙。并有虫蚀状骨骼破坏。一旦出现骨质破坏，进展迅速并有骨质增生使病灶周围骨质变为脓白，至后期可出现关节挛缩畸形，关节间隙狭窄，甚至有骨小梁通过成为骨性强直。邻近骨骼出现骨髓炎改变的也不少见。根据全身与局部症状和体征，一般诊断不难，X线表现出现较迟，不能作为诊断依据，关节穿刺和关节液检查对早期诊断很有价值，应做细胞计数，分类、涂片革兰染色找病原菌，抽出物应做细菌培养和药物敏感试验。

（2）CT、MRI及超声检查可及早发现关节腔渗液，较之X线片更为敏感。

2. 实验室检查

（1）化验：周围血象中白细胞计数增高至10×10^9/L以上，多量中性多核白细胞，红细胞沉降率增快，关节液外观可为浆液性（清的）、纤维蛋白性（混的）或脓性（黄白色），镜检可见多量脓细胞，或涂片做革兰染色，可见成堆阳性球菌，寒战期抽血培养可检出病原菌。

（2）关节穿刺：关节穿刺和关节液检查是确定诊断和选择治疗方法的重要依据。依病变不同阶段，关节液可为浆液性、黏稠混浊或脓性，白细胞计数若超过5000/mL，中性多形核白细胞占90%，即使涂片未找到细菌，或穿刺液培养为阴性，也应高度怀疑化脓性关节炎。若涂片检查可发现大量白细胞、脓细胞和细菌即可确诊，细菌培养可鉴别菌种以便选择敏感的抗生素。

（三）鉴别诊断

（1）关节结核：发病比较缓慢，低热盗汗，罕见有高热，局部红肿急性炎症表现不明显。

（2）风湿性关节炎：常为多发性、游走性、对称性关节肿痛，也可有高热，往往伴有心脏病变，关节抽出液澄清，无细菌，愈后不留有关节功能障碍。

（3）类风湿性关节炎：儿童病例亦可有发热，但关节肿痛为多发性，往往可以超过3个以上，且呈对称性。部分病例为单关节型，鉴别困难，抽出液进行类风湿因子测定，阳性率高。

三、治疗

（一）治疗原则

急性化脓性关节炎的治疗必须遵循以下原则：①及早、有效、足量地应用抗生素治疗，以控制、消灭病原菌，杜绝感染源。②受累关节制动。③充分有效脓液引流，降低关节内压力，减少有害因素对软骨的破坏及后遗症。④全身支持治疗，提高机体抵抗力。⑤适时功能练习。

（二）抗生素的治疗

1. 早期及时应用抗生素

在感染的微生物确定前即应使用抗生素，根据滑膜液涂片革兰染色和临床特征来初步估计致病菌。若确定为革兰阳性菌，开始时用抗青霉素酶的青霉素；若抗甲氧西林的金黄色葡萄球菌占优势，用万古霉素；若确定为革兰阴性菌，开始时用氨基糖苷类抗生素和抗假单孢菌青霉素或第三代头孢菌素治疗。一旦确定了细菌，得出抗生素的药敏试验结果后，重新考虑抗生素及剂量。早期应用抗生素不仅可迅速控制感染，还可使病变逆转，减少后遗症。

2. 给药途径

急性期需静脉给药，剂量要足够，疗程10d到2周，每天分几次给药，每次间隔6～8h。抗生素很容易从血液循环中渗透到关节液内。研究表明，毋须将抗生素直接注入关节腔内，滑膜液中也能产生有效的杀菌浓度，从而减少了注入新的感染因子的危险性，还减少了局部药物浓度过高而产生的化学性滑膜炎的可能性，抗生素与血清蛋白结合并不影响药物渗入关节，也不影响关节外给药的功效。当一种抗生素的渗透性较差时，可用其他更易进入关节腔的抗生素，必要时才考虑关节内局部用药，用法为每天1～2次。氨基糖苷类抗生素的作用在pH值为6.5时降低，因此为了使局部用药更有效，必须去除能降低pH值的脓性渗出物。

3. 制订治疗方案

感染的微生物确定后，必须根据敏感试验的结果制定出确切的治疗方案，可继续用最初的抗生素，也可用更适当的抗生素。在滑膜液和血清中测定药物的抗菌作用，需要强调的是，药物必须达到杀菌作用而非抑菌作用，静脉给药须维持到临床体征和关节炎向正常转化为止。治疗过程中，应反复进行滑膜液的细菌培养，若希望延长抗生素的应用，可放置抗生素的皮下贮存器，注入大的中央静脉如锁骨下静脉来持续给药。感染控制后，可口服抗生素。口服后滑膜液中抗生素浓度的高峰值是血清中浓度峰值的60% ~ 80%。若仅口服给药，须用一系列的滑膜液中抗生素浓度测定来监测，早期口服疗效不可靠，因脓毒血症患者常有恶心、呕吐及胃肠紊乱。抗生素治疗宜持续到症状消失后 2 周。

4. 抗生素引起的血清病是药物治疗的不常见并发症

几乎所有的抗生素作为一种半抗原均能发生这种反应。治疗过程中，关节的发热、潮红及皮疹等症状发展时，必须鉴别是感染的反复还是多发性关节炎的血清病，须仔细检查关节内的细菌，做涂片和细菌培养，并做细胞计数和糖水平测定，必要时，换用不同类的抗生素。

5. 感染后滑膜炎

感染性关节炎的组织损伤可由细菌产生的毒性因子直接引起，也可由宿主对细菌抗原的反应间接所致。抗生素的杀菌作用并不能清除细菌的产物，这些物质可长期存在于关节中，使炎症反应持续存在。Yu. D 和 Kuipers 报道由于志贺菌属、沙门菌属、耶尔森菌属和弯曲杆菌属引起的化脓性关节炎与脊柱关节病（例如强直性脊柱炎、赖特综合征）具有相同的临床模式，所以必须注意对感染后滑膜炎的治疗。治疗时可加用非甾体抗炎药，但必须用抗生素治疗数天后才能加用，早期并不提倡应用非特异性抗炎药，因它们有退热作用，为此需严格掌握关节内注射糖皮质激素药物的适应证。培养为阴性，关节内炎症反应持续了几周以及不宜关节切开或做关节镜检查的患者，可考虑关节内注射。抗生素的应用必须持续到滑膜炎症状停止为止。

（三）关节制动

受累关节制动后，可减轻疼痛，使炎症易于局限。化脓性髋关节炎，一般采用牵引方法制动，也可使用髋“人”字石膏固定。化脓性膝关节炎，肘关节炎等肢体中远端化脓性关节炎，可用石膏托固定或用支具固定。支具固定的优点是不影响局部处理，也不像石膏那样，易因浸湿折断，需反复更换，关节应制动于功能位。如果发生强直时，关节会强直于功能位置。

（四）关节引流

化脓性关节炎的治疗原则之一是迅速、完全、充分地引流脓性渗出物，可减少关节腔的压力和破坏，减少毒血症反应。脓液中的有害介质，对关节软骨破坏迅速，引流的目的就是要去除这些有害物质，减少关节的损害。引流能降低关节内压力、缓解疼痛等症状，也能缓解全身毒血症，有时引流是挽救生命的紧急措施。关节引流主要有穿刺引流、单纯切开引流和持续冲洗负压吸引引流 3 种。

1. 穿刺引流

局部麻醉下，在关节离皮肤最浅处，用较粗针头（如 9 号针头）刺入关节，吸除关节液，同时用手轻轻挤压关节周围，使关节液集聚到针头部位，尽可能吸尽所有关节液，再经穿刺针，注入适量生理盐水或林格氏液，用以洗涤关节，抽取注入的液体。如此反复冲洗几次，直到吸出液体转为清亮为止，然后可向关节内注入庆大霉素 8 万 U。在无手术治疗条件时，可用反复穿刺排脓方法，如果关节炎性破坏较轻，不需要作病灶清除，也可以用穿刺方法，向关节内导入 2 根尼龙管，经过尼龙管，一根持续滴入生理盐水，一根持续吸除关节液和注入的生理盐水。

2. 手术引流

适应证如下。

（1）幼儿髋关节的化脓性关节炎，需马上切开引流，因为其他关节炎的关节囊附着于股骨骺相同的水平上，形成封条，阻止化脓物质与骨接触，然而髋关节的关节囊附着于股骨颈的基底，失去了保护机制，而且，股骨头的血液供应松松地围绕着股骨颈，增加了细菌的直接侵入机会，并增加了关节内压力。

（2）诊断延误的化脓性关节炎或一些顽固的细菌如葡萄球菌或革兰阴性杆菌引起的感染。

（3）解剖上引流困难的关节以及难以充分引流的关节。

（4）由关节周围的组织蔓延而来的感染。

（5）合并需要手术的骨髓炎。

（6）穿刺引流不足以关节减压，如粘连或小腔形成阻碍了充分的引流，幼儿拒绝反复穿刺等。

一般治疗 4 ~ 7d 后仍无改善的依据时需做手术引流，手术应彻底清除脓肿和坏死的滑膜，但不能破坏干骺端的血运，保持引流通畅，使关节软骨免于暴露在有毒物质中，因此术后常用负压吸引。

3. 持续冲洗负压吸引

化脓性关节炎诊断一旦确立，就应做关节持续冲洗和负压吸引手术治疗。对某些较表浅关节，如膝关节，在炎症早期，可经关节镜置入冲洗和负压引流管。在多数情况下，均应切开关节，清除炎性病灶，如切除炎性滑膜、刮除肉芽组织、刮除骨脓腔、去除一切失活组织，然后放置二根尼龙管，置管时，注意二根管的侧孔位置，不要使冲洗吸引液发生“短路”，也要防止发生“死腔”闭合关节切口，持续行关节冲洗负压吸引，其目的是在于清除关节内原有坏死组织和去除产生的有害介质，通过冲洗方法还可去除再产生的炎性分泌物，既能闭合关节，又能维持关节不再受有害分泌物危害，最大限度保护关节，开始冲洗时，冲洗液每天需 6000 ~ 10000mL，3d 后，每天 3000 ~ 6000mL；每小时需要 1min 的快速冲洗，用于防止堵塞和洗除可能存在的小的死腔，冲洗应持续 2 ~ 3 周。冲洗时要防止渗漏，冲洗液中是否加抗生素，尚有不同意见，保持持续通畅冲洗，一般可获得满意效果。

4. 关节镜下的引流

关节镜能展示关节腔的各种结构，通过关节镜可冲洗其内容物，并在镜下去除纤维化和坏死组织。关节镜下引流比手术创伤小、可重复，而且关节活动度丧失小。关节镜检查和治疗的优点：关节镜能直观展示关节腔内的各种结构，尤其对关节后面部分的显示比关节切开更清楚。可通过关节镜灌注冲洗其内容物，并在镜下去除纤维化和坏死的组织，可以取滑膜液和组织做培养和组织学研究，更重要的是关节活动度的丧失概率比关节切开小得多。创伤小，必要时可重复此手术，因此穿刺引流失败者以及体质太差不能耐受手术的患者，更应考虑关节镜引流，若邻近关节有广泛的骨髓炎，仍需切开引流和清创。

（五）全身支持治疗

（1）发病时应注意休息、增加营养、纠正水电解质代谢紊乱，必要时少量多次输血或血清蛋白，提高全身抵抗力，减轻疼痛和控制引起关节炎的原发感染灶也非常重要。化脓性关节炎，尤其是对于婴幼儿和年老体弱患者来说，是一种严重的感染。应注意纠正水电解质紊乱，提供热量，保证营养，改善代谢状况等。当关节手术，持续冲洗或开放引流时，会有较多的血液，蛋白质的丢失，此时应少量多次输血，输入白蛋白，补充维生素，加强支持疗法。

（2）其他的治疗原则：急性化脓期患者应将关节保持轻度或中度屈曲位，从而导致关节屈曲畸形，因此宜将关节维持在功能位。Salter 等研究了家兔葡萄球菌性关节炎关节的活动度，发现感染关节用抗生素治疗和切开引流后，石膏制动组的疗效最差，而持续被动运动的关节 X 线表现较正常，软骨细胞和基质丧失较少，胶原、硫酸角质素以及总的氨基已糖含量正常。他们认为持续的被动运动可以预防粘连，增加滑膜液渗出，改善软骨营养，加强脓性渗出物的清除，增加对软骨细胞的刺激以合成软骨基质，因此炎症消退时，须努力恢复运动范围，逐步增加肌肉力量，开始时做被动锻炼，以后改为主动锻炼，负重必须在急性炎症的体征消失以后开始。

感染性关节炎包括非淋球菌性关节炎和淋球菌性关节炎，二者的临床表现与诊断手段不同，因此分别予以讨论。

（六）康复治疗

化脓性关节炎的治疗过程中，应用牵引、石膏固定或支具固定。维持关节于功能位置，炎症消退后，应尽早进行关节功能锻炼，以减少关节粘连和强直的程度，开始运动几次，运动幅度以略感疼痛为准；此后每天运动次数渐增加，运动幅度渐增加。但是早期功能运动，有时有使炎症复发的风险，剧烈疼痛也限制了患者早日运动的企图，其结果是关节强直，甚至于强直于非功能位，半脱位或脱位状态，留下残疾，对于中老年患者，可实施人工关节置换术，但通常要在炎症完全控制后 3 ~ 6 个月才能实行。

（七）饮食指导

1. 减少酸性食物的摄入

正常人的血液呈弱碱性，pH 值为 7.35 ~ 7.45，在这个范围内，各组织的生理功能得到正常发挥。食物的酸碱性不是指食物的味道是酸或是甜，而是指食物在体内新陈代谢的最终产物是酸性或是碱性。米、麦、糖、酒、鱼、肉、禽、蛋及动植物油脂属酸性食物，它们在体内经生物氧化的最终产物是碳酸。某些含硫磷较多的食物，如含蛋氨酸和胱氨酸的蛋白质及磷脂，因在体内会氧化分解成硫酸和磷酸，故也属酸性食物。碱性食物有蔬菜、水果、薯类和海藻（紫菜、海带和海菜等），它们含有丰富的钾、钠、钙、镁等碱金属元素，体内代谢后以离子状态与血液中的碳酸铵根结合，从而增加血液的碱性。

2. 膳食结构要合理

最好以清、淡、素、全为主，如主食以米、面调节占每餐全部饮食总量的 1/3，副食蔬菜 1/3，水果占 1/3 的措施才能避免荤食易产酸，加重对局部组织负担与损害。小儿与老年人要根据生理特点与要求，细心地从饮食上向碱性食物调节。

3. 做到“三低”

在饮食中要做到“三低”：低脂肪、低糖、低盐。

4. 补钙

因患者本身长期卧床，限制了户外活动，阳光照射不足，减少了利用光能转化为身体所需要的钙，也因饮食差，从食物中摄取钙质不足，很易造成钙的缺乏，如患者长期缺钙得不到纠正，就会使血钙自稳系统受损，通过各种机制的作用后，以病患部为主出现“钙搬家”的异常反应，临床上一般称为失用性脱钙或骨质疏松。所以饮食中应增加钙的摄入，以喝猪骨汤为最佳。猪的脊骨、肋骨内所含的宏量元素与微量元素，是最接近人体生理要求的自然成分，如所含的钙、磷、铁、镁、铜、锰等是构成人体骨骼所必需的重要成分，利用猪骨作汤饮，以补充慢性骨炎给患者所造成的营养缺乏或失衡，临床实践证实，它对骨组织的增生性修复或修补性修复最佳，它不会造成某一元素在体内的升高，连锁到其他元素又相对不足的弊端。比单纯为患者补充某一元素或几种元素优越得多。

（八）预后

如在治疗过程中，未采取有效地预防畸形措施，治愈后常有后遗畸形。严重畸形有明显功能障碍，晚期则有关节畸形、病理性脱位、窦道或关节强直等后遗症。髋关节化脓性关节炎，易发生骨髓炎。关节的红、肿、热、痛以及运动范围的改变均可用来分析治疗的反应。滑膜液中白细胞总数进行性减少以及无细菌发现是预后好的表现，相反，细菌持续生长，白细胞水平稳定或升高，宜重新估价治疗方案，淋球菌和某些球菌，如肺炎球菌或链球菌感染，对抗生素治疗的反应迅速，疗程较短，需 2 周或更少；葡萄球菌和革兰阴性杆菌的感染对治疗的反应慢，疗程需延长到数周。正常关节受到抗生素敏感的细菌感染后，只要及时治疗，关节功能可完全恢复，延误诊断超过 2 周，或者治疗方案不正确，关节可发生慢性炎症的病理改变包括软骨和骨的损害，纤维化增加，关节正常机制被破坏，此时应分析治疗失败的原因，重新估计关节内细菌的情况，停用抗生素后再做滑膜液培养，若有活动性滑膜炎，宜 1～2 周后再次培养，并重新制订治疗方案。

第二节　骨与关节结核

一、总论

（一）病因

骨与关节结核是常见病，多继发于肺或肠结核，结核杆菌由原发病灶经血液侵入关节或骨骼。当机体抵抗力较强时，病菌被控制或消灭；机体抵抗力降低时，可繁殖形成病灶，并出现临床症状。一般病程缓慢，偶有急性发作。骨与关节结核是全身性疾病的局部表现，检查时应注意有无呼吸系统、消化系统及淋巴腺等结核。治疗上必须注意全身与局部两方面情况。

骨与关节结核在儿童与青少年发病率最高，但成人也可发生。发生在脊柱的约占50%，负重关节如髋关节、膝关节、踝关节等也较多，上肢如肩关节、肘关节和腕关节较少。

（二）病理及分类

骨关节结核的病理和其他结核一样，可分为三期：第一期为渗出期，第二期为繁殖期，第三期为干酪样变性期。以后出现三种情况：①病灶纤维化、钙化或骨化而愈。②病灶被纤维组织包围，长期静止状态。③病灶发展扩大。

根据病变部位和发展情况可分为单纯性骨结核，单纯性滑膜结核和全关节结核。当病变仅局限于骨组织或滑膜组织时，关节软骨尚无损害，如能在此阶段治愈，关节多能保存。单纯性（骨或滑膜）结核进一步发展，均可破坏关节软骨，而使关节的三个组成部分（骨、滑膜、软骨）同时受累，即为全关节结核。

1. 单纯性骨结核

结核病灶局限于骨组织，多见于脊柱、骨盆、腕骨、跗骨和管状骨两端的松质骨。坚质骨如管状管的骨干，则很少见。发生在松质骨中心部位时，病变特点是骨组织的浸润和坏死，坏死与活骨分离后形成死骨，吸收后形成空洞。发生在松质骨边缘时仅形成局限性骨质缺损。坚质骨结核多自髓腔开始，以局限性溶骨性破坏为主，一般不形成大块死骨。儿童与青少年的骨干结核可有大量的骨膜新骨形成，成人则新生骨很少，而老年人仅见溶骨性改变。

2. 单纯性滑膜结核

多发生于滑膜较多的关节，如膝、髋、踝、肘等关节，病灶在关节滑膜开始，进展缓慢。滑膜感染结核后，其表层充血，水肿，浆液渗出和单核细胞浸润，关节液增多，常呈混浊。以后滑膜由浅红色变为暗红色，表面粗糙，晚期则纤维组织增生而肥厚变硬。如病变逐渐扩散，关节软骨及骨质均受破坏。形成全关节结核。

3. 全关节结核

单纯骨或滑膜型结核进一步发展，除骨与滑膜病变外，关节软骨也发生破坏或被剥离，而发展为全关节结核。关节软骨再生能力很差，一旦破坏，即使病变停止，缺损处也只能被纤维组织修复，失去其原有的光滑面，使关节发生纤维性或骨性强直，从而丧失关节功能，发展成全关节结核后，全身或局部症状均较显著。可有寒性脓肿形成，经组织间隙向他处扩散，有的自行穿破或误被切开，引起继发性感染，窦道经久不愈。

骨与关节结核的破坏与扩散，一般较缓慢，少有新骨增生。骨与关节结核也有其修复过程，即结核性肉芽组织逐渐变为成熟的结缔组织，有的发生骨化，因而关节有纤维强直，少有骨性强直。

对于单纯性骨结核，病灶未侵入关节前即予消除，可防止全关节结核的发生。对于单纯滑膜型结核，早期去除滑膜病灶可防止其发展为全关节结核，并保持关节的一定功能。对于全关节结核，病灶清除和关节融合术可使该关节结核病治愈，保持肢体的一定功能。因此，及时适当的治疗对病理过程常有决定性的影响。

（三）临床表现

1. 全身症状

轻重不一，一般为慢性发病过程，多为低热、消瘦等症状，如合并感染，可有高热，伤口流脓等。红细胞沉降率多增快。

2. 局部症状

发展缓慢，早期多为偶然的关节疼痛，逐渐加重并转为经常疼痛，活动时疼痛加重，有压痛，疼痛可放散至其他部位，如髋关节结核疼痛常放散至膝关节。因此，患者主诉膝关节疼痛时应注意检查髋关节。因活动时疼痛而有肌痉挛，致使关节的自动和被动活动受限，持久性肌痉挛可引起关节挛缩或变形，患肢因失用导致肌萎缩。在晚期因骨质破坏，或骨骺生长影响，形成关节畸形、病理脱臼或肢体短缩等。在脊椎结核因骨质破坏椎体塌陷及脓肿、肉芽组织形成，可使脊髓受压而发生截瘫。脊椎结核和其他关节结核常有寒性脓肿，如穿破可合并感染使症状加重，形成窦道伤口长期不愈。

（四）诊断

诊断主要从以下几方面进行。

1. 临床症状

根据病史、结核接触史及上述全身和局部症状进行诊断。因病程缓慢，应注意早期确诊。

2. X 线检查

早期 X 光照片可无明显改变，以后有骨质疏松、关节间隙变窄，以及骨质破坏和寒性脓肿，但少有新骨形成。必要时应与对侧关节对比。

3. 化验检查

红细胞沉降率多增快。在儿童有可疑时可做结核菌素试验，如 48h 内对 1/1000 结核菌素皮内试验为阴性，可排除结核感染；如临床诊断明确则可不做，以免皮肤反应过强，也可先用 1/10000 结核菌素做皮内注射试验。有关节积液时可做穿刺化验，查结核菌；有时需做培养及动物接种，必要时做活体组织检查。

（五）鉴别诊断

注意与化脓性关节炎、类风湿关节炎等相区别。化脓性关节炎全身症状严重，常有败血症现象，发病急骤，高热，白细胞数增高；局部有急性炎症表现；关节抽液有脓液，显微镜下有脓球、细菌，培养有化脓细菌。类风湿关节炎为多数关节受累，时好时坏，无脓肿形成；关节抽液多为草黄色，无细菌。

（六）治疗

1. 全身治疗

全身治疗主要为全身支持疗法及药物疗法。支持疗法包括增进营养、新鲜空气，适当阳光和患者的精神安慰等。药物治疗主要为适当联合使用抗结核药物，如硫酸链霉素、异烟肼和对氨基柳酸钠等，以同时应用两种为好，可增加药效，并可减少细菌的耐药性。其中链霉素抗结核效果较其他二种为好，但应注意其对第 8 对脑神经的毒性，如耳鸣、晕眩、走路不稳、平衡失调等，如发生耳聋，常不能恢复，故一有症状应立即改药。注意细菌对链霉素的耐药性，故不宜使用过久或剂量过大。一般每日 1g，肌内注射，分二次给药；小儿 15～25mg/（kg·d），分二次给药。成人一般一次疗程可用 30～40g。如需较长时间使用，可用间隙法，每周 2～3g，即间日注射 1g 或 3d 注射 1g。一般宜在病变较活动时或手术前后使用。异烟肼量一般为 100mg 一日 3 次，小儿按 10～20mg/（kg·d），分 3 次给。一般反应较小，可有兴奋、头痛、异常感觉等，甚至四肢麻木，可用维生素 B_6 防治。对氨基柳酸钠（PAS），用量为 3～4g，一日 3 次，小儿 0.2～0.3g/（kg·d），分三次服，不良反应有恶心、呕吐、食欲减退、腹泻、蛋白尿等停药后即好。

2. 局部治疗

应用牵引（主要在髋关节、膝关节）与固定，预防与矫正患肢畸形，保持关节在功能位，需 4～6 个月，如病变主要在滑膜部分，骨质受累较少，应注意争取保留关节的活动功能；用牵引法，保持其关节面分开，以防止其粘连，甚至完全愈合。

3. 手术治疗

在全身支持疗法和抗结核药物的控制下，及时、彻底地进行手术治疗，可以缩短疗程，预防或矫正畸形，减少残疾和复发。应很好掌握手术适应证和手术时机。一般患病早期多用非手术法治疗。在儿童如处理不当，往往发展较快，而适当的治疗，如严格控制负重活动，抗结核治疗、支持疗法等，往往能取得较好效果。要注意手术对患儿的负担大，四肢关节手术要注意影响骨骺的生长。

（1）病灶清除术：此手术是直接进入病灶，完全或近乎完全将病变去除干净。实践证明，此手术可达到缩短疗程，提高治愈率的目的。

第一，病灶清除术的适应证：①病灶内有较大或较多死骨，不易自行吸收。②病灶内或其周围有较大脓肿。③有经久不愈的窦道。④单纯滑膜结核经非手术治疗无效。⑤单纯骨结核，有向关节内突破可能时。⑥脊椎结核合并有脊髓压迫症状时。

第二，手术时机：应视患者全身和局部情况而定。①患者必须有耐受手术的能力，无心、肝、肾、肺等重要器官功能严重损害。②局部无急性混合感染。③经过一定时间的抗痨药物准备，最好是在经过 2 ~ 4 周抗结核药物治疗，全身症状消失或明显好转，红细胞沉降率下降时进行手术。

第三，病灶清除术要点：单纯性滑膜结核，经手术去除病变的滑膜，术后牵引和固定一段时间，多能获得治愈并保全一定的关节功能。如病灶仅局限在骨内，可只做病灶清除，去除死骨、结核肉芽组织、脓汁等。在全关节结核，切除病变的滑膜，软骨及骨组织，消除死骨，结核性肉芽组织、脓汁等，有合并感染的还需要切除窦道及邻近瘢痕组织。

（2）关节融合术：晚期全关节结核导致关节严重广泛破坏已不能恢复活动功能，用手术方法清除病灶后固定于功能位，有内固定作用，病变得到治愈，关节不痛。

髋、膝、肩、踝等关节的结核，如无合并感染，常在病灶清除后同时纠正畸形，融合关节于功能位。脊椎结核病灶清除后，于二期做后路融合手术。但如脊椎结核骨质破坏较少，无明显死骨，脓肿及窦道者宜在药物治疗下只做脊椎融合术。在肘关节，为要保持关节的活动度，只做病灶清除，关节切除即可。

如有合并感染（如有窦道），不应在清除病灶的同时做关节融合术，以防化脓感染的扩散，应在伤愈一段时间后，再考虑融合术。

（3）寒性脓肿的处理：为了防止自行突破引起合并感染及压迫器官，可采用反复抽吸法，即在局部浸润麻醉下，用较粗针头在较高位置穿入，经过一段正常组织，再穿入脓腔尽量抽吸脓汁，注入 1g 链霉素，封盖伤口，防止因穿刺而导致窦道形成。

较大寒性脓肿需手术治疗，切开脓肿，吸尽脓汁，沿脓腔探至骨关节病灶，清除死骨、肉芽组织、脓肿壁等。注入青霉素、链霉素后缝合伤口，继续按所在的骨关节结核治疗。

（4）纠正畸形：如关节结核愈后骨性强硬，有严重畸形，应考虑截骨术纠正畸形。

（5）截肢：如患部骨关节广泛病变，合并感染，致患部完全失去功能，经慎重考虑后施行截肢。例如足部跟骨、距骨、舟骨等广泛结核破坏合并感染，足部严重畸形，使足完全失去功能，可考虑小腿截肢，配带假肢。在上肢极少考虑截肢。

二、脊椎结核

脊椎结核约占骨关节结核总数的一半，其中以儿童和青少年发生为最多。所有脊椎均可受累，但以腰椎为多见，胸椎次之，颈椎较少，骶椎中 S_1 较多，负重损伤为一诱因。

（一）病理

脊椎结核病变多发生在椎体，少数在椎板、椎弓、棘突及横突。

1. 中心型或幼年型

小儿椎体周围软骨成分多，中心骨化部分病变发展后可有塌陷早期椎间隙尚在。

2. 边缘型

边缘型又称骨骺型或成人型，发生在较大儿童或成人，起于椎体上缘或下缘的骨骺，病变常迅速破坏椎间软组织，使椎间隙狭窄或消失，上下椎体相连。

3. 前侧型或骨膜下型

前侧型或骨膜下型也在成人发生，位于椎前韧带下，常扩散累及上下邻近脊椎。

4. 附件结核

附件结核如横突、椎板、椎弓根或棘突结核，较少见。

椎体病变因循环障碍及结核感染，有骨质破坏及坏死，有干酪样改变和脓肿形成，椎体因病变和承重而发生塌陷，使脊柱形成弯度，棘突隆起，背部有驼峰畸形，胸椎结核尤为明显。由于椎体塌陷，死骨、肉芽组织和脓肿形成，可使脊髓受压发生截瘫，发生在颈椎及胸椎较多。骨质破坏，寒性脓肿在脊椎前纵韧带下形成，可穿过韧带至脊椎前筋膜间隙，因重力关系可扩散至远离病变的部位。颈椎结核脓肿可出现在颈椎前使咽后壁隆起，可引起吞咽或呼吸困难；在颈部两侧可出现在胸锁乳肌后缘的皮下。胸椎结核常形成椎前和椎旁脓肿，也可出现在后纵隔区或沿肋间向胸壁发展；向椎管发展可引起截瘫。腰椎结核脓肿常至盆腔，形成腰肌脓肿，沿髂腰肌向下蔓延到腹股沟或股内侧，从股骨后达大粗隆，沿阔筋膜张肌和髂胫束至股外侧下部；或向后蔓延到腰三角区。这些脓肿，因为没有急性炎症的表现，称为寒性脓肿。脊椎结核在好转过程中，病变的破坏性产物，如脓肿、死骨等可逐渐被吸收，同时有纤维组织充填修复，最后形成纤维愈合和骨性愈合，病程很长。但通过积极治疗，可使病程大为缩短。

（二）临床表现及诊断

除具有一般症状外，尚有以下特点。

（1）早期有贫血，体重减轻，容易疲乏，背（腰）部疼痛及放散痛，疼痛主要在脊椎病变部位，发病初期不重，随病变发展而加剧，休息后可减轻或暂时消失。不同部位的病变还可引起各种转移痛。承重、行走和脊柱活动时疼痛加剧。

（2）肌肉痉挛及运动障碍。脊柱活动受限是机体的一种保护性作用。儿童因熟睡后肌肉松弛，腰部稍动即引起疼痛，出现“夜啼”。颈椎结核患者常用两手托住头部腰椎结核患者腰部僵直如板，拾物时不敢弯腰而屈髋、膝（拾物试验阳性），防腰背活动疼痛。

（3）晚期常有背部畸形和寒性脓肿。脓肿穿破后发生合并感染和窦道。

（4）截瘫。未经适当治疗的患者，晚期有脊髓受压，出现部分或完全截瘫。这是危害患者的严重合并症。

（5）X 线检查可显示不规则的骨质破坏，椎间隙变窄或消失，椎体塌陷、空洞、死骨和寒性脓肿阴影等征象。

检查时应注意有无其他病灶，如肺结核、生殖泌尿系统结核等。

（三）治疗

脊椎结核是全身结核的一部分。为了尽早治愈全身和局部结核，必须充分发挥医护人员和患者的主观能动作用，积极增强患者机体的抵抗力，使矛盾向有利于机体方面转化。应用支持疗法、药物疗法，必要时手术清除病灶、融合脊椎，使患者早日恢复健康。

1. 非手术疗法

（1）卧床使病变脊椎不承重，是防止病变发展、严重畸形和截瘫的必要措施，卧前后石膏床或硬床均可。在病灶活动期必须坚持卧床，否则，病变的椎体在承重（坐、立或行走）情况下，将加速破坏、塌陷，形成严重畸形，甚至发生脊髓受压造成截瘫。在发育较快的儿童，尤其造成严重驼背畸形，并可发生截瘫（在儿童成长后，因脊柱发育受影响和脊髓受压而发生截瘫）。在儿童尤需坚持卧床，常需数年时间。卧床期间可适当进行四肢运动和背部肌肉收缩活动。

（2）加强营养，增强机体抗病能力。

（3）抗痨药物的应用：链霉素、异烟肼和对氨柳酸钠综合应用，效果较好，可减少细菌对药物的耐药性。对活动期患者和手术前后，应给予链霉素（0.5g 肌内注射，每天 2 次，共 30 ~ 40g）及异烟肼（100mg，每天 3 次），其他时间，根据情况，可间隙使用链霉素、异烟肼及对氨柳酸钠（3 ~ 4g，每天 3 次），3 ~ 6 个月。

（4）病变愈后逐步增加活动，要防止脊柱过多承重，以免病情反复。病变愈合的标志是腰背局部疼痛和压痛消失，全身健康良好，体温、脉搏和红细胞沉降率等正常，X 线显示骨愈合良好。

2. 手术疗法

在适当情况下应采用手术疗法，以达到治愈病灶，缩短疗程和恢复机体功能的目的。根据病情选用脊柱融合、病灶清除、脓肿切除或刮除、窦道切除等手术。一般有明显椎体破坏和寒性脓肿或大块死骨，多采用病灶清除和脊椎融合术；如病灶局限，骨质破坏少，亦可只采用脊椎融合术。对小儿患者手术要慎重，一般以非手术疗法为主，但必须坚持卧床，防止承重走路，必要时采用脊椎融合术及病灶清除术。

3. 合并症的治疗

（1）寒性脓肿的治疗：如脓肿过大，宜先用穿刺法吸出脓汁，注入链霉素，以免脓肿破溃和发生继发性感染以及窦道形成。在适当时机应尽早进行病灶清除术和脓肿切除或刮除。

（2）截瘫的治疗：脊椎结核合并截瘫的约有 10%，应贯彻预防为主的方针，主要措施为脊椎结核活动期坚持不负重，坚持卧床和抗结核药物治疗等。如已发生截瘫，应早期积极治疗，大多可以取得良好的恢复。如失去时机，后果是严重的。如已有部分瘫痪，一般多先行非手术治疗，按截瘫护理，绝对卧床，进行抗结核药物治疗，改善全身情况，争取最好的恢复；如 1 ~ 2 个月后不见恢复，应尽早手术解除张力，如截瘫发展很快，甚至完全截瘫，应尽快手术，不宜等待。在颈椎结核合并截瘫，或有寒性脓肿，应早行手术，可在颈部前侧做切口，在胸锁乳突肌前侧与颈总动脉颈内静脉之间（或在颈动脉鞘之前）进入，显露和清除病灶，必要时一次处理两侧。在胸椎手术多采用肋骨横突切除病灶清除术，或行椎前外侧前灶清除减压术，待截瘫恢复，一般情况好转后，再做脊椎融合术，使脊椎稳定。

三、骶髂关节结核

骶髂关节结核不多见，在儿童很少发生，多发于15岁以上青壮年，女性较多。

（一）病理

开始多为骨型结核，发生于骶骨或髂骨，然后扩散至关节。大多数有脓肿形成，多数发生在关节后部，有时发生在腹股沟，臀部或会阴部，在盆腔内少见，如骶骨破坏严重，也可在盆腔髂腰肌部位。常因脓肿张力大自行穿破形成窦道。

（二）临床表现与诊断

发病一般较脊椎结核缓慢，往往先发现脓肿、疼痛及压痛，又往往因脓肿破溃减压，疼痛减轻而延误诊断。有下背及患侧骶髂部疼痛。也可有“坐骨神经痛”即转移痛至患侧臀部及股外侧。但与腰椎间盘突出症状不同，不放散至小腿及足部，感觉无改变，活动时疼痛加重，如翻身、坐久、上下楼、弯腰、下蹲等，站立时一般身体向健侧倾斜；走路时不敢跨大步。仰卧位常感骶髂部疼痛。

检查时在站立位脊柱前弯、后伸及侧弯均受限，并有局部疼痛，但坐位时活动较好。卧位直腿抬高试验，患侧受限并有局部疼痛。压挤或分离髂骨时患部疼痛，骶髂关节患部有压痛，可有寒性脓肿或窦道。直肠指检有时可摸到局部脓肿及压痛。

X线照片检查对早期诊断很重要，需照骶髂关节正位及斜位（关节的矢状面），可见骨质破坏、死骨及空洞形成等。

鉴别诊断：注意与骶髂劳损，椎间盘突出症，腰椎结核和髋关节炎症等鉴别。

（三）治疗

由于无需考虑骶髂关节的活动度，为了缩短疗程，常采用病灶清除术及关节融合术，在病的早期无死骨或脓肿形成，可只做关节融合术（从关节后部），术前宜预制前后石膏床。

如病灶局限于骶骨或盆腔内脓肿，应采用前显露法，将腹膜连同输尿管牵向对侧，可见髂总动、静脉及脓肿。脓肿位于血管外侧及髂肌内侧，切开脓肿壁，清除脓汁、肉芽组织、干酪样物质及死骨等，可见脓肿与骶髂关节相通的病变处，适当扩大显露，进一步清除病灶，刮除脓肿壁肉芽组织，冲洗后，伤口内放入青霉素、链霉素，缝合伤口。注意勿损伤腰丛神经。

如病灶局限于髂骨，脓肿在后部，应采用后显露法显露髂嵴后部、髂后上棘，沿髂骨外板后缘向外下分离臀大肌，至坐骨大切迹稍上，对正骶髂关节病变部位，凿下大小适当长方形的髂骨一块，以显露骶髂关节及病灶，彻底清除脓汁、肉芽组织、干酪物质及死骨等，冲洗伤口置入青霉素、链霉素。如无窦道，应利用取下骨块或髂骨后部取骨植入一次融合骶髂关节。

如前后均有脓肿，可分次手术，先处理前部，1～2 个月后处理后部，并做关节融合。

四、髋关节结核

髋关节结核占骨关节结核的 20%～30%，多发生于儿童。

（一）病理

初起病灶以骨型为多见，滑膜型较少。骨型病灶多起于髋臼或股骨头，逐渐扩大，穿入关节，形成全关节结核。滑膜型病灶，也可扩散破坏关节软骨、股骨头、颈和髋臼，成为全关节结核。病灶常有干酪样物和寒性脓肿形成，并可向腹股沟区或大粗隆处穿破，引起窦道和合并感染。由于股骨头、髋臼进行性破坏和屈曲、内收痉挛，可使关节发生病理性脱位。病变静止后，有纤维组织增生，使关节形成纤维性强直或骨性强直，常呈内收和屈曲畸形。病变自愈的病程很长，且不可避免地发生广泛破坏和畸形，必须积极地提供转化矛盾的条件，排除不利因素，转化病理过程，使患者早日恢复健康和肢体功能。

（二）临床表现及诊断

1. 临床表现

（1）疼痛：早期症状为髋部和膝部疼痛（沿闭孔神经向膝部放散），儿童患者主诉常为膝部疼痛，要防止误诊为膝关节病变。检查时病变的髋关节有活动受限和疼痛，疼痛随病变的发展而加重，活动时加重。

（2）肌痉挛：由于疼痛引起的肌肉痉挛，有防止肢体活动的保护作用。儿童常有夜啼，长期痉挛和失用的结果使肌肉萎缩，股四头肌萎缩尤为明显。

（3）畸形：由于肌痉挛的结果，髋关节有屈曲、内收挛缩畸形，托马氏征（Thomas）阳性，并可引起髓关节半脱位或全脱位，肢体相对变短。在儿童如有骨骺破坏影响生长长度，肢体短缩更明显。由于疼痛，骨质破坏，畸形和肢体变短，患者有不同程度的跛行，甚至不能走路。

（4）压痛：髋关节前部和外侧有明显压痛。虽感膝关节疼痛，但膝关节检查无异常。

（5）窦道形成：晚期常有窦道形成，大多在大粗隆或股内侧，关节有合并感染。

（6）X 线检查：局部早期有股骨头及髋臼骨质疏松，以后因软骨破坏关节间隙变窄，骨质可有不规则破坏，有死骨或空洞，甚至股骨头、颈完全破坏，但少有新骨形成，可有病理脱位。

2. 诊断

诊断要点：要结合病史、全身和局部症状、红细胞沉降率、照片等情况进行分析。注意与化脓性关节炎和类风湿性关节炎鉴别。类风湿性关节炎常为多关节受累，晚期可有关节僵硬，但无骨质破坏病灶。

（三）治疗

（1）对髋关节结核的治疗，首先要着重全身治疗，改善全身情况，增强机体的抵抗力。

（2）在结核病灶活动期和术前、术后，应用抗结核药物。

（3）牵引：可纠正肌肉痉挛引起的关节畸形，用持续皮肤牵引，早期纠正部分或全部屈曲挛缩，用牵引法保持关节面分离，以防粘连。

（4）手术治疗。

1）在全关节结核由于关节病变广泛，非手术疗法很难治愈，且不可避免地要发生关节强硬和畸形，在全身情况改善后，应争取早期手术治疗，不仅可清除病灶，缩短病程，且可纠正畸形，融合固定关节于功能位，有利于早期恢复健康和负重行走，术后用髋“人”字石膏固定约 3 个月。

2）在滑膜型或早期全关节结核，尤其在儿童患者，如关节面大部完好，在切除滑膜病灶或骨病灶时，注意术中勿使关节脱位，以免影响股骨头循环，不做融合术，术后继续牵引及抗结核药物治疗，在不承重的情况下早期活动，可保全关节部分或大部活动功能。

3）在单纯型骨结核，应手术清除结核病灶，以免病灶穿入关节形成关节结核。

以上手术，术毕均在关节内放链霉素 1g，如有窦道，同时放青霉素 40 万 U。

五、膝关节结核

膝关节结核发病率也较高，仅次于脊椎结核和髋关节结核，约占骨关节结核的 10%。

（一）病理

初起时大多为滑膜型，骨型病灶多在胫骨上端或股骨下端，均可扩散为全关节结核。滑膜肥厚充血，颜色稍灰暗，呈半透明状，有的部分显示豆渣或豆腐乳样，可有积液和粘连，肉芽组织蔓至软骨面上，有的可因摩擦力而脱落，露出骨面。如骨骺破坏，可引起肢体短缩畸形。由于膝关节周围缺少肌肉覆盖，肌肉萎缩，肿胀明显，关节呈梭形肿大。脓肿较易穿破形成窦道，病程很长，很难自愈，多需手术治疗。

（二）临床表现及诊断

起病缓慢，早期症状不明显，可有轻度关节肿胀，活动受限，往往发病较长时间后方就诊，常在初诊时就发现全关节结核，病情发展后，肿胀明显，肌肉萎缩，关节间隙狭窄，骨质破坏，活动受限，伴有疼痛和压痛。晚期由于疼痛而有肌肉痉挛，导致膝关节屈曲挛缩和内、外翻畸形。常有窦道形成，合并感染。由于疼痛和畸形，患者有跛行，甚至不能走路。

诊断应根据临床表现、体温、红细胞沉降率、X 线检查，必要时及时做活体组织检查，动物接种以确定诊断。注意早期确诊，有时股淋巴结肿大，有结核病变，做活检对诊断膝关节结核有一定意义。应与创伤性，化脓性以及类风湿关节炎相区别。

（三）治疗

（1）支持疗法和抗结核药物治疗，改善全身健康情况。

（2）早期卧床及牵引，可迅速减轻症状，用皮肤牵引使关节伸直。

（3）滑膜型结核早期，关节内注射链霉素，每次1g，每周1～2次，约12周，如无效，应早期手术。

（4）手术疗法。①骨型结核应及早去除病灶，以免向关节扩散。②滑膜型结核，如大部分软骨完整，可做病灶清除术，去除病变滑膜、髌上脂肪，软骨面上肉芽，如半月板受累也需切除，术毕完全止血，置患肢于托马氏夹板上，用皮肤牵引，保持关节伸直。以后逐渐活动关节，但休息时要保持伸直，抗结核药物持续半年，在儿童多能保全关节的一定活动度。③全关节结核，骨质有明显破坏，应在彻底清除病灶后融合膝关节于功能位。在儿童应融合在膝关节伸直180°位，注意勿伤骨骺。

六、踝关节结核

（一）病理

骨型较多见，可扩散至滑膜，也可先发生在滑膜，再扩散为全关节结核。局部软组织较少，常穿破合并感染，形成窦道。

（二）临床表现及诊断

除全身症状外，局部早期有疼痛及跛行。踝部活动受限，小腿肌肉萎缩，局部有肿胀和压痛。晚期多有马蹄足（跖屈）畸形及窦道形成。

X线可见邻近骨质萎缩和破坏，关节间隙狭窄，边缘不整齐。必要时可做活体组织检查，以确定诊断。

（三）治疗

早期轻度病变可用短腿石膏固定和抗结核药物治疗。滑膜型结核可做滑膜切除术。骨型结核宜及早去除病灶，局部植骨。全关节结核应在彻底清除病灶后，融合踝关节于功能位。

第三节 莱姆病

莱姆病（Lyme disease）是一种自然疫源性疾病，其病原体为伯氏疏螺旋体，传播媒介为硬蜱。症状早期以慢性游走性红斑为主，中期表现神经系统及心脏异常，晚期主要是关节炎。

发病初期多有典型皮肤损害—慢性游走性红斑（ECM），同时伴有头痛、发热、寒战、疲乏不适、局部淋巴结肿大等症状，后期表现为神经系统、循环系统、运动系统等呈间歇性、交替性出现的各种损害。具有分布广、病程长、病死率较高等特点。如能早期诊断、早期治疗常可痊愈，否则会出现严重并发症。该病多发于气候温和的夏季，患者多在林木茂密地区野外活动时被蜱叮咬而感染，因而，几种嗜血硬蜱是主要传播媒介，一些脊椎动物如鼠、鹿、狗、兔等是其主要宿主。

一、流行病学

（一）传染源

某些脊椎动物被认为是莱姆病的重要传染源。不同地区传染源的种类有所不同。在北美，白足鼠和白尾鹿被认为是重要传染源，一些宠物和牲畜如狗、马、羊、牛等因与人类生活紧密相连，也引起广泛关注。在欧洲，白尾鹿被认为是重要传染源，狗也与一些地区该病的流行有关。我国已从黑线姬鼠、白腹鼠、社鼠、小家鼠、嗣婧、野兔及患者体内分离出病原体，一些家畜的感染率也很高，但作为传染源的意义如何尚需进一步调查。

（二）传播媒介

本病主要是通过节肢动物蜱的叮咬在宿主动物与宿主动物及人之间造成传播的。通过其他途径如母婴垂直传播、直接接触传播和节肢动物为媒介传播少见。一些近缘硬蜱被认为是本病的主要传播媒介。

（三）易感人群

不同年龄的人群对本病普遍易感，但其感染率与被蜱咬的概率有关。因此本病的发病对象主要是经常被蜱叮咬的人群，在我国以森林工人、山区居民和野外工作者发病较多。

二、发病机制

一般认为，莱姆病由蜱传播的伯氏疏螺旋体引起，组织学检查见皮损中央有真皮及表皮损害，但在周围皮损仅见真皮损害，支持该病与节肢动物蜇刺有关。故可推测螺旋体进入人体的途径是从蜱唾液注入人体皮肤或血流，或通过蜱的排泄物黏附于人体皮肤后进入。孵化 3～32d 后，此种微生物向外游走至皮肤，引起 ECM 损害，通过血液至各内脏器官，引起脑、心、肝等的损害，至其他部位皮肤时，可引起多种多样的继发性皮损。在上述假设中认为本病发病的全过程始终存在着活的病原体并由此致病。但也有人认为，在患者的关节液里存积了病原体、机体产生的相应抗体并与补体结合而形成的免疫复合物。此复合物吸引中性粒细胞，后者释放多种酶，这些酶不仅对复合物起作用，也会引起关节、骨骼和软骨组织的炎性反应。除此之外，还有人认为病原体外膜中的脂多糖刺激巨噬细胞产生白细胞间质素，也可引起某些炎症反应。

三、临床表现和诊断

本病是多器官、多系统受累的炎性综合征，且患者可以某一器官或某一系统的反应为主。本病还具有潜伏期长、病程长，早期临床表现和中晚期临床表现可间隔较长时间等特点，因此本病的临床表现复杂，不同患者可以完全不同的临床表现就诊。也因为如此，除目前国际上公认的命名是莱姆病外，还有许多其他命名，如游走性红斑（EM）、慢性游走性红斑（ECM）、慢性萎缩性肌皮炎（ACA）、慢性脑脊髓炎、良性淋巴细胞增生症、慢性游走性红斑性关节炎、少年类风湿性关节炎、莱姆关节炎等。

（一）早期临床表现

患者常有全身不适，疲乏、头痛、发热、寒战、项强直、关节疼痛、淋巴结肿大和嗜睡等症状。与流感或流感伤寒型钩端螺旋体病的症状相似，常被误认为感冒。乏力是最常见也是患者感觉最突出的症状，患者体温多呈间歇性低热，儿童可高热和呈持续性，皮损近心端的淋巴结可肿大，甚至出现全身淋巴结肿大。

（1）原发性 ECM 蜱咬部位出现一红色斑疹或丘疹，一周后（3 ~ 32d）渐渐扩大，呈环形向四周移行，其中央呈致密红斑或硬结或疱疹或坏死或在消退前由红色变为蓝色。该环周边鲜红，一般不高出或略高出皮肤，有人形象地把这种典型的 ECM 称为“牛眼型皮疹”，大腿、腹股沟、腋下是最为常见的部位。

（2）继发性 ECM 原发性 ECM 发生数天后，约半数人出现继发性 ECM。继发性 ECM 数量可多可少，个别患者竟超过 100 个。继发性 ECM 的皮损与原发性 ECM 类似，但常较小，移行变化不大，缺乏硬结中心。除掌部皮肤外，任何部位均能发生，若经有效的抗生素治疗，ECM 常在 4d 左右消退。未经治疗者 ECM 可持续 1 个月左右后消退，但以后仍可复发。冷、热或日光等因素可诱其复发。

（二）迟发性临床表现

在早期症状出现数周或数月后可出现运动系统、神经系统、循环系统受损的症状，少数患者还可有消化系统、呼吸系统、泌尿生殖系统受损的症状，这些症状和体征多呈间歇交替性发作，一段时间内可只以一种症状为主。

（1）运动系统症状：关节和肌肉僵硬、疼痛是莱姆病患者的常见症状，肌肉痛可以是多肌群如大腿和上下背部肌肉疼痛，也可以是单一肌肉如腓肠肌、股四头肌疼痛，重者出现痉挛性疼痛，体检时肌肉可有压痛，少数患者出现手部或全身僵硬，极少数患者出现肌萎缩。关节炎是莱姆病的重要表现之一。就诊的莱姆病患者中约 50% 发生关节炎。关节炎的发作是间歇性的，多有较明显的季节性，冬春两季发作者较多，间歇期多为半年左右，但也可长达 10 年。关节炎的持续时间可长可短，短则月余，多则十数年，一般持续 5 ~ 10 年，抗风湿治疗效果不佳。受累关节数量不等，可为一个或数个关节同时受损，以双膝多见，也可是单膝和其他关节损害，偶见于指、趾等小关节，多数关节炎呈游走性，移行时间 2 ~ 30d 不等。关节炎多表现为自发性关节痛，可以忍受，少数患者发作时疼痛剧烈，妨碍行走。多数患者无关节红肿现象，少数患者可有轻微关节肿胀，但关节积液不明显。

（2）神经系统症状：神经系统的损害以脑膜炎、脑炎、神经根炎、局部颅神经炎最常见，患者因此可出现神经系统各种症状。

（3）循环系统症状：多数人都有程度不同的循环系统症状，最常见的表现为晕厥、头昏、气急、心悸、心动过速或过缓，少数患者出现胸骨下痛。

（三）实验室检查

本病可见红细胞沉降率增快，天门冬氨酸转氨酶、丙氨酶转氨酶和乳酸脱氢酶增高，少数人血常规可有轻度、中度贫血，白细胞增多等。其特异性诊断包括血清学检查，如检测特异性抗体 IgG 和 IgM，病原学检查如直接检查和分离培养伯氏疏螺旋体、检测伯氏疏螺旋体独有的 DNA 序列等。

四、治疗原则

伯氏疏螺旋体对一些常用抗菌素如青霉素、四环素、红霉素等敏感。使用这物常可收到很好的疗效。

（一）早期病例

有人用青霉素 G 治疗，每日 4 次，每次 25 万 U，10d 为一疗程，可明显缩短 ECM 病程（平均 4d 即消失），并可减少关节炎的出现。也有人用大剂量青霉素治疗，每日 640 万 U 静脉滴注，直至 ECM 消退。也可用苯氧甲基青霉素治疗每日 4 次，每次 500mg，10 ~ 20d 为一疗程。

（二）幼儿病例

幼儿则根据体重计算，可按 50mg/（kg · d），最低每天不少于 1g 使用。

（三）晚发病例

对莱姆病迟发性病例，采用大剂量青霉素治疗，每日 1000 ~ 1200 万 U 静脉滴注，14d 为一疗程，一般 1 ~ 2 个疗程可有较好疗效，有脑膜炎症状和脑炎症状者疗程较长，有面瘫者需辅以针灸或其他康复方法，方可治愈。头孢三嗪：每日 2g 溶于 40mL 生理盐水中于 10 ~ 15min 内静脉滴注。本药半衰期长。

第十章　结核性关节炎

自从出现有效的抗结核药物后，结核病的发病率逐年下降。但是，近年来由于多种因素的影响如艾滋病的流行、人口老龄化、滥用药物及酗酒等，尤其是对多种药物耐药的特殊菌群的出现，使结核病发病率近年又呈上升趋势。骨关节结核占总结核病的 1% ~ 5%，在肺外结核中占第 4 位。关节结核目前在我国发病率仍较高，尤其好发于儿童和青壮年。本病易损害骨和关节而造成残疾。肢体关节结核通常为慢性单关节炎，髋、膝、肘和腕等关节均可受累，早期诊断和尽早合理治疗对改善预后甚为重要。

第一节　结核性关节炎的病因与病理

几乎所有骨和关节结核都是继发性的，约 95% 源于肺结核。结核菌主要通过血液、淋巴液或直接由原发灶蔓延到达骨与关节。结核菌可暂时潜伏下来，待机体免疫力低下或其他不利因素如酒精中毒、长期应用激素或免疫抑制剂及药物滥用等存在时，迅速繁殖致病。病灶好发于血运差、劳损多和生长活跃的松质骨，常累及脊柱关节、髋关节和膝关节。

骨结核病变以浸润及坏死为主，坏死骨组织与周围骨分离后形成游离死骨，脓液到达骨膜下，刺激骨膜形成新骨，久之形成葱皮样增生。病灶扩展至软组织，可形成所谓寒性脓肿，若脓肿向体外或空腔脏器穿破，则形成窦道或内瘘。骨结核蔓延突破关节软骨侵入关节腔。滑膜感染后，出现充血、肿胀、炎细胞浸润和渗液增加，此后滑膜增厚，表面变粗糙形成绒毛乳头状增生，乳头内表层和深层可见结核结节及干酪样坏死。滑液内凝固的纤维素可形成许多米粒大小的小粒。滑膜结核或骨结核进一步发展成全关节结核，造成软骨破坏和脱落，后期发生纤维性骨强直或关节畸形。

第二节　结核性关节炎的临床表现

本病起病隐袭，患者常有低热、盗汗、心悸、失眠、倦怠及体重减轻等结核中毒症状。关节表面皮肤紧张、变薄、触之不热而有僵硬感。关节疼痛多较轻微，活动后加剧。儿童、老年人以及营养不良者本病多见，主要侵犯脊柱、髋关节和膝关节。

一、脊柱结核

发病率最高，约占全身骨关节结核的46.7%，年轻人居多。其中腰椎结核最多，胸椎次之。脊椎结核早期变化位于脊椎的前缘和椎间盘，症状较少，不易诊断。患者可有受累椎体周围肌肉痉挛、脊柱运动障碍及功能性强直。颈椎结核时，患者不能仰头，有时用双手托住下颚，以防颈椎向前或向后过度活动。腰椎或胸椎结核患者不能弯腰，拾物试验阳性。局部疼痛不明显，偶尔神经根受刺激后，患者有上、下肢或胸壁放射痛，咳嗽并在大小便用力时疼痛加剧。一般在关节结核发生半年以后，病变附近可有寒性脓肿形成，破溃后有清稀脓液流出，内有干酪样坏死物，窦道经久不愈。椎旁脓肿可流入腹股沟或锁骨上窝并在局部出现肿块。若破入椎管或肉芽组织侵入前方而使脊髓受压，轻者尿便可略有失禁，重者可发展为截肢。

二、髋部结核

包括髋臼、股骨头、股骨颈和大转子的单纯骨结核、单纯滑膜结核和大转子滑囊结核、全关节结核以及合并感染的髋关节结核。患者早期症状不明显，经过 1d 活动后，下午或睡前略感髋部不适，偶见跛行。体格检查可能无阳性所见。因此有上述症状的小儿，尤其有结核接触史者，应仔细检查，询问下午发热、夜间啼哭的病史。肺部和髋部 X 线片检查是早期诊断的重要依据。髋关节运动的检查必须与健侧对比。病变发展到晚期诊断比较容易，常伴大腿和膝关节疼痛，局部明显肿胀，各方向运动受限及髋关节呈屈曲畸形。X 线片表现为关节间隙变窄，骨质破坏，有时可见死骨。

三、膝部结核

包括股骨髁、胫骨髁和髌骨的单纯骨结核、单纯滑膜结核和合并感染的膝关节结核。膝关节部位表浅，症状发现较早，但常不引起患者及亲属的注意，故仍可能延误诊断。患者早期可有局部肿胀，滑膜或全关节受累后，膝关节呈梭形肿胀。关节可逐渐发生屈肌痉挛和畸形，最后由于韧带和关节囊的破坏发生半脱位或形成窦道。因此晚期膝关节结核的诊断较容易。

第三节　结核性关节炎的 X 线表现

X 线检查是诊断关节结核的重要手段，对于早期诊断和早期治疗极为重要。最初期在 X 线片上表现为关节周围的骨质疏松和软组织层次模糊不清；晚期出现软骨下细小的囊状破坏区及毛玻璃样改变。关节面的骨皮质一般不受破坏，若皮质已见改变，提示软骨已遭破坏。晚期还可见关节囊附近的点状或片状钙化，关节软骨下骨板大部破坏，关节间隙狭窄或消失，关节强直、畸形或半脱位。脊柱结核患者X线表现为椎间隙变窄、脊柱后凸畸形及椎旁脓肿。髋部结核X线表现为关节间隙变窄、骨质破坏，有时可见死骨。Paradisi等最近提出了脊柱结核的X线分期，现介绍如下。

（1）早期：软组织肿胀（脊椎旁脓肿），边缘及终板处骨质吸收和矿物质排出过多，椎间隙狭窄和消失。

（2）晚期：椎体前缘进行性溶解破坏，椎体前缘楔形变，及椎体塌陷和脊柱后弯畸形。

第四节　结核性关节炎的实验室检查

至少一半骨、关节结核患者的胸片是正常的。皮肤结核菌素试验阳性可作诊断参考。病变活动期可有红细胞沉降率增快。闭合穿刺活检还是切开活检，取决于病变的部位及医生的经验。组织病理学形态以及滑膜活检的组织培养对90%以上的病例有诊断意义。通过关节镜取得的滑膜具有相同的诊断价值，而且对患者的创伤极小。骨、关节结核的滑液通常是云雾状和黄白色，蛋白质含量高，白细胞增多，中性粒细胞偏多。滑液抗酸染色20%的标本可见结核杆菌，80%的标本结核菌培养为阳性。

第五节　结核性关节炎的诊断

根据结核病史、症状、体征、实验室检查和X线表现可做出临床诊断。确诊有赖于细菌学和病理学检查。必须强调，本病在早期极易漏诊和误诊，因此，对有结核史或结核接触史的儿童或青少年，若出现关节炎症状，尤其以单关节炎长期不愈，应详细检查有无本病，不能确诊者应进行长期随访。

第六节　结核性关节炎的治疗

骨关节结核多继发于肺结核，应积极防治。治疗原则包括增强抵抗力、应用抗结核药物、保存关节功能及防止发生全关节结核、混合感染及畸形。

一、全身疗法

加强营养及充好休息对结核病患者十分重要，尤其对早期滑膜结核及单纯骨结核更重要。病情稳定者，无需绝对卧床，但可适当局部制动，如应用石膏托、夹板或牵引，脊柱结核可采用石膏、钢条或皮围腰及支架保护。

二、抗结核药物

常用利福平、链霉素及异烟肼等，经常几种药物联合使用。最近美国胸科协会介绍了两种肺结核治疗方案：一种为 6 个月疗法，最初 2 个月每天用异烟肼、利福平和吡嗪酰胺，以后的 4 个月中每天用异烟肼和利福平，也可每周用 2 次；另一种为 9 个月疗法，先每天用异烟肼和利福平 1～2 个月，以后每周用药 2 次。对异烟肼耐药者，加用乙胺丁醇。骨、关节结核的治疗也可用这两种方法，但治疗时间应根据 X 线检查和临床反应来调整。

三、手术治疗

手术治疗必须在抗结核药物的控制下进行。常用方法有单纯滑膜切除及病灶清除，以便缩短疗程，防止畸形，制止病变发展和保存关节功能。不过必须掌握手术适应证。很多病例可保守治疗。因此必须根据病变的部位、临床表现、X 线所见及全身情况来综合考虑治疗方案。

四、药物耐药

近来，药物耐药，尤其是对多种药物耐药（指对异烟肼和利福平耐药，伴有或不伴有对其他药物耐药）的现象越来越受到重视，目前认为耐药结核菌株的出现是自然发生与人们的错误认识共同作用的结果。患者不规律服药或医生对病情缺乏足够认识而单一用药是产生耐药性的主要原因。

第十一章　细菌性关节炎

第一节　非淋球菌性关节炎

成人非淋球菌性关节炎患者中，由金黄色葡萄球菌引起的占 60%，其他还有各种链球菌属和革兰阴性细菌，肺炎球菌少见。随着厌氧菌培养技术的改进，使厌氧菌的比例增多。新生儿最常见的病原菌是流感嗜血杆菌。

一、发病机制

大多数病原体是通过血液循环侵入关节的。由于滑膜的血液供应非常丰富，一旦细菌进入关节，滑膜吞噬细胞及嗜中性粒细胞即将细菌吞噬。但局部防御机制只能消灭某些细菌，对金黄色葡萄球菌等却无效。在吞噬过程中，滑膜吞噬细胞及嗜中性粒细胞不断释放蛋白分解酶，使炎症进一步发展，加上滑膜衬里细胞不断再生与增生，最后引起滑膜、软骨及骨坏死。

关节破坏的快慢及严重程度与多种因素有关，其中主要包括：

（1）特殊的病原体，如金黄色葡萄球菌和革兰阴性杆菌能迅速破坏关节组织，而其他细菌如淋球菌一般不会导致不可逆关节破坏。

（2）宿主的防御机制，如因其他疾病而长期使用类固醇激素或免疫抑制剂者防御能力低下，病情往往较重。

（3）慢性关节炎患者，在已有病变的条件下并发感染，其病情会明显重于关节正常者发生的关节感染。在病变不同阶段，关节液可为浆液性或脓性，涂片可见大量脓细胞和细菌，通过细菌培养可鉴别菌种并找到敏感的抗生素。

二、临床表现

1. 非淋球菌性关节炎在临床上有以下典型特点

①一般只累及单个关节。②以负重关节受累为主，特别是膝关节。③突然发作关节疼痛、肿胀，运动受限。④关节内渗出、积液。⑤常伴有全身发热和寒战。⑥外周血白细胞总数和中性粒细胞增多，红细胞沉降率增快及 C 反应蛋白升高。⑦若多个关节被侵犯，常常提示患者伴有严重的慢性病或慢性关节炎。

2. 一些细菌引起的关节炎有其特异表现

（1）革兰阳性细菌关节炎：①金黄色葡萄球菌关节炎：革兰阳性球菌是非淋球菌性关节炎最常见的细菌。金黄色葡萄球菌占 60%，它们常对二甲氧苯青霉素及青霉素耐药，对万古霉素最敏感。金黄色葡萄球菌感染的关节炎的特点是浆液期短，脓液期长，脓液为黄白色，软骨和骨破坏较早。②链球菌关节炎：链球菌感染率仅次于金黄色葡萄球菌，前者于后者不同之处是浆液期长，脓液期短，脓液稀，带血性，软骨和骨破坏较晚。感染主要是由皮肤或上呼吸道扩散而来。③肺炎球菌关节炎：肺炎球菌关节炎多见于儿童，常合并肺炎球菌肺炎和脑膜炎。其特点是浆液期短，脓液期长，脓液为黄色，含大量纤维，造成软骨破坏和关节强直。

（2）革兰阴性细菌关节炎：革兰阴性细菌关节炎多见于新生儿、老人、外伤者和静脉给药者。幼儿常常合并上呼吸道感染、中耳炎和脑膜炎。

（3）厌氧菌关节炎：厌氧菌感染的关节炎有恶臭的关节液，X 线片显示关节内有气体。

三、诊断

根据全身和局部症状及体征，特别是关节穿刺液检查结果，一般可以诊断化脓性关节炎，而且不难与类风湿关节炎、骨关节炎、结核性关节炎及创伤性关节炎鉴别。

四、治疗

1. 全身治疗

加强全身支持治疗，尽早采用足量有效的抗生素，并根据关节液细菌培养（必要时血培养）和药物敏感试验的结果，以及对治疗的反应及时调整用药。急性细菌性关节炎是一种临床急症，如果治疗不及时，可能导致关节破坏。早期选择抗生素取决于对可能感染的致病微生物的估计。例如，青霉素多用于性功能旺盛的年轻人，广谱抗生素多用于免疫功能低下的老年人。口服抗生素吸收不完全，所以较少采用。

2. 局部治疗

在急性期可应用石膏、夹根和牵引来限制患肢活动，以防止感染扩散，减轻疼痛，防止关节畸形和病理性脱位。对有关节积液者，应行关节腔穿刺、冲洗，并局部注入抗生素。但局部注入抗生素可能引起滑膜炎，使用时应注意。关节液黏稠时，应考虑及时切开引流。急性炎症消退后，应及时开始主动和轻度的被动活动，防止关节强直。对已经发生关节强直的，应注意关节活动和功能锻炼。关节畸形者可采用手术治疗。

第二节　淋球菌性关节炎

一、病因

淋球菌关节炎是一种常见的感染性关节炎，0.1%～0.5%的淋病患者合并此病。女性较男性多见。在国外淋球菌关节炎比非淋球菌关节炎多2倍，国内报道较少，但有增长趋势。

二、临床表现

淋球菌感染多见于年轻、有性交史的患者，从播散淋球菌感染患者身体分离出的1型和2型菌落都有细毛。透明菌落较不透明菌落毒力大。

淋球菌关节炎的表现与非淋球菌关节炎不同，前者主要表现为游走性多发性关节痛。关节炎和腱鞘炎多累及腕关节和手指小关节。多数患者有皮疹，表现为斑丘疹、脓疱疹或水疱。发病初期可有全身发热和菌血症。

三、实验室检查

外周血白细胞增多，关节液浑浊及白细胞增多，血和关节液细菌培养的阳性率不高，但泌尿生殖系统标本细菌培养的阳性率可达80%。

四、X线表现

受累关节可见骨质破坏，且其速度很快。X线片连续观察对诊断很有帮助。慢性期可见关节间隙消失及关节破坏。

五、诊断

根据病史、临床表现、泌尿生殖系统或其他部位的细菌培养的阳性结果综合分析诊断本病并不困难。血和关节液细菌培养的明性结果不能完全除外本病。

六、治疗

淋球菌关节炎的治疗效果较好，患者对治疗的反应较其他细菌性关节炎快，甚至不经抗生素治疗也能完全恢复。青霉素仍为首选药物。大剂量苄星青霉素，每天800万～1000万U，静脉滴注疗程1周。对青霉素过敏或无效者，可用第三代头孢菌素如头孢三嗪或喹诺酮类药物治疗。如果抗生素治疗效果不佳，提示可能诊断有误，应做进一步检查和分析。

第十二章　关节炎的药物治疗

第一节　关节炎的基本治疗思路

由于没有根治的方法，目前的治疗着重于减轻疼痛和改善（至少是维持）活动度。考虑到这一点，美国风湿病学院（ACR）的一篇报告建议对骨关节炎的治疗应根据患者的病情和条件而异。欧洲抗风湿病联盟（EULAR）也基于循证医学的方法建立了关于膝关节炎的临床治疗准则。

骨关节炎的治疗比较保守。对于症状温和的患者，治疗方法可因患者的教育程度不同而不同，如口服非阿片类镇痛药，或物理和职业疗法。附加的手段包括自我控制课程、个性化的社会支持、体育锻炼、减轻体重（如果超重）、支撑，以及生活方式的改变（如变更职业）。参加自我控制课程（如由美国关节炎基金赞助的一些课程）的患者，关节疼痛及生活质量均有改善。

物理治疗课程特别适用于现有治疗不能改善其症状的患者，可以改善肌肉力量和教授更有效地关节护理和保存能量。Fransen 等报道了在物理治疗后，患者的疼痛、功能和整体生活质量均有显著改善。

体育锻炼也是一种行之有效的方法，例如，针对股四头肌的锻炼（可能是由于失用性萎缩，股四头肌萎缩在膝关节炎患者中较常见），已经显示可以缓解疼痛和改善关节功能。Toda 进行了一个非随机化的实验，短期疗效饮食控制加体育锻炼优于单纯饮食控制。Huang 进行的一个非随机化的实验证明辅助应用饮食控制和体育锻炼，疗效优于单纯疼痛治疗。患者能否坚持体育锻炼和控制饮食是这种治疗的主要困难。

对于肥胖患者，减轻体重可以改善健康状况的各个方面，而不仅仅是改善骨关节炎的症状。关节炎饮食运动推广实验（arthritis diet and activity promotion trial ，ADAPT）证明适当的减轻体重和体育锻炼可以全面改善肥胖患者膝关节炎的功能、疼痛和活动度。紧接着，ACR 和 EULAR 等实验也推荐肥胖骨关节炎患者进行减肥和体育锻炼。

楔形鞋底已经作为治疗伴弓形变形的膝关节炎的方法。Kerrigan 等认为单边楔形鞋底对中央型膝关节炎具有生物机械作用，可以减轻机械作用力。Toda 等评估应用单边楔形鞋底后的影象学改变时发现鞋底的角度可以影响外翻足矫正的程度。因为矫正鞋的长期效应尚不知道，此种症状缓解可能只是暂时的。

对于非药物治疗不能缓解症状的骨关节炎病例，除非有配伍禁忌，联合用药治疗是必要的，常用的有 NSAIDs 或 COX-2 抑制剂。药物治疗常常作为补充而不是替代非药物治疗。实践证明药物治疗与非药物治疗相结合时对骨关节炎的疼痛治疗是最有效的。

骨关节炎的治疗药物可以大致分为改善症状的药物和改善结构的药物。改善症状的药物可以缓解疼痛，减轻僵硬，改善活动度和提高患者的健康状况。镇痛药（包括阿片类和扑热息痛）、NSAIDs、COX-2 抑制剂、滑液补充剂属于这一类。改善结构的药物仍然在研究探索之中，这类药可以阻断或延缓骨关节炎的病程，和（或）促进患病关节的修复过程。对于症状严重且持续恶化的骨关节炎患者外科治疗可能有效，如保留软骨的截骨术和切除软骨的关节成型术。

第二节　关节炎药物治疗现状及进展

一、镇痛药（非甾体抗炎药）

不良反应少且温和的镇痛药常常首先用于骨关节炎患者的疼痛治疗。EULAR 建议将口服镇痛药扑热息痛作为骨关节炎治疗的首选药。对于有症状且有影象学改变的骨关节炎患者，短期给予镇痛或抗炎剂量的扑热息痛，可以取得与布洛芬同样的效果。一个早期的随机化控制实验显示：扑热息痛 4g/d 与布洛芬 2.5g/d 等效。扑热息痛的胃肠和肾脏不良反应比 NSAIDs 的温和，但是有肝毒性（如果患者超量服用或肝功能不良）。ACR 建议骨关节炎患者，扑热息痛的每日剂量不应该超过 4g。单纯扑热息痛与安慰剂对照的试验资料很少。

扑热息痛和 NSAIDs 的疗效比较是几个试验研究的目的，而且一直存在争议。例如，Case 等实施了一个随机化、双盲安慰剂对照试验，82 例有膝关节弓形变形的骨关节炎病例，分为 3 组，分别给予扑热息痛 1000mg 每天 3 次，diclofenac 75mg 每天 2 次，或安慰剂。服药 2 ~ 12 周后，在三组中，diclofenac 的疗效较高，有显著性差异（$P < 0.001$）。Pincus 等的试验也报告了相似的结果。Pincus 等的试验为随机化、双盲、交叉临床试验，共搜集了 227 例膝或髋关节炎病例，分为 2 组，一组联合给予 diclofenac 75mg 每天 2 次和 misprostol 200mg 每天 2 次（DM 组），另一组给予扑热息痛 1000mg 每天 3 次（扑热息痛组），DM 组的疗效显著高于扑热息痛组（$P < 0.001$）。在两种药物治疗期间，174 例患者中，57% 认为 diclofenac 和 misprostol 联合应用的效果“较好”或“好得多”。由于 NSAIDs 的疗效更好，所以推荐扑热息痛为一线首选药必然引起争议。

阿片类药物对骨关节炎的疗效已经由 Peloso 等证实，他们进行了一个为期 4 周的随机、双盲、安慰剂对照试验，选择了 66 例使用含有可待因药物缓解膝或髋关节炎症状的病例。

根据 WOMAC 疼痛指数（the western Ontario and mcmaster universities pain index）及依据僵硬程度和功能评分，治疗组显示了明显的改善（*P*=0.0004）。

二、NSAIDs 和 COX-2 抑制剂

虽然镇痛药和 NSAIDs 都被广泛用于治疗骨关节炎引起的疼痛，但是都不能延缓该病的进程。NSAIDs 通过抑制 COX 的异构体 COX-1 和 COX-2 来降低前列腺素和asthromboxane 等一些物质的水平。COX-1 在很多组织中表达，其效应包括血小板聚集和胃黏膜保护作用。COX-2 仅在脑部分泌，而在其他组织只能通过炎症诱导其产生。促炎症因子 IL-β 和 TNF-α 可能会促进 COX-2 的过度表达，因此 COX-2 在炎症反映中更具有代表性。在 Wolfe 等实行的一项比较扑热息痛和 NSAIDs 的试验中，当综合考虑疗效和不良反应时，25% 的患者两者无差别，60% 倾向于 NSAIDs，14% 倾向于扑热息痛。Towhee 和 Hochberg 进行了一次 meta 分析，从疗效和不良反应两个方面综合评价 NSAIDs 治疗髋关节炎的效应，共选择了 43 份实验资料，其中 39 份评估 NSAIDs，4 份评估镇痛药。分析显示 NSAIDs 的治疗效果由于缺乏标准的症状评估手段和骨关节炎的诊断标准而难以下结论，而且由于 NSAIDs 同时抑制 COX-1 和 COX-2（主要影响胃黏膜和肾动脉），治疗时必须慎重考虑其不良反应。

经典的 NSAIDs 已经在英国使用了数年，但是在美国还没有被批准使用。Ottillinger 等进行了一个双盲、安慰剂对照的、收集 237 例以单侧膝关节炎为主要疾病的患者的剂量研究实验，没有证明经典 NSAIDs-eltenacgel 有疗效。但是，一项大规模的系统的回顾（涉及 86 个随机对照试验共 10160 例患者）认为 NSAIDs 治疗急、慢性疾病的疼痛是有效的，而且局部和系统的不良反应低。

Huskisson 等曾经报告过 NSAIDs 的不良反应。他们进行了一个队列随机双盲试验，共计 812 例膝关节炎患者分为两组，分别服用吲哚美辛（吲哚美辛组）和安慰剂（对照组），观察关节间隙狭窄的变化，结果发现与对照组比较吲哚美辛组关节间隙狭窄明显加重。用 tiaprofenic acid 治疗的患者也有相似的倾向。这些试验提出这样一个问题——是否应该使用 NSAIDs? 因为 NSAIDs 虽然可以缓解疼痛而增加活动度，但同时也会加速软骨的破坏。Van Kuijk 等进行了一项研究，比较罗非昔布、双氯芬胺酸和安慰剂对膝或髋关节炎关节间隙狭窄的影响，治疗一年后，治疗前后 X 光片比较显示三组均有关节间隙狭窄，三组比较无显著性差异。

作用于 COX-2 的新药已经证明比 NSAIDs 有更好的耐受性。VIGOR（Vioxx Gastrointestinal Outcome Research）、CLASS（Celecoxib Long—term Arthritis Safety Study）、ADVANTAGE（Assessment of Difference between Vioxx And Naproxen To Ascertain Gastrointestinal Tolerability and Effectiveness）、SUCCESS（Successive Celecoxib Efficacy and Safety Studies）四项大规模研究调查了 39000 例骨关节炎或风湿性关节炎患者，来检验罗非昔布和赛来昔布的胃肠安全性。这些研究的结果显示，即使超治疗剂量服用罗

非昔布或塞来昔布，其胃肠道不良反应也比 NSAIDs（如布洛芬、萘普生和双氯酚酸钠）低得多。McKenna 等进行的一项随机化对照试验显示，塞来昔布 200mg/d 与双氯酚酸钠同样有效，而且有更高的安全性和耐受性。Day 等实施的另一个为期 6 周的、随机双盲安慰剂对照实验，样本为 809 例骨关节炎患者，目的为比较罗非昔布（12.5mg/d 或 25mg/d）和布洛芬（2.4g/d）的有效性和耐受性。结果显示两者疗效相当，但是罗非昔布有更好的耐受性。

Geba 等为了评估比较罗非昔布 12.5mg/d 或 25mg/d、塞来昔布 200mg/d、扑热息痛 4000mg/d 几种方法的疗效，实施了一个为期 6 周的双盲随机临床试验，样本为 382 例骨关节炎患者，在治疗的 6 周内每天依据标准的评估方法（如 WOMAC）进行疗效评价。结果显示，塞来昔布和罗非昔布的疗效优于扑热息痛，而且具有良好的耐受性。

最近，Gibofsky 等也进行了一项为期 6 周的随机双盲安慰剂对照试验，样本为 475 例骨关节炎患者，目的是比较罗非昔布（25mg/d）和塞来昔布（200mg/d）的疗效，分别于试验开始时、3 周后、6 周后对病情进行评估。结果显示，两药的疗效无显著差别，但是都好于安慰剂，两种治疗都有很好的耐受性，两组中因不良反应而退出试验的人数比例相似。

COX-2 抑制剂的心血管方面的不良反应越来越引起人们的重视，目前只有塞来昔布和 valdecoxib 在美国被 FDA 批准上市，etoricoxib 在英国被批准上市。Merck 公司将罗非昔布从市场上收回，因为在一项名为 APPROVE 的用罗非昔布来预防腺瘤样息肉的实验中发现服用罗非昔布的患者的血栓形成的发病率比安慰剂组高 3.9 倍，而且都发生在服用罗非昔布 18 个月后。目前有关塞来昔布和 valdecoxib 的心血管不良反应也在进行之中。

三、皮质类固醇类药物

因为大多数骨关节炎患者都是一个或几个关节受累，所以用局部治疗来避免不必要的全身作用在逻辑上是合理的。所以皮质类固醇类药物特别是去炎舒松、甲强龙和氢化泼尼松在过去一直用于治疗改善骨关节炎的症状。由于是关节内给药，特别适用于伴关节渗出的局部炎症。关节穿刺或腔内注射的适应证为结晶引起的关节病、haemarthrosis、无法解释的关节渗出、无法解释的单关节炎、大量关节渗出。禁忌证为败血症、无法触及的关节、joint prosthesis，临近骨髓炎、覆盖软组织感染。大量的渗出会再次发生，又需要再次注射皮质类固醇。虽然现已确信注射皮质类固醇是相对安全的，但是人们仍担心它的可能的不良反应，包括长期的关节损害和感染的危险。

皮质类固醇类药物通过抑制炎症免疫反应链的几个方面来发挥抗炎作用的：如抑制免疫细胞的游走，阻断巨噬细胞向淋巴细胞的表达，抑制炎症免役效应细胞的激活和分化，增加 apoptosis of immature and 活化的 T 淋巴细胞，抑制炎症细胞因子的产生。骨关节炎患者的糖皮纸激素受体数量减少，使机体对循环糖皮质激素的反应性下降，从而导致后来的关节破坏和软骨的退化（继发于 MMP 等一些酶的激活），这就为对控制炎症反应的治疗方法的研究提供了理论基础。

虽然腔内注射皮质醇对于治疗骨关节炎是有效的，它的长期效应和安全性现在还不清楚。注射后渗出的发生可能与穿刺注射不准确有关。Gaffney 等做了一项调查，发现 29% 的膝关节注射没有注入关节腔内。1970 年，Balch 等对 65 例 4 ~ 15 年内关节腔内注射过皮质醇的患者进行 X 线分析，没有发现关节破坏。而且 Dieppe 等报告腔内注射过皮质醇相对于安慰剂能够大大缓解疼痛。较近时期，Raynauld 等进行了一个随机双盲试验，69 例膝骨关节炎患者分为两组，分别腔内注射皮质醇（去炎舒松 40 mg/3 个月）或盐水，于第一年和第二年进行 X 光片分析评估，发现皮质醇组有症状改善的趋势，特别是注射一年以后，而且 X 线分析关节间隙狭窄情况，两组间无差异，这也许可以作为腔内注射皮质醇长期安全性的依据。法国人进行了一个为期 6 个月随机化多中心对照控制试验，98 例膝关节炎患者分为 3 组，分别给予皮质醇腔内注射、安慰剂腔内注射、两药联合灌洗，发现相对于安慰剂组，皮质醇组和灌洗组均有明显的疼痛减轻，但无功能改善。一般疼痛缓解的持续时间为腔内注射皮质醇 4 周，关节灌洗 24 周。

由于腔内注射皮质醇治疗骨关节炎的长期作用仍然不清楚，此种方法只可以短期应用于那些非药物疗法和其他药物疗法（如镇痛药、NSAIDs 和 COX-2 抑制剂）效果不佳的患者。

四、滑液补充剂

关节腔内注射透明质酸治疗骨关节炎越来越被人们所接受。最初透明质酸被 Balazs 和 Denlinger 记载是在 20 世纪 60 年代静脉内注射用于治疗赛马的创伤性关节炎。透明质酸是软骨和连接组织的主要成分，是由许多二糖联结成的一条长链多聚糖。透明质酸使关节滑液具有黏滞弹性，而且有营养因子的作用。人类的一个膝关节中有 4 ~ 8mg 透明质酸。其治疗的理论依据是人们发现骨关节炎患者的关节滑液中的浓度下降而多聚糖的链的长度变短。

外源性的透明质酸在关节腔内的停留时间很短，可能是由于关节滑液持续不断更新的结果。透明质酸的半衰期从 17h 到 1.5d 不等，虽然需要更长的时间起效，但是效果持续的时间短于皮质醇。

透明质酸是从鸡胸骨中提炼或生物化学方法合成出来的。它被分为炎性片段和非炎性片段。非炎性片段用化学方法铰链在一起，目的是增加其在关节腔内的滞留时间，提高黏滞弹性，增强对自由基团的抗反应性。

各种透明质酸腔内注射的治疗方法的有效性和耐受性在以下几个临床试验中得到验证。Dougados 等将腔内注射低分子量（500 ~ 700kDa）透明质酸与安慰剂比较，Leardini 和 Jones 等均将其与腔内注射皮质醇比较。并非所有这些试验的结果都是一致的，但是在这三个试验中，发现腔内注射透明质酸可以使疼痛缓解 10 周到 6 个月，而且有良好的耐受性，其不良反应包括局部红斑、关节疼痛、肿胀、瘙痒、肌痉挛、感染以及少数患者会有急性滑膜炎和颗粒渗出。

Maheu 回顾了比较注射高分子量的透明质酸和注射皮质醇的 5 个试验（均为期一年），一个试验显示透明质酸有更好的疗效，三个试验显示两者疗效相等，剩下一个试验一开始使用两者联合腔内注射，发现可以延长透明质酸的疗效。Altman 和 Moskowitz 等进行了一个随机化双盲多中心试验比较透明质酸，NSAID（萘普生）和安慰剂治疗膝关节炎的疗效。其中一组原发性骨关节炎的患者用腔内注射透明质酸五周。治疗后 26 周统计，47.6% 的透明质酸组患者完全或几乎无痛感，而萘普生组仅有 36.9%，安慰剂组为 33.1%。即使用其他评分方法如 WOMAC，透明质酸的疗效也比其他两组高的多。

Raynauld 等进行了一个随机化多中心的试验，目的是研究 hylan G-F 20（美国生产的一种透明质酸）的临床治疗效果，样本为 255 例膝关节炎患者。结果显示 hylan G-F 20 的疗效用各种方法评价均大大好于安慰剂，包括 WOMAC 疼痛评分、僵硬和物理运动标准等。

Felson 是怀疑透明质酸疗效的学者之一，他回顾分析三个大规模的随机化安慰剂对照实验，结果显示透明质酸无明显的疗效。

Lo 等对 22 个关节内注射透明质酸的试验进行了全面的 meta 分析，发现透明质酸相对于关节内注射安慰剂仅有很小的疗效。用 Cochrane Q—检验发现这些研究有明显的异质性（$P < 0.001$）；当其中三个分析高分子量透明质酸的试验被剔除后，异质性变得不明显，普尔效应下降。这个 meta 分析提出了出版偏倚，通过不对称漏斗散点图和阳性的 Eger 检验提示有关透明质酸疗效的报道被夸大了。

总之，腔内注射透明质酸制剂适应于非药物治疗和口服药物治疗无效的患者。在美国仅有两种透明质酸产品一透明质酸钠（意大利的 Hyalgan 和日本的 Supartz）和 hylan G-F 20 被批准用于治疗膝关节炎相关的疼痛。三种药物都有很好的耐受性。

五、对症而起效缓慢的药物

应用此类药物治疗的特点是起效慢（6 ~ 8 周），但症状改善持续时间长（可持续到停药后两个月）。此类化合物主要是 nutraceuticals（强化食物或有益健康的营养补充剂）类，包括葡萄糖胺（或氨基葡萄糖）、硫酸软骨素、ASU（avocado/soybean unsaponifiable）和 diacerein。其中，葡萄糖胺和硫酸软骨素以及小剂量的 ASU 近来引起人们很大的关注和争论。使用葡萄糖胺和硫酸软骨素的理由是他们可以使机体储备软骨细胞外矩阵结构的原材料和防止进一步的软骨降解。近来估计这些成分有助于弥补食物中含硫氨基酸的不足，含硫氨基酸是构成软骨细胞外矩阵结构分子的必需的原料。而 ASU 可以在细胞外刺激软骨细胞合成。Diacerein，一种纯化的含蒽醌结构的化合物，则具有 IL-1 抑制剂的作用。

（一）葡萄糖胺和硫酸软骨素

软骨主要由胶原和弹性组织形成矩阵排列和黏多糖（GAG）及蛋白聚糖形成的网络框架构成，这种结构约占软骨体积的 98%，软骨细胞仅占 2%。黏多糖（GAG）及蛋白聚糖都是持续循环降解，消失，再补充的。黏多糖以 keratan sulfate、dermatan sulfate、heparan sulfate、硫酸软骨素和透明质酸的形式存在于软骨中。葡萄糖胺存在于人类的各种组织参与合成黏多糖，蛋白聚糖和透明质葡萄糖胺和硫酸软骨素实际含量和标识含量的差别，发现差距很大（实际含量为标识含量的 0 ~ 115%）。其详细机制还不清楚。葡萄糖胺的结构是一个葡萄糖的第二个碳原子上的羟基被一个氨基取代。硫酸软骨素，是由重复无分枝的糖链联接到蛋白聚糖上而构成的一种黏多糖，存在于许多组织中，是软骨、皮肤、韧带和肌腱的主要成分。

商品制剂的葡萄糖胺和硫酸软骨素作为补充营养的非处方药，由于 FDA 未加以规范，很容易买到。其安全性和有效性也因各个生产商的配方不同而不同。

Richy 等回顾性研究了葡萄糖胺和硫酸软骨素治疗膝骨关节炎的结构性和症状改善的疗效，从 500 个已出版的试验报告中筛选了 15 个做 meta 分析，均为随机双盲平行分组安慰剂对照试验，治疗至少 4 周，均采用公认的评分标准（如 VAS 疼痛评分和 WOMAC、Lesquene 指数、关节间隙狭窄等），共计 1775 例患者中（1020 例用葡萄糖胺治疗，755 例用硫酸软骨素治疗）。X 线分析关节间隙狭窄发现服用葡萄糖有明显的结构上的改善（$P < 0.001$），而且与安慰剂比较，葡萄糖胺和硫酸软骨素均可以明显改善症状。总之，葡萄糖胺可以有症状和结构的改善，而硫酸软骨素只有症状上的改善。两者都有很好的耐受性，不良反应很少。

McAlindon 进行了另一个 meta 分析，研究了 15 个随机双盲安慰剂对照试验，每个试验至少治疗 4 周，评估葡萄糖胺和硫酸软骨素治疗骨关节炎的效果，发现总的效果是明显的，但是如果只用高质量的大规模试验分析则效应减弱。疼痛和功能改善的效应尺度是一致的。大多数试验都是由生产商赞助或主持的，漏斗散点图分析显示有出版偏倚。非同质性检验不明显。

Towhee 等也进行了一个 meta 分析，研究了 16 个试验也肯定了葡萄糖胺的疗效，而且显示葡萄糖胺的耐受性很好，在 1000 例服用葡萄糖胺的患者中只有 14 例因为毒性反应而退出试验。Leeb 和 Florent 等也分别做了不同的 meta 分析，都证实了葡萄糖胺和硫酸软骨素治疗骨关节炎的有效性。

（二）ASU（avocado/soybean unsaponifiable）

另一个提及的营养性药物是 ASU。ASU 在细胞外可以抑制炎症因子 IL-1、IL-6、IL-8 和 MMP_S，可以在细胞外刺激软骨细胞合成胶原。

Ernst 四个研究 ASU 治疗膝或髋关节炎的临床疗效的随机双盲安慰剂对照试验，ASU 的剂量为 300mg/d，有一个试验为 600mg/d，其中 3 个试验显示 ASU 可以改善骨关节炎的症状，虽然唯一的一个长期试验的结果是阴性的。

（三）Diacerein

Dougados 等研究了 IL-1β 抑制剂对髋关节炎关节间隙狭窄的影响，进行了一个为期 3 年的随机双盲安慰剂对照试验。患者分别给予 diacerein 50mg 每天 2 次或安慰剂，269 例患者中，diacerein 组较安慰剂组关节狭窄明显减轻（P=0.042）。关节间隙狭窄的发生率分别为 50% 和 60%。但是 diacerein 组患者无明显的症状改善，而且 25% 由于不良反应而退出试验（大多数是暂时性的胃肠道习惯改变）。

Pelletier 等实施一个为期 16 周的随机双盲平行分组安慰剂对照试验，484 例膝骨关节炎病例，分为 4 组分别服用 diacerein 50mg/d、100mg/d、150mg/d 和安慰剂。用运动时 VAS 疼痛评分来评估治疗结果，发现治疗组的疗效均好于对照组，其中 100mg/d 的疗效最好（与对照组比较），各治疗组之间无显著性差异。

（四）秋水仙碱

秋水仙碱是一种植物性生物碱，最初是用来治疗急性痛风的，因为可以与微管蛋白相结合而产生抑制作用，可以减少细胞的分裂和粒细胞的游走。其用于治疗骨关节炎的理由是在骨关节炎的病因学机制中提示焦磷酸钙的脱水结晶参与发病。Das 等进行了一个随机控制试验，39 例骨关节炎患者分为两组，均给予皮质醇腔内注射，但分别给予秋水仙碱 0.5mg 每天 2 次或安慰剂每天 2 次，为期 5 个月，在 16 周和 20 周时进行 VAS 评分，发现秋水仙碱组的疗效明显高于对照组。秋水仙碱可能对结晶体诱发的骨关节炎是有效的，尽管仍需要进一步的评估。

六、开发中的药物

改善疾病的骨关节炎药物（DMOADs）是指主要目的不是缓解症状而是通过改变组织和细胞的结构和（或）功能来预防和（或）逆转骨关节炎的药物。DMOADs 包括营养素（如葡萄糖胺和硫酸软骨素）和营养补充药、激素、破骨细胞抑制剂、生长因子、酶抑制剂、细胞因子和 NO。基因疗法也属于这个范畴。

七、正在临床实验的治疗方法

（一）茶多酚（Epigallocatechin gallate）

绿茶是一种已经使用上千年的饮料和草药，它的未经发酵的叶子中含有 camellia sinensis，它的治疗作用是由于含有多酚，大部分是茶多酚（Epigallocatechin gallate）。大量的研究证明绿茶的多酚具有抗炎和抗氧化作用。这些特点使其成为心血管疾病、神经退化和癌症研究的主要药物，只是在最近才开始研究其在骨关节炎病中的治疗作用。IL-1β 和 NO 是强力的分解因子并且参与骨关节炎的病理生理学过程，现已有证据表明茶多酚可以抑制 IL-1β 和 NO 的作用。

现在有两种机制可以来解释绿茶的治疗作用：抗炎和软骨保护作用。Katiyar，Mukhtar 和 Haqqi 等的研究表明绿茶中的多酚类化合物可以减少骨关节炎大鼠模型的炎症反应。Singh 等在体外用茶多酚（Epigallocatechin gallate）和 IL-1β 处理人类软骨细胞，发现其产生的 NO 明显少于单独用 IL-1β 刺激的软骨细胞（$P < 0.05$）。

Adcocks 等也研究了绿茶酚的软骨保护作用。他们将牛鼻软骨、metacarpophalangeal

软骨、人类正常软骨、人骨关节炎软骨、人风湿性关节炎软骨与不同的茶多酚配方以及对照物一起培养，观察蛋白多糖和修复型胶原的破坏情况。发现茶多酚（特别是含有五倍子酸酯的茶多酚）在微摩尔水平时即可抑制蛋白多糖和修复型胶原的降解。现在关于绿茶治疗骨关节炎的人体试验是需要的。

（二）生姜提取物

生姜的治疗应用可以追溯至2500年前的Ayurvedic文化和中国文化，以Alpinia galanga和Zingiber officinale（两种生姜）为代表。在药理学上，生姜是几种化合物的混合体，包括gingeroles、β-胡萝卜素、辣椒素、咖啡因、姜黄色素和水杨酸盐。虽然有证据表明生姜有抗炎作用，但是机制不清楚。

目前已经进行了多项生姜的治疗效果的临床试验。Bliddal等在一个双盲双哑交叉试验中比较了生姜提取物170mg每天3次、布洛芬400mg每天3次和安慰剂三者的疗效，三种治疗的交叉是随机的，而且间隔1周，每种药物治疗3周，共治疗了75例膝或髋骨关节炎患者。最后VAS疼痛评分和Lesquene指数评分的结果显示，生姜提取物的疗效强于安慰剂而弱于布洛芬。

Altman和Marcussen进行了一个大规模随机双盲平行分组安慰剂对照，为期6周的试验，观察两种生姜联合应用治疗膝骨关节炎的疗效和安全性。261例患者分为两组，分别服用生姜提取物255mg每天3次或安慰剂每天3次。采用基本的评价方法如患者站立时膝关节疼痛减少比例，发现治疗组的疗效明显高于对照组。

生姜提取物有良好的耐受性，最常见的不适为胃肠功能紊乱。但是必须注意到这些试验都是由生产商主持进行的。进一步的大规模长期性的试验以及提取物中潜在的药理成分的阐明都是必需的。

八、潜在的治疗方法

（一）二磷酸化合物

二磷酸化合物一直被用作防腐剂或纺织品、化肥、制油工业的添加剂，也曾一度被用来治疗骨化性肌炎。二磷酸化合物通过直接抑制破骨细胞或增加细胞apoptosis或通过影响细胞的代谢活动而发挥作用。它的卓越的抑制骨重吸收的特点使其成为骨保护因子。二磷酸化合物可以在软骨下水平发挥作用，而正是在那里患病关节的骨矿物质密度减低总量也减少，与骨质舒松症相似的骨翻转增多。

Spector等的一项研究，观察二磷酸risedronic酸对骨关节炎的结构性改善作用。这是一个随机对照为期一年的试验，共285例患者分为3组，分别服用安慰剂、risedronic acid 5mg/d或risedronic acid 15mg/d，试验结束后测量关节间隙，发现15mg/d组与对照组的间隙分别为0.06mm和0.012mm，提示risedronic acid有50%的保护作用，虽然这种差异在统计学上不明显。还有一些试验证明二磷酸化合物可以减少妇女绝经期和皮质醇诱导的骨关节炎的骨质丢失和破坏。

（二）激素替代疗法

在过去的30年，激素替代疗法一直是减轻雌激素缺乏对绝经后妇女影响的首选治疗。流行病学研究显示绝经后妇女患骨质疏松症和骨关节炎的概率都增加。因此雌激素可能在骨关节炎的病理机制中发挥了一定的作用。有一项研究提示雌激素在软骨下骨水平发挥作用。

有研究者实施了一项研究发现骨矿物质密度高的妇女患骨关节炎的概率小。

Nevitt 等在一个为期 4 年的随机双盲安慰剂对照试验中对绝经期妇女进行了观察性研究，用 WOMAC 评估，结果显示激素替代疗法的治疗组与对照组的骨基线特征无差异，而且症状无改善。

至今还没有关于激素替代疗法对骨关节炎结构性影响的随机化前瞻性对照试验。而且应用激素替代疗法治疗骨关节炎弊大于利，因此不推荐用于骨关节炎患者。

第三节　骨关节炎用药目的及用药原则

一、风湿病及其药物治疗

风湿病（rheumatic disease）包括因多种不同病因累及骨骼肌、关节的疾病，故又称肌骨骼系统病。这些疾病除有局部肌肉、关节的急、慢性疼痛或（和）相应的症状外，往往有累及其他多个系统的症状。其病因有炎症、自身免疫、代谢或感染后反应异常等。它们的发病机制各异，以致各病的症状组合重叠但又各不相同。

治疗风湿性疾病时，因对其病因不明或不能去除病因，因此治疗上常采取对症的及控制疾病进展的两类药物。前者主要针对关节痛或肿、腰或脊柱痛、高热等采取对症治疗；后者则诱导疾病进入缓解状态，并保持关节、器官、组织的功能。

1. 关节痛和关节炎及其药物治疗

关节痛（arthralgia）和关节炎（arthritis）时关节是最常累及的组织，受累后的症状为疼痛，有的伴有肿胀。关节痛是许多自身免疫性风湿病（又名结缔组织病）共有症状，也是一个致人不安的症状，有必要探索其原发病而予以治疗，同时必须给予镇痛药对症治疗。在病因（如外伤）或原发病未能控制时亦应给以镇痛药治疗。

2. 类风湿关节炎及其药物治疗

类风湿关节炎（rheumatoid arthritis，RA）累及多个关节的慢性炎症性自身免疫病。其主要症状为对称性的小关节晨僵、肿痛、功能障碍，部分患者伴有低热、乏力、血管炎等。本病应在早期就进行合理治疗，否则必致骨破坏、关节畸形和功能丧失。

3. 用药目的和原则

（1）尽早应用抗风湿药以控制关节炎症，避免出现不可修复的骨破坏，防止关节畸形和功能障碍。诊断有困难的关节炎尽早转到有条件的医疗单位就诊。

（2）常用于治疗 RA 的非生物性改变病情抗风湿药（DMARDs）有甲氨蝶呤（MTX）、来氟米特（LEF）、柳氮磺吡啶（SSZ）、羟氯喹或氯喹（HCQ 或 CQ）、雷公藤多苷。生物性 DMARDs 有 TNF 拮抗剂、利妥昔单抗。

（3）DMARDs 的选择和用法是依据于患者的病程、病情活动度、影响预后的指标来决定。DMARDs 可以联合或单独应用，宜尽早使用。并定期根据疾病活动度的变化来调整药物。

（4）非甾体抗炎药（NSAIDs），糖皮质激素是控制关节肿痛症状为主。为对症或过渡期治疗的药物。

（5）这三类抗风湿药物各有不良反应，尤其是长期服用者，故宜定期（1 ~ 3 个月）监测血常规、肝肾功能等有关项目，以保证服药安全性。

4. 治疗类风湿关节炎的药物

（1）免疫抑制剂亦称疾病缓解抗风湿药，这类药物可以阻止 RA 的病情发展，但无根治作用。它们减轻 RA 的症状，有的有停止骨破坏的作用。

（2）非甾体抗炎药（NSAIDs）用于减轻关节炎患者的关节痛肿症状，起效较快，改善其生活质量。但不能控制病情进展，故需与免疫抑制剂同时应用。

（3）糖皮质激素抗炎力强，可迅速控制关节肿痛症状。在某些关节炎患者可能起 DMARD 样作用。应用不当时有较大不良反应。

（4）TNF 拮抗剂（tumor necrosis factor antagonist）是抑制 TNF（致炎性细胞因子）的靶向生物制剂。它对炎性关节症状、炎症指标的控制有较好作用。它亦有一定阻止骨破坏进展甚至修复作用。然而它不根治 RA。目前它被列为生物性 DMARD 类。

二、系统性红斑狼疮及其药物治疗

系统性红斑狼疮（systemic lupus erythematosus，SEE）是自身免疫介导的，以免疫性炎症反应为突出表现的弥漫性结缔组织病。

SLE 特征性的皮肤黏膜损害是蝶形红斑、光敏感、脱发、盘状红斑和口鼻黏膜溃疡等。SLE 常出现对称性多关节疼痛、肿胀，通常不引起骨质破坏。50% ~ 70% 的 SLE 出现狼疮性肾炎（lupus nephritis，LN），临床表现为蛋白尿、尿红细胞增多，晚期肾功能不全，它对预后影响大。此外，还有神经精神狼疮（neuropsychiatric SLE，NPSLE）或侵害呼吸系统、心脏、肠系膜等。

早期诊断和早期治疗，避免或延缓不可逆的组织脏器的病理损害。糖皮质激素和免疫抑制药物是治疗 SLE 的主要药物，选择时需权衡治疗的风险与效益之比，制订具体的治疗方案。

轻型的 SLE，虽有狼疮活动而无明显内脏损害者，治疗药物包括非甾体抗炎药

（NSAIDs）和抗疟药。抗疟药对减少病情的活动、减少激素的不良反应方面效果肯定。据病情可加用糖皮质激素。必要时考虑使用硫唑嘌呤、甲氨蝶呤等免疫抑制剂。

重型SLE的治疗分为诱导缓解和巩固治疗两个阶段，诱导缓解目的在于迅速控制病情，阻止或逆转内脏损害，力求疾病迅速缓解。根据病情选用一日＞1mg/kg剂量的糖皮质激素及免疫抑制剂如环磷酰胺并用。病情好转后再调整药物。维持治疗的目的是保持疾病的稳定，防止复燃。维持期糖皮质激素量减为一日＜10mg，免疫抑制剂也可调整剂量和类别。

难治性狼疮可以选用B细胞清除生物制剂、利妥昔单抗（抗CD20抗体）治疗。

三、强直性脊柱炎及其药物治疗

强直性脊柱炎（ankylosing spondylitis，AS）是一种慢性炎症性疾病，主要侵犯脊柱和骶髂关节，临床上主要表现为炎性腰背痛或僵硬，部分患者可有外周关节炎、肌腱端炎、眼炎等表现。该病主要累及青壮年，疾病晚期出现脊柱强直、畸形和功能受限。有明显的家族聚集倾向，与HLA-B27强相关。确切病因不清楚。

AS的治疗包括教育、休息、适度的体能锻炼、非甾体抗炎药和物理治疗。与RA相比，在改善病情药物中，目前只有柳氮磺吡啶被证实对有外周关节受累的AS患者有一定的疗效，对中轴脊柱病变则效果不明显。目前显示，肿瘤坏死因子拮抗剂对AS和其他脊柱关节病有效，然而它不具有改善AS骨韧带结构性病变的作用。

用药目的和原则：

（1）早期应用足量NSAIDs能够有效改善患者脊柱或外周关节疾病的疼痛和僵硬感，常用的NSAIDs包括传统的非选择和选择性COX-2抑制剂。

（2）传统DMARDs疗效不肯定，且长期服用有不良作用，故不推荐使用。柳氮磺吡啶可能对AS外周关节炎有一定疗效。

（3）病情不能控制者，可应用生物制剂（TNF拮抗剂）治疗。

（4）部分外周关节炎患者，可考虑关节腔内注射糖皮质激素。

四、银屑病关节炎及其药物治疗

银屑病关节炎（psoriatic arthritis）：银屑病中有10%～30%患者的关节可以受累，所受累的关节部位有远端指（趾）间关节、脊柱、骶髂关节等，轻重不一，部分患者可出现难以控制的甚至残毁型的关节炎，导致严重残疾。

用药目的和原则：

（1）NSAIDs改善银屑病关节炎的关节及脊柱症状。

（2）DMARDs控制银屑病的关节炎和皮疹，阻止病情进展。包括甲氨蝶呤、来氟米特，两者可联合应用。

（3）对常规DMARDs疗效不佳的患者，可考虑应用生物制剂、TNF拮抗剂。

（4）外周关节炎严重的患者，可考虑局部关节腔注射糖皮质激素治疗。不建议系统性用糖皮质激素治疗，因为停药可引起严重复发。

五、多发性肌炎和皮肌炎及其药物治疗

多发性肌炎（polymyositis）、皮肌炎（dematomyositis）均属非化脓性炎性肌病，有的尚伴有特征性皮肤改变的自身免疫病。它们都以对称性的近端肌无力、血清肌酶升高、肌电图出现肌源性损害（炎症和坏死）为其临床特征，常可累及肺脏。多发性肌炎指无皮肤损害的肌炎，伴有 Gottron 型皮疹的肌炎则称皮肌炎。

用药目的和原则：

（1）诊断明确后，尽早开始药物治疗。急性期以糖皮质激素作为首选用药。对病情反复及重症患者应及时联合应用免疫抑制剂。

（2）大剂量静脉注射免疫球蛋白静脉滴注或血浆置换对部分重症患者有改善效果，但不能替代糖皮质激素或免疫抑制剂。

（3）合并恶性肿瘤患者在切除肿瘤后，肌炎症状可自然缓解。

（4）监测药物不良反应，定期检查血常规、肝肾功能等指标，及时调整药物。

六、干燥综合征及其药物治疗

干燥综合征（Sjogren’s syndrome）是主要累及外分泌腺体，亦可累及其他组织的系统性自身免疫病。异常的免疫反应造成了干燥综合征患者泪腺和唾液腺的破坏和功能异常，出现眼干、口干等症状。许多患者的异常免疫反应还累及血液以及肝、肾、肺等重要器官，造成血细胞减少、小胆管炎、肾小管酸中毒、肺间质病变，病情严重者可危及生命。大约5% 的患者可最终发展成为淋巴瘤。

用药目的和原则：

（1）对症治疗缓解口、眼干燥的症状。采用代替疗法，多用人工制成替代眼泪的滴眼药。保持口腔卫生。

（2）针对泪腺和唾液腺功能下降可予以胆碱能受体激动剂，增强分泌外分泌腺的功能，刺激唾液和泪液分泌。

（3）对本病造成的肾小管酸中毒应予补钾、纠正酸中毒治疗，病情严重者应予糖皮质激素和免疫抑制剂。

（4）根据不同临床特点制订相应治疗方案，肺、血液、肝、神经等受累时采用糖皮质激素及免疫抑制治疗。

（5）羟氯喹可缓慢降低本病高球蛋白血症，也可改善唾涎腺、泪腺功能。

七、系统性硬化症及其药物治疗

系统性硬化症（systemic sclerosis）是以皮肤组织间质和血管纤维化为基本病理改变的自身免疫病。疾病早期出现皮肤肿胀性反应，随后出现显著的皮肤的肿胀、硬化（失去

弹性），继以萎缩。组织间质的纤维化也发生在心、肺、肾、胃肠等，造成其功能障碍。系统性硬化病变的严重程度和进展速度变化较大，对治疗的反应一般较差，器官受累者预后很差。

用药目的和原则：

（1）积极减少雷诺现象发作，采用保暖、血管扩张剂。控制肺动脉高压、肺间质纤维化等脏器损伤的进展。

（2）根据不同临床特点制订相应的治疗方案。出现肾皮质危象要尽早使用血管紧张素转换酶抑制剂降压，改善肾功能。对于继发的肺间质纤维化可使用糖皮质激素和免疫抑制剂，可能控制部分患者的病情进展。

八、韦格纳肉芽肿及其药物治疗

韦格纳肉芽肿（Wegener's granulomatosis，WG）是以毛细血管、微小动静脉受累为主的系统性坏死性肉芽肿性血管炎。其典型临床特征为三联征，即上呼吸道、下呼吸道（肺）及肾脏病变。在不应用糖皮质激素和免疫抑制剂的患者平均存活期为 5 个月，其 82% 的患者在 1 年内死亡；应用糖皮质激素和环磷酰胺联合治疗可明显地改善本病的预后。

用药目的和原则：

（1）其治疗又可分为诱导缓解、维持缓解以及控制复发。

（2）基本治疗药物是糖皮质激素和静脉滴注环磷酰胺。

（3）只少数局限型的患者没有严重的内脏损害，可以仅使用小至中等剂量的糖皮质激素和（或）甲氨蝶呤。

九、风湿热及其药物治疗

风湿热（rheumatic fever）是上呼吸道 A 组乙型溶血性链球菌感染后引起的一种免疫性疾病，可累及关节、心脏、皮肤、神经系统、血管等。心肌炎的反复发作可导致风湿性心脏病。本病多见于青少年。前驱症状表现为发热、咽痛、颌下淋巴结肿大等上呼吸道感染表现，2～6 周后出现典型表现如游走性多发性大关节炎、心肌炎、皮下结节、环形红斑、舞蹈病。

治疗目的及原则：

（1）消灭链球菌，去除病灶，并预防链球菌感染，以免风湿热的进展和复发。诊断后肌肉注射青霉素或口服青霉素或红霉素（对青霉素过敏者）10d。为预防链球菌感染则每 4 周肌内注射苄星青霉素或口服磺胺嘧啶或其他链球菌敏感的抗生素 1 周左右。

（2）抗炎治疗：口服阿司匹林，一日 3～6g，分 3 次服用；儿童一日 50mg～100mg/kg，分次服用；疗程为 2～4 周，以后递减。

（3）活动性心肌炎需用糖皮质激素治疗。

十、骨性关节炎及其药物治疗

骨性关节炎（osteoarthritis，OA）是最常见的关节病，好发于中年以后的慢性关节炎，其患病率随年龄增大而增加，多累及负重关节如膝关节、髋关节、颈椎、腰椎以及手的小关节。本病起病缓慢，症状逐渐加重，主要表现为关节痛、晨僵（短暂），肿胀，受累关节骨性肥大、骨擦音及功能障碍，急性发作时可出现关节腔积液，重症患者出现关节畸形。

用药目的和原则：

（1）非药物治疗与药物治疗并重，前者包括减轻体重、物理治疗和增强关节和肌力的需氧锻炼等。

（2）使用最小有效量的 NSAIDs 控制患者症状。外用止痛药及关节腔内注射糖皮质激素或透明质酸均是据病情选择的治疗方法。

（3）软骨保护剂可降低基质金属蛋白酶、胶原酶等活性作用，既可抗炎止痛，又可保护关节软骨，延缓 OA 病情发展。现有氨基葡萄糖、双醋瑞因等。

第四节　非甾体抗炎药

非甾体抗炎药（NSAIDs）是一大类化学结构式各异，但有共同的药理作用的药物。它们具有抗炎作用，对急性和慢性疼痛有良好的镇痛以及解热作用，临床应用广泛，是炎性关节病、软组织风湿的常用药。

一、NSAIDs 应用时的注意事项

（1）NSAIDs 只起改善镇痛、抗炎症状的作用，并不治疗原发病，因此在用 NSAIDs 同时须治疗原发病。

（2）NSAIDs 最常见的不良反应为胃肠不良反应，严重者出现胃肠溃疡、出血甚至穿孔。不同化学结构的 NSAIDs 胃肠严重不良反应有差异。选择性 COX-2 抑制剂的胃肠严重不良反应发生率低于传统（非选择性）NSAIDs。

（3）所有 NSAIDs 均可导致血压升高、钠潴留、水肿等。对服用者应进行相关检测。

（4）所有 NSAIDs 在长期连续服用后都可能出现发生率不高但严重的心血管栓塞事件与剂量及疗程呈正相关。

（5）NSAIDs 与小剂量阿司匹林（保护心脏）同时服用会增加胃肠出血概率，必须用 NSAIDs 者应加服质子泵抑制剂（PPI）或米索前列醇，或选用对乙酰氨基酚。

（6）布洛芬不宜与服用小剂量阿司匹林者同用，因通过相互作用会降低阿司匹林的心脏保护作用。其他传统 NSAIDs 也可能有此现象。选择性 NSAIDs 不影响阿司匹林的抗凝作用。

（7）不宜同时服用一种以上的 NSAIDs，因会增加其不良反应。

（8）结合患者具体情况选用NSAIDs，如年龄，合并症如心肌梗死史、消化性溃疡史、出血史、高血压、肝肾功能、心血管病危险因子等。还要注意到即使同一NSAIDs，它对不同患者有不同疗效反应和不良反应。选药要个体化。

（9）任一NSAIDs均应服用最低有效剂量，因为低剂量的安全性高。

二、布洛芬（Ibuprofen）

1. 适应证

缓解各种慢性关节炎的关节肿痛症状，治疗各种软组织风湿性疼痛如肩痛、腱鞘炎、滑囊炎、肌痛及运动后损伤性疼痛等，急性疼痛如手术后、创伤后、劳损后、原发性痛经、牙痛、头痛等，有解热作用。

2. 注意事项

（1）对阿司匹林或其他非甾体抗炎药过敏者对本药可有交叉过敏反应。

（2）本药可能增加胃肠出血的风险并导致水钠潴留。

（3）轻度肾功能不全者可使用最小有效剂量并密切监测肾功能和水钠潴留情况。

（4）孕妇及哺乳期妇女尽量避免使用。

（5）避免本药与小剂量阿司匹林同用以防后者减效。

（6）有消化道溃疡病史、支气管哮喘、心功能不全、高血压、血友病或其他出血性疾病、有骨髓功能减退病史的患者慎用。

（7）长期用药时应定期检查血常规及肝肾功能。

3. 禁忌证

（1）活动性消化性溃疡。

（2）对阿司匹林或其他非甾体抗炎药过敏者。

（3）服用此类药物诱发哮喘、鼻炎或荨麻疹患者。

（4）严重肝病患者及中重度肾功能不全者。

4. 不良反应

消化道症状包括消化不良、胃烧灼感、胃痛、恶心、呕吐。少见的为胃溃疡和消化道出血，以及头痛、嗜睡、晕眩、耳鸣、皮疹、支气管哮喘发作、肝酶升高、血压升高、白细胞计数减少、水肿等。罕见的为肾功能不全。

5. 用法与用量

布洛芬片（胶囊）：成人，①抗风湿：一次0.4～0.6g，一日3～4次，类风湿关节炎比骨关节炎用量大些。②缓解轻中度疼痛：一次0.2～0.4g，每4～6h一次。一日最大剂量为2.4g。缓释剂型一次0.3g，一日2次。软膏：一日3次，外用。

儿童用量，一次按体重5～10mg/kg，一日3次。口服。儿童日最大剂量为2.0g。

6. 制剂与规格

布洛芬片剂：0.1g；0.2g。布洛芬胶囊：0.1g；0.2g。布洛芬缓释胶囊：0.3g。布洛芬口服液：10mL，0.1g。布洛芬混悬液：100mL，2g。布洛芬滴剂：15mL，600mg。

布洛芬软膏：每支 20g。

三、洛索洛芬（Loxoprofen）

1. 适应证

（1）类风湿性关节炎、骨性关节炎、腰痛症、肩关节周围炎、颈肩腕综合征等疾病的抗炎和镇痛。

（2）手术后，外伤后及拔牙后的镇痛和抗炎。

（3）急性上呼吸道炎（包括伴有急性支气管炎的急性上呼吸道炎）下述疾患的解热和镇痛。

2. 注意事项

（1）妊娠期妇女用药应权衡利弊。

（2）哺乳期妇女用药时停止哺乳。

（3）以下情况慎用：有消化性溃疡既往史患者、血液异常或有其既往史患者、肝损害或有其既往史患者、肾损害或有其既往史患者、心功能异常患者、有过敏症既往史患者、支气管哮喘患者、高龄者。

（4）长期用药时，应定期查尿常规、血常规及肝功能，若出现异常应减量或停止用药。

（5）用于急性疾病时，应考虑急性炎症、疼痛及发热程度给药。原则上避免长期使用同一药物。

（6）伴有高热的高龄者或合并消耗性疾病的患者，密切观察病情。

（7）用于感染引起的炎症时，应合用适当抗菌药，慎重给药。

（8）避免与其他 NSAIDs 合用。

（9）有长期使用非甾体抗炎药可导致女性暂时性不育的报道。

3. 禁忌证

有消化性溃疡、严重血液学异常和肝肾功能损害、心功能不全者，对本药成分有过敏反应、阿司匹林哮喘者，妊娠晚期妇女。

4. 不良反应

（1）严重不良反应：休克、溶血性贫血、皮肤黏膜眼综合征、急性肾衰竭、肾病综合征、间质性肺炎、消化道出血、肝功能障碍、黄疸、哮喘发作。

（2）其他不良反应：皮疹、瘙痒感、荨麻疹、腹痛胃部不适感、食欲减退、恶心及呕吐、腹泻、便秘、胃灼热、口内炎、消化不良、嗜睡、头痛、贫血白细胞计数减少、血小板减少、嗜酸粒细胞增加、肝酶升高、水肿、心悸、面部潮红。

5. 用法与用量

口服：不宜空腹服药用于【适应证】第一或第二时，成人一次 60mg，一日 3 次。出现症状时，可 1 次口服 60～120mg，应随年龄及症状适宜增减或遵医嘱。用于【适应证】第三时，成人一次顿服 60mg，应随年龄及症状适宜增减。但原则上一日 2 次，一日最大剂量不超过 180mg，或遵医嘱。

6. 制剂与规格

洛索洛芬钠片：60mg。洛索洛芬钠胶囊：60mg。

四、萘普生（Naproxen）

1. 适应证

对类风湿关节炎、骨关节炎、强直性脊柱炎、急性痛风性关节炎、肌腱炎、腱鞘炎等的肿胀、疼痛、活动受限均有缓解症状作用，亦可用于缓解肌肉骨骼扭伤、挫伤、损伤以及痛经等所致疼痛。

2. 注意事项

（1）对阿司匹林或其他非甾体抗炎药过敏者对本药可有交叉过敏反应。

（2）本药有增加胃肠出血的风险并导致水钠潴留。

（3）轻度肾功能不全者可使用最小有效剂量并密切监测肾功能和水钠潴留情况。

（4）孕妇及哺乳期妇女尽量避免使用。

（5）有凝血机制或血小板功能障碍、哮喘、心功能不全或高血压者慎用。长期用药应定期进行肝肾功能、血常规、血压及眼科检查。

3. 禁忌证

对本药或同类药品过敏者、活动性消化性溃疡患者、严重肝肾功能不全者。

4. 不良反应

（1）常见胃烧灼感、消化不良、胃痛或不适、恶心及呕吐，严重者有胃肠出血甚至穿孔。

（2）久服者有血压升高、头晕、嗜睡、头痛等。

（3）少见视物模糊或视觉障碍、听力减退、腹泻、口腔刺激或痛感、心悸及多汗、下肢水肿、肾脏损害（过敏性肾炎、肾病、肾乳头坏死及肾衰竭等）、荨麻疹、过敏性皮疹、精神抑郁、肌肉无力、粒细胞减少及肝功能损害等。

5. 用法与用量

成人口服：①抗风湿，一次 0.25～0.5g，一日 2 次，必要时每 6～8h 1 次。一日最大剂量为 1.5g。缓释剂型一次 0.5g，一日 1 次。②止痛，普通片，首次 0.5g，必要时重复，以后一次 0.25g，每 6～8h 1 次。疗程不超过 10d。

成人直肠给药：一次 0.25g，睡前肛内塞入。

儿童：抗风湿，一日 10mg/kg，分两次口服，一日最大剂量 750mg。

6. 制剂与规格

萘普生片：0.1g；0.125g；0.25g。萘普生胶囊：0.25g。萘普生缓释胶囊：0.5g。

萘普生注射液：2mL：0.1g；2mL：0.2g。

萘普生栓剂：0.25g。

五、双氯芬酸（Diclofenac）

1. 适应证

用于各种急慢性关节炎和软组织风湿所致的疼痛，以及创伤后、术后的急性疼痛、牙痛、头痛等。对成年人和儿童的发热有解热作用。双氯芬酸钾起效迅速，可用于痛经及拔牙后止痛用。

2. 注意事项

（1）本药可增加胃肠出血的风险并导致水钠潴留，血压上升。

（2）轻度肾功能不全者可使用最小有效剂量并密切监测肾功能和水钠潴留情况。

（3）本药有使肝酶升高倾向，故使用期间宜监测肝功能。

（4）孕妇及哺乳期妇女尽量避免使用。

（5）胃肠道溃疡史者避免使用。有心功能不全病史、肝肾功能损害者和老年患者及服用利尿剂或任何原因细胞外液丢失的患者慎用。

（6）有眩晕史或其他中枢神经疾病史的患者服用本药期间应禁止驾车或操纵机器。

（7）长期用药应定期进行肝肾功能、血常规、血压监测。

3. 禁忌证

对本药或同类药品有过敏史、活动性消化性溃疡患者、中重度心血管病变者禁用。

4. 不良反应

常见上腹部疼痛以及恶心、呕吐、腹泻、腹部痉挛、消化不良、腹部胀气、厌食。少见头痛、头晕、眩晕、皮疹、血清 AST 及 ALT 升高、血压升高。罕见过敏反应以及水肿、胃肠溃疡、出血、穿孔和出血性腹泻。

5. 用法与用量

肠溶片：成人，①关节炎一次 25 ~ 50mg，一日 3 次。②急性疼痛：首次 50 mg，以后 25 ~ 50 mg，每 6 ~ 8h 1 次。

缓释胶囊：成人，关节炎，一次 75 ~ 100mg，一日 1 ~ 2 次。一日最大剂量为 150mg。

小儿常用量：肠溶片，一日 0.5 ~ 2 mg/kg，一日最大量为 3 mg/kg，分 3 次服。

栓剂直肠给药：成人，一次 50mg，一日 50 ~ 100mg。肛门塞入。

乳胶剂：外用，一日 3 次。

6. 制剂与规格

双氯芬酸钠肠溶片：25mg；50mg。双氯芬酸钠缓释胶囊：50mg；100mg。

双氯芬酸钠二乙胺盐乳胶剂：20g。

双氯芬酸钠栓剂：50mg；100mg。

六、吲哚美辛（Indometacin）

1. 适应证

用于缓解轻、中、重度风湿病的炎症疼痛以及急性骨骼肌肉损伤、急性痛风性关节炎、痛经等的疼痛，亦用于高热的对症解热。

2. 注意事项

（1）消化性溃疡、溃疡性结肠炎及其他上消化道疾病病史者慎用。

（2）癫痫、帕金森病和精神病患者，使用后可使病情加重。

（3）本药能导致水钠潴留，心功能不全及高血压患者应慎用。

（4）本药经肝脏代谢，肾脏排泄，对肝肾均有一定毒性，肝肾功能不全时应慎用。

（5）本药可使出血时间延长，加重出血倾向，故血友病及其他出血性疾病患者应慎用。

（6）本药对造血系统有抑制作用，再生障碍性贫血、粒细胞减少等患者慎用。

（7）长期用药注意定期检查血压、肝肾功能和血常规，并定期做眼科检查。

（8）有直肠炎和出血，应避免直肠给药。

（9）老年人易发生毒性反应，应慎用。

3. 禁忌证

对阿司匹林及其他非甾体抗炎药过敏者、上消化道出血或活动性消化性溃疡及溃疡性结肠炎的患者、孕妇和哺乳期妇女、有血管性水肿和支气管哮喘者。

4. 不良反应

常见消化不良、腹泻，严重者有上消化道出血和溃疡；神经系统不良反应有头痛、头晕、焦虑和失眠等；少见血压升高、困倦、意识模糊、失眠、惊厥、精神行为障碍、抑郁、晕厥；对血液系统影响：白细胞计数或血小板减少，甚至再生障碍性贫血；血尿、水肿、肾功能不全；各型皮疹过敏反应、哮喘、休克；偶有肠道狭窄；直肠用药有可能导致直肠激惹和出血。

5. 用法与用量

（1）成人口服：①抗风湿，首次剂量一次 25 ~ 50 mg，一日 2~3 次，饭时或餐后立即服，一日最大量不超过 150 mg。关节炎患者如有持续性夜间疼痛或晨起时关节发作，可在睡前给予本品栓剂 50 ~ 100mg，塞入肛门。②抗痛风：首次剂量一次 25 ~ 50mg，继之 25mg，一日 3 次，直到疼痛缓解，可停药。③痛经：一次 25mg，一日 3 次。④退热：口服一次 12.5 ~ 25mg，一日不超过 3 次。

（2）成人直肠给药：一日 50 ~ 100mg，睡前塞入肛门内。

（3）口服与直肠联合用药：一日最大剂量 150 ~ 200mg。

6. 制剂与规格

吲哚美辛胶囊：25mg。吲哚美辛缓释胶囊：30mg。吲哚美辛控释胶囊：25mg；

75mg。

吲哚美辛栓剂：25mg；50mg；100mg。吲哚美辛乳膏：1%。

七、美洛昔康（Meloxicam）

1. 适应证

用于慢性关节病，包括缓解急慢性脊柱关节病、类风湿关节炎、骨性关节炎等的疼痛、肿胀及软组织炎性、创伤性疼痛、手术后疼痛。

2. 注意事项

本药出现胃肠溃疡和出血风险略低于其他传统 NSAIDs。服用时宜从最小有效剂量开始。有消化性溃疡史者慎用。服药者定期检查其肝肾功能，尤其是 65 岁以上老年患者。

3. 禁忌证

妊娠及哺乳妇女，对本药过敏者，使用阿司匹林或其他非甾体抗炎药后出现哮喘、鼻腔息肉、血管水肿或荨麻疹者，活动性消化性溃疡或消化性溃疡出血者，严重肝功能不全者，非透析性严重肾功能不全者，胃肠出血、脑出血或其他出血和严重心力衰竭者均禁用。

4. 不良反应

常见贫血、轻微头晕、头痛、消化不良、恶心、呕吐、腹痛、便秘、胀气、腹泻、瘙痒、皮疹，肝药酶短暂升高，停药即消失。少见白细胞计数减少、血小板减少、粒细胞缺乏、眩晕、耳鸣、嗜睡、心悸、胃肠道出血、消化性溃疡、食管炎、口炎、短暂肝肾功能轻度异常、荨麻疹。罕见过敏样反应、哮喘发作、胃炎、结肠炎、消化性溃疡、穿孔或胃肠出血、肝炎、Steven-Johnson 综合征和中毒性表皮坏死松解症、血管性水肿、多形红斑和感光过敏及肾衰竭等。

5. 用法与用量

口服：骨性关节炎，一日 7.5mg，一次服用，一日最大剂量为 15mg；强直性脊柱炎和类风湿关节炎，一日 15mg，分 2 次服用，也可减量至一日 7.5mg。成人一日最大剂量为 15mg，老年人一日 7.5mg。

直肠给药：骨性关节炎 7.5 ~ 15mg，睡前肛内塞入；类风湿关节炎和强直性脊柱炎 15mg 或 7.5mg，睡前肛内塞入。老年人 7.5mg，睡前肛内塞入。

15 岁以下儿童不推荐使用。

6. 制剂与规格

美洛昔康片：7.5mg。

美洛昔康栓：15mg。

八、氯诺昔康（Lornoxicam）

1. 适应证

用于急性轻度至中度疼痛和由某些类型的风湿性疾病引起的关节疼痛和炎症。

2. 注意事项

以下情况慎用：肝肾功能受损者、有胃肠出血或十二指肠溃疡病史者、凝血障碍者、老年人以及哮喘患者。

3. 禁忌证

已知对非甾体抗炎药（如阿司匹林）过敏者、由水杨酸诱发的支气管哮喘者、急性胃肠出血或急性胃肠溃疡者、严重心功能不全者、严重肝功能不全者、血小板计数明显减低者、妊娠和哺乳期患者、年龄小于 18 岁者。

4. 不良反应

常见头晕、头痛、胃肠功能障碍（如胃痛、腹泻、消化不良、恶心和呕吐）。

5. 用法与用量

（1）急性轻度或中度疼痛：一日 8～16mg。如需反复用药，一日最大剂量为 16mg。

（2）风湿性疾病引起的关节疼痛和炎症：一日剂量为 12～16mg。

6. 制剂与规格

氯诺昔康片：8mg。

九、萘丁美酮（Nabumetone）

1. 适应证

用于骨性关节炎、类风湿关节炎、强直性脊柱炎的关节肿痛和脊柱痛的对症治疗，亦用于软组织风湿病、运动性软组织损伤及手术后、外伤后等止痛。

2. 注意事项

（1）对阿司匹林过敏者对本药可能有相似反应。

（2）具有消化性溃疡病史的患者使用后，应对其症状进行定期检查。

（3）肾功能损害的患者，应考虑减少剂量或禁用。

（4）有心力衰竭、水肿或高血压的患者应慎用本药。

（5）在餐中服用本药可使吸收率增加，应在餐后或晚间服用。服用本药的剂量一日超过 2g 时腹泻发生率增加。

（6）老年人用本药应该维持最低有效剂量。

3. 禁忌证

活动性消化性溃疡或出血、严重肝功能异常、对本药及其他非甾体抗炎药过敏者禁用，孕妇和哺乳期妇女禁用。

4. 不良反应

（1）较常见：①胃肠不良反应，如恶心、呕吐、消化不良、腹痛、腹泻、便秘、胃肠胀气、便隐血试验阳性、胃炎、口干和口腔炎、上消化道出血。②神经系统不良反应，如头痛、头晕、疲劳、耳鸣、多汗、失眠、多梦、嗜睡和紧张。③皮肤不良反应，如皮疹、瘙痒及皮肤水肿。

（2）少见：黄疸、食欲增加或减退、吞咽困难、肠胃炎、肝功能异常、大便隐血阳性、肝功能衰竭、衰弱、兴奋、焦虑、多疑、抑郁、震颤和眩晕、大疱性皮疹、荨麻疹、光敏感、风疹、中毒性表皮坏死松解症、多形性红斑、Stevens-Johnson 综合征、血管炎、体重增加、呼吸困难、过敏性肺炎、蛋白尿、氮质血症、高尿酸血症、肾病综合征、阴道出血、血管神经性水肿。

（3）罕见：胆红素尿、十二指肠炎、嗳气、胆结石、舌炎、胰腺炎和直肠出血、噩梦、味觉异常、脱发、心绞痛、心律失常、高血压、心肌梗死、心悸、晕厥、血栓性静脉炎、哮喘和咳嗽、排尿困难、血尿、阳痿和肾结石、发热、寒战、贫血、白细胞计数减少、粒细胞减少症、血糖升高、低钾血症和体重减轻。

5. 用法与用量

成人：口服，每晚 1g，一次服用。一日最大量为 2g，分 2 次服。老年人每晚 0.5g，一次服用。儿童不推荐使用。

6. 制剂与规格

萘丁美酮片：0.25g；0.5g；0.75g。萘丁美酮胶囊：0.25g。

十、塞来昔布（Celecoxib）

1. 适应证

缓解骨关节炎、类风湿关节炎、强直性脊柱炎的肿痛症状，也用于缓解手术前后、软组织创伤等的急性疼痛。

2. 注意事项

（1）本药属非甾类抗炎药中选择性 COX-2 抑制剂类。它导致胃肠黏膜损伤而引起消化性溃疡和出血的风险较其他传统非甾体抗炎药少，适用于有消化性溃疡、肠道溃疡、胃肠出血病史者。

（2）本药有引起心血管栓塞事件的风险，且与剂量及疗程（1 年以上连续服用）相关。有心血管风险者慎用。

（3）本药的心血管栓塞事件的风险与其他传统 NSAIDs 相似。

（4）本药长期服用可引起血压升高、钠潴留、水肿等。故长期服用宜监测血压、血常规、肝肾功能。

（5）本药化学结构中一个芳基为苯磺酰胺，故与磺胺类药有交叉过敏反应，因此在使用本药前要询问患者是否对磺胺类药过敏。

（6）有支气管哮喘病史、过敏性鼻炎、荨麻疹病史者慎用。

（7）有中度肝肾损害者，本药剂量应减低并且慎用。

（8）服用本药时不能停服因防治心血管疾病所需服用的小剂量阿司匹林，但两者同服会增加胃肠不良反应。

3. 禁忌证

对磺胺过敏者、对阿司匹林或其他非甾体类抗炎药物过敏或诱发哮喘者及对本药过敏者、有心肌梗死史或脑卒中史者、严重心功能不全者及重度肝功能损害、孕妇及哺乳期妇女均禁用本药。

4. 不良反应

常见胃肠胀气、腹痛、腹泻、消化不良、咽炎、鼻窦炎；由于水钠潴留，可出现下肢水肿、头痛、头晕、嗜睡、失眠。

少见口炎、便秘、心悸、疲乏、四肢麻木、肌痉挛、血压升高。

偶见 ALT、AST 升高。

罕见味觉异常、脱发。

非常罕见癫痫恶化。

5. 用法与用量

口服：骨关节炎，一日 200mg，1 次服用，如有必要，可增加剂量。最大剂量：一次 200mg，一日 2 次，儿童不推荐使用。

类风湿关节炎及强直性脊柱炎，可增加到一次 200mg，一日 1～2 次，儿童不推荐使用。

镇痛，成人一次 400mg，一日 1 次，疗程不超过 7d。

6. 制剂与规格

塞来昔布胶囊：100mg；200mg。

十一、对乙酰氨基酚（Paracetamol）

1. 适应证

用于中重度发热；缓解轻度至中度疼痛，如头痛、肌痛、关节痛等；为轻中度骨性关节炎的首选药物。

2. 注意事项

（1）对阿司匹林过敏者，一般对本药不发生过敏反应，但有报告在因阿司匹林过敏发生哮喘的患者中，少数（$< 5\%$）可于服用本药后发生轻度支气管痉挛性反应。

（2）肝病者尽量避免长期使用。

（3）肾功能不全者长期大量使用本药有增加肾脏毒性的危险，故建议减量使用。

（4）孕妇及哺乳期慎用。

（5）3 岁以下儿童因其肝肾功能发育不全慎用。

（6）长期大剂量用药应定期进行肝肾功能和血常规检查。

（7）不宜大量或长期用药，以防引起造血系统和肝肾功能损害。

3. 禁忌证

严重肝肾功能不全患者及对本药过敏者禁用。

4. 不良反应

常规剂量下的不良反应很少，少见恶心、呕吐、出汗、腹痛、皮肤苍白等；罕见过敏性皮炎（皮疹、皮肤瘙痒等）、粒细胞缺乏、血小板减少、高铁血红蛋白血症、贫血、肝肾功能损害和胃肠出血等。

5. 用法与用量

（1）退热镇痛：口服。①成人：一次 0.3 ~ 0.6g，一日 3~4 次；一日量不超过 2g，退热疗程一般不超过 3d，镇痛不宜超过 10d。②儿童：按体重一次 10 ~ 15mg/kg，每 4 ~ 6h 1 次。或按体表面积一天 1.5g/m^2，分次服，每 4 ~ 6h 1 次。12 岁以下的小儿每 24h 不超过 5 次量。解热用药一般不超过 3d，镇痛遵医嘱。

（2）骨性关节炎：成人常用量，口服缓释片，一次 0.65 ~ 1.3g，每 8h 1 次。一日最大量不超过 4g，疗程按医嘱。

6. 制剂与规格

对乙酰氨基酚片：0.1g; 0.3g; 0.5g。对乙酰氨基酚控释片：0.65g。对乙酰氨基酚混悬液：15mL：1.5g。

第五节　糖皮质激素

一、概述

糖皮质激素（glucocorticoids；corticosteroids）具有强大的抗炎作用和一定的免疫抑制作用，是治疗许多自身免疫病的基础药。临床用药强调个体化，即其剂量、用药方法、疗程取决于疾病种类、病情活动性和严重性和个体的情况及其并存的其他病。在治疗过程中应同时或适时加用其他免疫抑制剂，以便更快地诱导病情缓解和巩固疗效，并避免长期使用较大剂量激素以导致的严重的不良反应。在用法上差异甚大，如在系统性红斑狼疮（SLE）活动期或有重要器官累及，乃至出现狼疮危象或其他重症结缔组织病（如系统性血管炎、炎性肌病等），都可以使用大剂量激素冲击治疗。必要时与免疫抑制剂联合应用，一可加速起效，二可改善预后，三可减少部分激素剂量。凡病情稳定后宜用最小维持量，以泼尼松为标准，一日不超过 7.5mg。

糖皮质激素根据其在人体内排出时限，分为短、中、长效不同的制剂。如无特殊，在结缔组织病中多采用短、中效制剂，即泼尼松、泼尼松龙、甲泼尼龙（口服及静脉滴注）、可的松，只有在局部用药（如关节腔内注射、蛛网膜下腔注射）时可考虑长效激素。

糖皮质激素虽有良好的治疗弥漫性结缔组织病作用，但其不良反应亦众多。长期服用会出现库欣综合征的面部表现，血压及血糖升高，对细菌、真菌、病毒易感，促使结核复发，股骨头坏死，儿童生长发育受抑等。因此在使用前要有足够指征并筛查患者情况，必要时先对症治疗，如控制感染、降压、降糖药。应用激素过程中要密切随诊可能出现不良反应。不良反应应多与剂量平行，故据病情宜采用最低的有效治疗量。

糖皮质激素用于全身或局部用于过敏性及自身免疫性炎症性疾病，如泼尼松或泼尼松龙用于系统性红斑狼疮、多肌炎 / 皮肌炎、血管炎、类风湿关节炎、严重支气管哮喘、肾病综合征、血小板减少性紫癜等系统性自身免疫病。

局部注射地塞米松或倍他米松有抗炎和缓解疼痛的作用，用于各类慢性关节炎、急性扭伤、肩周炎、腱鞘炎、滑囊炎、慢性腰腿痛。

二、泼尼松龙

泼尼松龙用于过敏性、自身免疫性炎症性疾病，成人开始按病情轻重，口服一日量 15 ~ 40mg，需要时可达 60mg，或一日 0.5 ~ 1mg/kg，发热患者分三次服，体温正常者一日晨起一次顿服。病情稳定后应逐渐减量，维持量 5 ~ 10mg，视病情而定。肌内注射或关节腔注射：一日 10 ~ 40mg，必要时可加量。

三、泼尼松

泼尼松见泼尼松龙的相关内容。

四、氢化可的松

SLE 及系统性血管炎急性期或不宜口服药者：静脉滴注，一日 300mg，疗程 3 ~ 5d，根据病情减药量或改口服。SLE 脑病：鞘内注射，一次 1mL（25mg），一周 1 次，3 次为一疗程。骨性关节炎：关节腔内注射，一次 2mL。

五、甲泼尼龙

静脉冲击疗法：用于严重自身免疫性炎症性疾病和（或）对常规治疗无反应的疾病，如系统性红斑狼疮。一日 1g，静脉滴注，将 1g 甲泼尼龙粉针剂加入 5% 葡萄糖注射液 200 ~ 500mL，连用 3d。因大剂量可引起心律失常，因此仅限在医院内使用本治疗方法，以便及时处理。一次给药应至少 120min，如果治疗 2 ~ 3 周后病情无好转，或因病情需要，本治疗方案可重复。

静脉给药：初始剂量从 40mg 到 500mg 不等，依临床疾病而变化。静脉用药数天后，必须逐步减量或改为口服给药。

口服给药：不同疾病甲泼尼龙片的初始剂量可每天 4 ~ 48mg 调整。用法同泼尼松龙。

六、曲安奈德

关节腔、囊内、腱鞘内注射剂量依据于病情严重程度和病灶部位大小，成人小面积给药 10mg，大面积给药 40mg 即可有效减轻症状。用药次数视症状缓解情况而定。

七、地塞米松

静脉滴注一次 2 ~ 20mg；静脉滴注时，应以 5% 葡萄糖注射液稀释，可 2 ~ 6h 重复给药，至病情稳定。大剂量连续给药一般不超 72h。不宜长期应用。鞘内注射一次 5mg，间隔 1 ~ 3 周注射一次；关节腔内注射一般一次 0.8 ~ 4mg，按关节腔大小而定。

口服，成人开始剂量为一次 0.75 ~ 3mg，一日 2 ~ 4 次。维持量一日 0.75 ~ 1.5 mg，视病情而定。

八、复方倍他米松注射液

每毫升含倍他米松磷酸酯二钠 2mg、二丙酸倍他米松 5mg。

肌内注射：全身给药时，开始为 1 ~ 2mL，必要时可重复给药，剂量及注射次数视病情和患者反应而定。关节内注射：局部注射剂量为 0.25 ~ 2.0mL（视关节大小或注射部位而定）。大关节（膝、髋、肩）用 1 ~ 2mL，中关节（肘、腕、踝）用 0.5 ~ 1mL，小关节（足、手、胸）用 0.25 ~ 0.5mL。

第六节　免疫抑制药

一、概述

免疫抑制药（immunosuppressive drug）的结构相异，但具共同特性，即可以抑制免疫反应过程中的某一成分，利用其抑制淋巴细胞的生成及增殖以达到免疫抑制作用，从而阻断免疫反应的进展，以达到治疗效果。

在 20 世纪由于器官移植治疗的开展，为抑制不同器官移植后的排异反应，在采用抗排异的治疗方案中免疫抑制药是主体。几十年来相继出现了多种免疫抑制药，如环孢素、麦考酚吗乙酯、他克莫司、雷公藤多苷等，预计将有更多新药出现。免疫抑制剂亦成为治疗自身免疫病不可少的药物。以类风湿关节炎（自身免疫病之一）为例，免疫抑制药不仅可以改善其临床症状，尚能延缓其软骨、骨的破坏，减少关节的致残并保持其功能。在类风湿关节炎的治疗指南中称本类药物为缓解病情的抗风湿药。其应用原则是：尽早用、联合用（即一个以上的 DMARDs 同时用），根据病情轻重选用不同的 DMARD 组合。在其他多系统的自身免疫病，如系统性红斑狼疮、皮肌炎 / 多肌炎、血管炎等，免疫抑制剂是除糖皮质激素外的关键药物，它们改善患者的预后，延长其生存期。

现用于各风湿病的免疫抑制剂只有少数是已经为国家批准的。这是因为它们中不少是市场上的“老药”，原是为抗肿瘤或抗移植反应的，它们经风湿界医药人员大量实践和总结，调整其剂量和用法，其中许多在国外已被当局批准用于各个风湿病的治疗。

较突出的有甲氨蝶呤（methotrexate，MTX）不仅被欧美国家批准用于类风湿关节炎的治疗，并在我国类风湿关节炎的诊治指南中成为首选的治疗药物。

环磷酰胺（cyclophosphamide，CTX）在系统性红斑狼疮的指南中是治疗重症系统性红斑狼疮、狼疮肾炎、狼疮脑病、血管炎的关键性药物。

另有一些 DMARD 类药在风湿病中扩大了国家批准的适应证；如羟氯喹用于系统性红斑狼疮、干燥综合征、类风湿关节炎的治疗（批准适应证为盘状红斑狼疮）。柳氮磺吡啶用于强直性脊柱炎的周围关节病（批准适应证为类风湿关节炎）。循证医学证明这些药物在治疗相应的风湿病是合理且有效的，安全性是可以接受的。从疗效和经济观点来讲，它们是值得继续应用的。虽然生物制剂如 TNF 拮抗药已进入 DMARDs 的行列，它们的疗效很被认可，安全性不比传统 DMARDs 差，可惜价格昂贵。因此我国风湿病患者仍将依赖于上述传统 DMARDs。本类药物有不少的不良作用，轻者为胃肠不适、脱发，重者有感染、肝肾功能损害、骨髓抑制、停经、胎儿致畸等。不良作用与剂量及疗程相关。需在医师的指导下服用，定期随诊监测相关指标，根据个体情况调整药物剂量及种类。

二、甲氨蝶呤（Methotrexate）

1. 适应证

用于类风湿关节炎、银屑病及银屑病关节炎、强直性脊柱炎的周围关节炎。

2. 注意事项

（1）本药是治疗类风湿关节炎的标准药，有大量临床资料证明它对类风湿关节炎的有效性和安全性。

（2）治疗银屑病关节炎（包括银屑病皮损）有疗效。

（3）低剂量，一周 7.5 ~ 15mg，未见有明显细胞毒作用。

（4）接受本药治疗过程中可出现肝酶上升，若肝酶上升到正常值 3 倍，需停药。至停药后 4 周内肝酶可恢复。

（5）中重度肾功能不全者慎用。

（6）长期服用出现感染的机会增多。

（7）本品可导致周围血白细胞计数和（或）血小板减少，轻者停药恢复，严重者骨髓受抑。

（8）因其对胎儿有致畸作用故应停药 3 个月以上方可考虑生育。

（9）服用本药者禁酒，初始时每月查血常规及肝肾功能，逐渐过渡到每 3 个月检测一次。

3. 用法与用量

（1）类风湿关节炎：口服，一周 1 次，7.5 ~ 15mg，最高剂量一周 1 次 25mg。胃肠症状严重者可皮下注射。与其他免疫抑制剂合用时一周量可减。

（2）银屑病关节炎：口服，一周 1 次，15 ~ 20mg。

（3）强直性脊柱炎的周围关节炎：口服，一周 1 次，7.5 ~ 10mg。

4. 制剂与规格

甲氨蝶呤片剂：2.5mg。注射用甲氨蝶呤粉针剂：5mg。

三、环磷酰胺（Cyclophosphamide）

1. 适应证

用于活动性系统性红斑狼疮、狼疮肾炎、精神神经性狼疮、系统性血管炎。

2. 注意事项

（1）下列情况慎用：周围血白细胞计数和（或）血小板低下、骨髓抑制、感染尚未控制、肝肾功能损害、痛风病史、泌尿道结石史、放化疗病史。

（2）本药的代谢产物对泌尿系统有刺激性，为预防肾及膀胱毒性，应鼓励患者用药后大量饮水，必要时静脉补液，也可给予尿路保护剂美司钠。

（3）用药期间定期监测血尿常规、肝肾功能和血清尿酸水平。

（4）环磷酰胺水溶液仅能稳定 2 ~ 3h，需现用现配。

（5）一次静脉滴注前需查血常规。白细胞计数 $< 3.0 \times 10^9$/L 或血小板 $< 50.0 \times 10^9$/L 者停用。

3. 禁忌证

白细胞计数和（或）血小板低下者、肝肾功能中重度损害者、对本药过敏者禁用。妊娠妇女（本药有致突变、致畸作用，可造成胎儿死亡或先天畸形）与哺乳妇女（本药可由乳汁排出）禁用。

4. 不良反应

（1）心血管系统：本药常规剂量不产生心脏毒性，大剂量（120 ~ 240mg/kg）可能引起出血性心肌坏死（包括病灶部位出血、冠状血管炎等），甚至在停药后 2 周仍可出现心力衰竭。

（2）胃肠：可有食欲减退、恶心、呕吐，停药后 2 ~ 3d 可消失。也可见口腔炎。

（3）肝脏：可造成肝脏损害，因本品的主要代谢物丙烯醛具肝毒性，引起肝细胞坏死、肝小叶中心充血，并伴 AST 及 ALT 升高。

（4）泌尿生殖系统：大剂量给药时，本药的代谢产物丙烯醛可以引起肾出血、膀胱纤维化及出血性膀胱炎、肾盂积水、膀胱尿道反流。用于白血病或淋巴瘤治疗时，易发生高尿酸血症及尿酸性肾病。此外，本药可引起生殖毒性，如停经或精子缺乏。

（5）呼吸系统：偶有肺纤维化，个别报道有肺炎。

（6）皮肤：可有皮肤及指甲色素沉着、黏膜溃疡、荨麻疹、脱发、药物性皮炎，偶见指甲脱落。

（7）可有视物模糊。

（8）长期使用本药可致继发性肿瘤。

（9）本药对骨髓抑制的严重程度与使用剂量相关。白细胞计数多于给药后 10 ~ 14d 达最低值，停药后 21d 左右恢复正常，血小板减少比其他烷化剂少见。

（10）代谢 / 内分泌系统：大剂量给药（50mg/kg）并同时给予大量液体时，可产生水中毒。

（11）其他：用药后偶见发热、过敏反应。

5. 用法与用量

成人常用量。活动性系统性红斑狼疮、狼疮肾炎：静脉注射，按体表面积一次 500 ~ 1000mg/m^2，每 3 ~ 4 周 1 次；或静脉注射一次 200mg，隔日 1 次，疗程约 6 个月，以后每 3 个月 1 次。口服，一日 100mg，一次服，维持期量减半。疗程遵医嘱。

系统性血管炎活动期：静脉注射，一次 200mg，一日或隔日一次。疗程遵医嘱。

儿童常用量：口服，一日 1 ~ 3mg/kg。

6. 制剂与规格

环磷酰胺片：50mg。复方环磷酰胺片：环磷酰胺，50mg；人参茎叶总皂苷，50mg。注射用环磷酰胺粉针剂：0.1g；0.2g；0.5g，

四、硫唑嘌呤（Azathioprine）

1. 适应证

用于系统性红斑狼疮、皮肌炎、系统性血管炎及其他自身免疫性结缔组织病及难治性特发性血小板减少性紫癜。

2. 注意事项

（1）周围全血细胞计数检查以监测骨髓抑制征象，监测频率在最初服用时，需每 4 周 1 次，之后可减少至每 3 个月 1 次。大剂量用药和肝肾功能损伤患者可增加监测频率，出现出血现象、感染、肝功能损伤时应立即减量或停药。

（2）原有肝肾功能不全患者或老年人降低用药剂量。

（3）准备妊娠的妇女及哺乳期妇女不宜使用。

（4）发生非霍奇金淋巴瘤、皮肤癌、肉瘤和原位宫颈癌的危险性增加。

3. 禁忌证

对硫唑嘌呤和巯嘌呤过敏者，妊娠或准备妊娠的妇女及哺乳期妇女。

4. 不良反应

（1）生殖系统：对精子、卵子亦有一定的损伤，使用时应注意。

（2）消化系统：厌食、恶心、呕吐等常见，偶可致胰腺炎，肝脏毒性亦较常见，用药后，患者可见肝中心及小叶静脉消失，出现黄疸、肝肿大、腹痛、腹膜腔积液（腹水）、肝性脑病、胆汁淤积、AST 及 ALT 升高、肝实质细胞坏死、肝细胞纤维化、肝硬化等。

（3）血液系统：可出现白细胞计数及血小板减少、巨红细胞血症、贫血。大剂量及用药过久时可有严重骨髓抑制，甚至出现再生障碍性贫血。

（4）其他：可继发感染、脱发、黏膜溃疡、腹膜出血、视网膜出血、肺水肿等。另外，长期用药可增加风湿病患者发生肿瘤的危险性。

5. 用法与用量

口服：用于自身免疫性疾病：成人常用量一次 100mg，一日 1 次。病情缓解后一次 50mg，一日 1 次。小儿常用量，一次按体重 1 ~ 3mg/kg，一日 1 次。用于难治性特发性血小板减少性紫癜：一日 1 ~ 3mg/kg，1 次或分次服用，有效后酌减。

6. 制剂与规格

硫唑嘌呤片：50mg；100mg。

五、来氟米特（Leflunomide）

1. 适应证

用于类风湿关节炎，减缓骨质破坏，减轻症状和体征。

2. 注意事项

（1）本药可抑制骨髓，可出现周围血白细胞计数减少，停药后可恢复。

（2）本药可导致 AST 及 ALT 升高，停药后可恢复。

（3）本药可引起胃肠反应，与药物剂量相关。

（4）本药有致畸作用。

（5）应用本药期间不宜使用免疫活疫苗。

（6）拟生育者必须停药 3 个月以上。

（7）免疫缺陷、未控制感染、活动性胃肠疾病、肾功能不全、骨髓发育不良者不宜用本药。高血压患者在用药过程中应监测血压。

（8）用药期间检测肝功能、血常规，每 1 ~ 3 个月一次。

3. 禁忌证

对本药过敏者、妊娠及哺乳期妇女、拟在近期内生育者、肝肾功能重度不全者禁用。

4. 不良反应

（1）胃肠道：消化不良、恶心、呕吐、腹泻，腹泻严重者宜停药。

（2）肝酶升高：AST 及 ALT 升高达正常值 3 倍者宜停药，低于 3 倍则减量。

（3）血白细胞计数下降至 3.0×10^9/L 时宜停药，（3.0 ~ 3.5）$\times10^7$L 则减量。

（4）其他：脱发、乏力、血压升高、头晕、皮疹、瘙痒、呼吸道感染。

5. 用法与用量

口服：成人常用量，一日 20 ~ 50mg，一次口服，连续 3d 后，维持量一日 10 ~ 20mg，口服。儿童常用量：国内产品尚未建立。国外产品如下：体重＜ 20kg：10mg，隔日一次；20 ~ 40kg：10mg，一日一次；＞ 40kg：同成人量。

6. 制剂与规格

来氟米特片：10mg。

六、雷公藤多苷（Tripterygium Wilfordii Glycosides）

1. 适应证

用于类风湿关节炎、银屑病关节炎、系统性红斑狼疮、肾病综合征。

2. 注意事项

（1）本药影响生育功能，对男女均有影响，故服此药时应避孕。拟生育者必须停药3个月以上。

（2）对各种风湿性疾病，应用本药必须在医师指导下进行。

（3）老年患者应适当减量，儿童慎用。

（4）在用本药过程中应定期监测血常规和肝肾功能，必要时停药。

3. 禁忌证

孕妇及哺乳妇女以及严重心血管疾病、肝肾和造血系统病变和功能障碍者。

4. 不良反应

（1）生殖系统：本药可致女性月经减少，停经。对高龄妇女可致绝经。对男性可致精子活力降低，数量减少，停药后部分人群可恢复正常。

（2）消化系统：可引起恶心、呕吐、腹痛、腹泻、食欲减退等症状，一般能耐受。

（3）皮肤黏膜：发生皮肤黏膜反应较多见，可出现皮肤变薄、色素沉着、皮疹、口腔溃疡、痤疮、指甲变薄。

（4）血液系统：有骨髓抑制作用，可引起白细胞计数及血小板减少，但少见。

（5）其他：偶引起心悸、胸闷、心律失常、AST及ALT升高、肾肌酐清除率下降。少部分患者可引起头晕、头痛、失眠、脱发等。

5. 用法与用量

口服：成人正常量一日60mg，分3次餐后口服。控制症状后减量，维持量一日20～30mg，分次口服。

6. 制剂与规格

雷公藤多苷片：10mg。

七、白芍总苷（Total Glucosides of Paeony）

1. 适应证

用于类风湿关节炎。

2. 注意事项

少数患者服药初期出现大便性状改变，可小剂量开始，一次0.2g，一日2次，一周后加到常规量。

3. 禁忌证

对白芍及其相关成分过敏者禁用。

4. 不良反应

偶有软便，大便次数增多，不需处理，可自行消失。其他可少见腹胀、腹痛、食欲减退、恶心和头晕等。

5. 用法与用量

口服：成人一次 0.6g，一日 2～3 次，餐后用水冲服，或遵医嘱。4 周为一疗程，连服 2～3 个疗程效更佳。建议首期 3 个月，一次 0.6g，一日 3 次，起效后一次 0.6g，一日 2 次，维持。

儿童推荐用量，一日按体重 30mg/kg，分 2 次早晚服。

6. 制剂与规格

白芍总苷胶囊：0.3g（含芍药苷不少于 104mg）。

八、羟氯喹（Hydroxychloroquine）

1. 适应证

用于盘状红斑狼疮、系统性红斑狼疮伴皮损和（或）关节病变、类风湿关节炎、干燥综合征。

2. 注意事项

（1）长期应用可致视网膜黄斑病变，发生率很低，氯喹服用者较羟氯喹更多见。因此在连续服用一年者应做眼底及视野筛查，视网膜病变与超剂量服用有关。

（2）本药引起葡萄糖 -6- 磷酸脱氢酶（G6PD）缺乏者溶血性贫血。

（3）羟氯喹有降低血糖作用，有助于糖尿病控制。

（4）吸烟可影响抗疟药的疗效。

3. 禁忌证

（1）对任何 4- 氨基喹啉化合物治疗有视网膜或视野改变的患者禁用。

（2）已知对 4- 氨基喹啉化合物过敏的患者和银屑病患者禁用。

（3）孕妇及哺乳期妇女禁用。

4. 不良反应

（1）口服可能出现较轻消化道反应，包括食欲减退、恶心、呕吐、腹痛、腹泻，停药或不停药均可自行消失。

（2）久服后可能出现眼黄斑水肿、萎缩、异常色素沉着。眼底镜检可见视力减退，影响视力，发生率约为 0.1%。其他罕见眼底反应有视神经乳头萎缩及视网膜小动脉变细。

（3）氯喹影响听力，妊娠妇女大量服用可造成儿童先天性耳聋、智力迟钝、四肢缺陷等。

（4）羟氯喹可导致心律失常。

（5）其他如血细胞减少、皮炎、皮肤色素沉着、脱发、药物性精神异常均较罕见。

5. 用法与用量

口服：用于治疗红斑狼疮或类风湿性关节炎。

成人：①氯喹，开始一次 0.25g，一日 1 ~ 2 次或一日 3.5 ~ 4mg/kg，一次服用。经过 2 ~ 3 周后可改为一日 1 次，一次 0.25g，长期维持。②羟氯喹，一日 0.2 ~ 0.4g，分 1 次或 2 次服用，或一日＜ 6mg/kg 分次服。疗程持续数周或数月。长期维持治疗一日 0.2g。

儿童口服：①氯喹按体重，一日 5 ~ 10mg/kg，一次或分次服用。②羟氯喹，一日 5 ~ 7mg/kg，分次服用。

6. 制剂与规格

磷酸氯喹片：0.25g。硫酸羟氯喹片：0.1g。

九、柳氮磺吡啶

柳氮磺吡啶用于类风湿关节炎、强直性脊柱炎的外周关节病、银屑病关节炎。

口服：成人起始量一日 500mg，分 2 次口服，一周递增至一日 1.5 ~ 3.0g，2 或 3 次服用。

儿童一次 7.5 ~ 10mg/kg，一日 4 次。初始剂量一日 10mg/kg；逐渐递增至一日规定量。一日最大量为 2g，分次服。

十、环孢素

环孢素常与糖皮质激素等免疫抑制剂合用，以治疗难治性或重症自身免疫性结缔组织病、类风湿关节炎等。口服：用于自身免疫病，初始剂量为一日 3 ~ 5mg/kg，分 2 次口服，出现明显疗效后缓慢减至一日 2 ~ 3mg/kg，疗程 3 个月以上。

十一、麦考酚吗乙酯

麦考酚吗乙酯用于难治性狼疮肾炎、不能耐受其他免疫抑制剂或有严重器官损害的（弥漫性）结缔组织病。

口服：用于狼疮肾炎，成人一次 1g，一日 2 次。一日 2g 比一日 3g 的安全性明显高。对有严重慢性肾功能损害的患者（肾小球滤过率小于 25mL/min），应避免超过一次 1g，一日 2 次的剂量。

结缔组织病：成人一次 0.75 ~ 1g，一日 2 次。维持量，一次 0.25 ~ 0.5g，一日 2 次，空腹服用。

十二、青霉胺（Penicillamine）

1. 适应证

用于系统性硬化患者的皮肤肿胀和硬化、类风湿关节炎。

2. 注意事项

（1）对青霉素过敏者，也可能对本药交叉过敏。

（2）本药对肝肾及血液系统均有不良影响，宜密切观察。

（3）65 岁以上的老年人用药后易出现血液系统毒性反应。

（4）药物对妊娠的影响：本药可影响胚胎发育，动物实验发现可致胎仔骨骼畸形和腭裂等，孕妇应禁用。药物对哺乳的影响尚不明确本药是否可分泌入人类乳汁，建议哺乳妇女服药期间停止哺乳。

（5）用药前后及用药时应当检查或监测：①在开始服药的 6 个月内，应每 2 周检查一次血尿常规，以后每月检查 1 次。②治疗期间应每 1 ~ 2 个月检查肝肾功能 1 次。以便早期发现中毒性肝病和胆汁潴留及肾损伤。

3. 不良反应

（1）过敏反应：可出现全身瘙痒、皮疹、荨麻疹、发热、关节疼痛和淋巴结肿大等过敏反应。重者可发生狼疮样红斑和剥脱性皮炎。

（2）消化系统：可有恶心、呕吐、食欲减退、腹痛、腹泻、味觉减退、口腔溃疡、舌炎、牙龈炎及溃疡病复发等。少数患者出现肝功能异常（AST 及 ALT 升高）。

（3）泌尿生殖系统：部分患者出现蛋白尿，少数患者可出现肾病综合征。

（4）血液系统：可致骨髓抑制，主要表现为血小板和白细胞计数减少、粒细胞缺乏，严重者可出现再生障碍性贫血，也可见嗜酸性粒细胞增多、溶血性贫血。

（5）神经系统：可有眼睑下垂、斜视、动眼神经麻痹等。少数患者在用药初期可出现周围神经病变。长期服用可引起视神经炎。

（6）内分泌代谢系统：本药可与多种金属形成复合物，可能导致铜、铁、锌或其他微量元素的缺乏。

（7）呼吸系统：可能加重或诱发哮喘发作。

4. 用法与用量

口服：初始剂量一次 0.125g，一日 1 次，逐渐加至一日 0.75 ~ 1g，分 3 次服。常规维持量为 0.25g。

5. 制剂与规格

青霉胺片：125mg；250mg。青霉胺胶囊：125mg；250mg。

十三、金诺芬片（Auranofin）

1. 适应证

用于类风湿关节炎，控制活动性，保持病情稳定。

2. 注意事项

（1）本药起效慢，疗效判断定需在服药后至少 3 个月。

（2）本药作用不强，现较少单独用于治疗类风湿关节炎，必要时与另一缓解病情的抗风湿药并用。

（3）本药在治疗前和疗程中定期（1～3个月）监测血尿常规及肝肾功能。

3. 禁忌证

禁用于有过敏反应、坏死性小肠结肠炎、肺纤维化、剥脱性皮炎、骨髓再生障碍、进行性肾病、严重肝病和其他血液系统疾病患者，孕妇及哺乳期妇女。

4. 不良反应

（1）常见腹泻、稀便，偶见有腹痛、恶心或其他胃肠不适，通常较轻微短暂，无需停药。必要时可用对症治疗。

（2）其他常见皮疹、瘙痒，严重的皮疹需停药。偶见口腔炎、结膜炎、肾病综合征。

（3）有资料显示，少数患者在用药期间可出现白细胞计数和血小板数下降、紫癜、纯红细胞性再生障碍性贫血、肝肾功能异常。

5. 用法与用量

口服：一日6mg，一日1次或分2次餐后服用。或初始剂量一次3mg，一日1次，2周后增至一日6mg，分2次服，服用6个月后，如餐后疗效不显著，剂量可增加至9mg，分3次服用；一日9mg连服3个月，效果仍不显著者应停药，病情稳定者维持剂量为一日3～6mg。

6. 制剂与规格

金诺芬片：3mg。

十四、沙利度胺（Thalidomide）

1. 适应证

用于强直性脊柱炎、皮肤黏膜血管炎。

2. 注意事项

（1）原用于治疗麻风病和血液系统肿瘤，目前小范围材料证明对强直性脊柱炎有控制病情的作用。

（2）本药致畸作用强，用药期间应该严格采取有效避孕措施以防止胎儿畸形。

（3）一旦出现手足末端麻木和（或）感觉异常，应立即停药。

（4）驾驶员和机器操纵者慎用。

3. 禁忌证

对本药过敏者、孕妇及哺乳期妇女、儿童。

4. 不良反应

口鼻黏膜干燥、头晕、倦怠、嗜睡、恶心、腹痛、便秘、面部水肿、面部红斑、过敏反应及多发性周围神经炎、深静脉血栓。

5. 用法与用量

口服：睡前一次50mg，一周递增至一日150mg，分2次或3次服用或睡前服。

6. 制剂与规格

沙利度胺片：25mg；50mg。

第七节　生物制剂

一、概述

抗风湿病的生物制剂（biologic agents）始于1998年，它是一种针对并干扰疾病机制中某单一成分的靶向治疗。肿瘤坏死因子（TNF-α）拮抗剂控制RA炎症反应，阻止其疾病发展过程，对强直性脊柱炎、银屑病关节炎亦有效。它属DMARD类药物。TNF-α拮抗剂的安全性主要在它使小部分原有陈旧结核灶者复发或发生新的结核病，亦增加患者对其他病原体的易感性，尤其是原有慢性感染性疾病者，如支气管扩张。对活动性乙型病毒肝炎患者的肝损害有加重之势并激活该病毒，因此对上述患者在应用前及应用过程中必须采取预防措施和严密观察。

二、依那西普（Etanercept）

1. 适应证

用于活动性类风湿关节炎、银屑病及银屑病关节炎、幼年特发性关节炎、活动性强直性脊柱炎。

2. 注意事项

（1）本药有诱发感染，患者有反复发作的感染史，尤其是老年者，使用本药时应慎重。

（2）在使用过程中患者出现感染，应及时停药并密切观察。

（3）在使用过程中，应注意过敏反应的发生，包括血管性水肿、荨麻疹以及其他严重反应，根据其情况给予抗过敏药物或停药。

（4）使用本药期间不可接种活疫苗。

（5）本药曾导致充血性心力衰竭的患者病情恶化，因此，重度心力衰竭患者不宜使用本药。

（6）治疗前要接受结核感染筛查（皮肤试验、胸透），对有结核感染或感染可疑者应首先抗结核治疗3个月，再考虑用本药治疗。

（7）治疗前要筛查乙型及丙型病毒感染，有活动性者不宜应用本药。

（8）在治疗类风湿关节炎时宜与甲氨蝶呤联合应用以提高疗效。

3. 禁忌证

感染、活动性结核病患者以及对本药或制剂中成分过敏者禁用。孕妇及哺乳期妇女禁用。

4. 不良反应

常见注射部位局部反应，包括轻至中度红斑、瘙痒、疼痛和肿胀等，注射部位反应通常发生在开始治疗的第 1 个月内，在随后的治疗中发生频率降低。注射部位反应平均持续 3 ~ 5d。在临床试验中出现的其他不良反应包括头痛、眩晕、皮疹、咳嗽、腹痛、白细胞计数减少、中性粒细胞减少、鼻炎、发热、关节酸痛、肌肉酸痛、困倦、面部肿胀、面部过敏、肝功能异常、肾结石、肺纤维化等。

5. 用法与用量

皮下注射。成人推荐剂量：一次 25mg，一周 2 次，注射部位可为大腿、腹部和上臂。儿童推荐剂量：一周 400mg/kg，最大剂量为 50mg，分次皮下注射。

6. 制剂与规格

注射用依那西普：12.5mg。

三、英夫利西单抗（Infliximab）

1. 适应证

用于活动性类风湿关节炎、活动性强直性脊柱炎、银屑病及银屑病关节炎。

2. 注意事项

（1）感染：接受本药的患者对各种感染，尤其分枝杆菌感染包括结核病菌较为易感，宜密切注意。已有感染者不宜应用。

（2）在使用本药前，做结核菌皮肤试验及胸片的筛查试验。有陈旧性结核病复发或新感染的患者应首先抗结核治疗 2 ~ 3 个月。对结核病既往病史且不能确定已接受足够治疗疗程的患者必要时进行抗结核病治疗。

（3）充血性心力衰竭者不宜使用本药。

（4）输液反应 / 过敏反应：本药的过敏反应可在不同的时间内发生，多数出现在输液过程中或输液后 2h 内，症状包括荨麻疹、呼吸困难和（或）支气管痉挛（罕见）、喉头水肿、咽部水肿和低血压。为减少输液反应的发生，应将输液速度放慢，或预防性使用对乙酰氨基酚或糖皮质激素。

（5）使用本药会促使自身抗体的形成，罕见的有狼疮样综合征。若出现宜停药。

（6）神经系统：本药及其他 TNF-α 抑制剂有罕见的中枢神经系统脱髓鞘病例。罕见视神经炎和癫痫发作的病例，出现上述症状不宜使用。

（7）使用本药的乙肝及丙肝病毒慢性携带者有出现肝炎病毒的情况。有活动性肝炎者不宜使用。

（8）所有 TNF-α 抑制剂与淋巴瘤的相关性尚在观察中，目前尚无定论。

（9）用本药治疗类风湿关节炎时需与甲氨蝶呤联合应用，以提高疗效，减少不良反应。

3. 禁忌证

已知对鼠源蛋白或本药其他成分过敏的患者，患有中、重度心力衰竭的患者，有严重感染、活动性结核病患者，妊娠期及哺乳妇女。

4. 不良反应

（1）输液反应：输液中和输液结束后的 2h 内，约有 3% 出现发热或寒战等非特异性症状，低于 1% 出现瘙痒或荨麻疹，罕见过敏性休克。所有发生上述反应的患者均全部恢复。

（2）感染：本药增加机会性感染或感染加重的风险，并可促使潜伏性结核病复发或播散。

（3）使乙型或丙型病毒肝炎复活动。

（4）可能增加淋巴瘤的发生概率。

（5）可加重中、重度心力衰竭者的心功能不全。

5. 用法与用量

静脉滴注。类风湿关节炎：首次 3mg/kg，加入氯化钠注射液 200mL，第 2 周和第 6 周及以后每隔 8 周各给予一次相同剂量。疗效不理想者，可考虑将本药剂量调整至 10mg/kg，或将用药间隔调整为 4 周或 6 周。

强直性脊柱炎：静脉滴注，首次 5mg/kg，加入氯化钠注射液 200mL，然后第 2 周和第 6 周及以后每隔 6 周各给予一次相同剂量。

6. 制剂与规格

注射用英夫利西单抗：100mg。

四、利妥昔单抗（Rituximab）

1. 适应证

用于难治性系统性红斑狼疮、经 TNF-α 拮抗剂治疗无效的类风湿关节炎。

2. 注意事项

（1）置于无菌无致热源的含 0.9% 氯化钠注射液或 5% 葡萄糖注射液的输液袋中，稀释到利妥昔单抗的浓度为 1mg/mL。轻柔的颠倒注射袋使溶液混合并避免产生泡沫。由于本药不含抗微生物的防腐剂或抑菌制剂，必须检查无菌技术。静脉使用前应观察注射液有无微粒或变色。

（2）一次滴注利妥昔单抗开始前 30 ~ 60min 前应预先使用镇痛剂（如对乙酰氨基酚）、抗组胺药（如苯海拉明）或糖皮质激素。

（3）对出现严重反应的患者，特别是有严重呼吸困难、支气管痉挛和低氧血症的患者应立即停止滴注，并迅速进行抢救治疗。

3. 禁忌证

已知对本药的任何组分和鼠蛋白过敏的患者。

4. 不良反应

（1）输液相关不良反应主要包括轻微的流感样反应、发热、畏寒和寒战，其他症状有脸部潮红、血管性水肿、荨麻疹 / 皮疹、头痛、咽喉刺激、鼻炎、恶心、呕吐，约 10% 的病例有低血压和支气管痉挛。偶尔会出现原有的心脏疾病如心绞痛和心力衰竭的加重。偶可出现呼吸衰竭和急性肾衰竭等多器官功能衰竭。

（2）血液系统不良反应包括严重的血小板减少症（1.3%）、严重的中性粒细胞减少症（1.9%）和严重的贫血（1.0%）。

（3）感染机会增多，包括严重的细菌感染、病毒感染和真菌感染。

（4）心脏不良反应有心律失常、体位性低血压，滴注期间有心绞痛和心肌梗死病史的患者中出现了心肌梗死。

（5）消化系统不良反应有腹泻、消化不良和厌食症。

（6）神经系统不良反应有头昏、焦虑、感觉异常、感觉过敏、易激惹、失眠和脱髓鞘病变。

5. 用法与用量

静脉滴注: 成人推荐量，①按体表面积 $375mg/m^2$，一周静脉滴注 1 次，在 22d 内使用 4 次。② 1000mg 静脉滴注，2 周后重复。

初次滴注推荐起始滴注速度为 50mg/h；最初 60min 过后，可每 30min 增加 50mg/h，直至最大速度 400mg/h。利妥昔单抗滴注的开始速度可为 100mg/h，每 30min 增加 100mg/h，直至最大速度 400mg/h。

6. 制剂与规格

利妥昔单抗注射液：10mL：100mg；50mL：500mg。

第八节　软骨保护剂

本类药物能降低软骨基质中的金属蛋白酶、胶原酶等的活性，有保护软骨的作用，延缓骨关节病的发展。

一、玻璃酸钠（Sodium Hyaluronan）

1. 适应证

用于骨关节炎、膝关节炎、肩周炎、髋及踝关节炎。

2. 注意事项

（1）本药为软骨保护剂。使用时要严格按照无菌操作以避免继发感染。

（2）本药勿与其他药物混杂以免产生不良反应。

（3）注射前行 X 线片协助诊断，以抽取关节液为鉴别诊断方法。

（4）有关节积液患者在注入前应先将积液抽出，再缓慢注入本药。

（5）勿将药物注入滑膜和韧带内，以防增加疼痛，勿过深刺入以免损伤关节软骨。不得将药物注射到血管中。

（6）注射后嘱患者屈伸膝骨关节 10 次，使药物充分分布于软骨和滑膜表面，然后走动，嘱患者当日莫过量。

3. 禁忌证

对本药过敏者。

4. 不良反应

（1）个别患者注射部位可出现疼痛、肿胀、发热等症状，少数情况下出现非感染性关节腔积液，一般 2～3d 内可自行消失，若症状持续不退，需应用抗生素治疗并停止用药，进行必要的处理。

（2）过敏反应，罕见有皮疹、荨麻疹、瘙痒等症状发生，一旦发生这些症状应立即停药并争取适当措施。

5. 用法与用量

用于膝关节骨关节炎时，膝关节腔内注射，用于肩周炎时，肩关节腔或肩峰一滑囊内注射。一次 2mL，关节腔内注射，一周 1 次，3 周或 5 周为一疗程。因产品不同而疗程有差异。

6. 制剂与规格

玻璃酸钠注射液：2mL：20mg；2.5mL：25mg。

二、氨基葡萄糖（Glucosamine）

1. 适应证

用于原发性和继发性各部位的骨性关节炎。

2. 注意事项

有严重肝肾功能不全者慎用。妊娠初期 3 个月内妇女应避免使用。

3. 禁忌证

对本药过敏者。

4. 不良反应

少见为轻度的胃肠不适，如恶心、便秘、腹胀和腹泻；偶见轻度嗜睡；罕见过敏反应，包括皮疹、瘙痒和皮肤红斑。

5. 用法与用量

口服：一次 0.25～0.5g（硫酸氨基葡萄糖），一日 3 次，最好在进食时服用。持续服用 4～12 周或根据需要延长。每年可重复治疗 2～3 个疗程。

6. 制剂与规格

硫酸氨基葡萄糖胶囊：0.25g，盐酸氨基葡萄糖胶囊：0.24g。

三、双醋瑞因（Diacerein）

1. 适应证

用于骨性关节炎。

2. 注意事项

（1）严重肾功能不全者应减小剂量。

（2）有腹泻史者慎用。

（3）孕妇及哺乳期不推荐使用。

（4）餐后服用可以提高吸收率。服用 2 ~ 4 周后开始显效，建议显效前与其他止痛药或非甾体抗炎药联合应用。若连续治疗 3 个月后停药，疗效至少可持续 1 个月（后续效应）。

（5）15 岁以下儿童避免使用。

3. 禁忌证

对本药过敏者。

4. 不良反应

常见轻度腹泻，多数情况下会随着继续治疗或减小剂量而自动消失。少见的为上腹疼痛、恶心、呕吐。

5. 用法与用量

口服：一次 50mg，一日 1 ~ 2 次，餐后服用。疗程不应短于 3 个月。

6. 制剂与规格

双醋瑞因胶囊：50mg。

第十三章　骨关节炎疼痛的非药物治疗

第一节　锻炼的必要性

目前，大多数医师对骨关节炎的处理方法是通过使用药物来减轻关节的疼痛，但通过指导骨关节炎患者进行锻炼来减轻疼痛，尚未被广泛应用。通常认为，这些锻炼针对的仅仅是骨关节炎关节的肌肉力量小、关节活动范围受限及关节疼痛方面。然而，由于骨关节炎可导致严重功能受限及残疾，有效的治疗更需关注全身的情况，而不仅仅是针对局部的关节损害。所提示的锻炼计划也需要考虑关节不能活动所带来的全身性的功能受限和残疾。

对于一个骨关节炎患者的锻炼计划的目标应该是：①减低损害，改善功能。例如：减低关节疼痛，增加活动范围（range of motion，ROM）和力量，恢复正常步态，以及改善和提高日常生活的能力。②通过减低对关节的应力以减少对关节的损害，从而保护关节，减少关节的受力，改善关节受力的生物力学性能。③通过增加日常的身体活动的范围和改善骨关节炎情况下的身体适应性，预防因不能活动而带来的躯体残疾和健康状况的恶化。

在给骨关节炎患者制定锻炼计划时，应遵循个体化的原则。对有明 M 肌力减弱或者关节活动范围降低的患者，锻炼的首要目标是：①降低损害。②改善功能。③适应功能的改善。

对肌力及关节活动范围好的患者，锻炼计划应针对关节的保护和一般情况的改善。

例如，对膝关节骨关节炎患者来讲，一个组合的锻炼，包括增加关节活动范围、提高关节的力量和低撞击的需氧锻炼，是比较合适的。然而，在实施锻炼计划前需考虑以下两点：①对有急性感染或者关节有明显肿胀的患者，锻炼应推迟至急性感染消退期。②在作首次的需氧锻炼前，应通过活动应力测试，以此来明确心脏的情况，是否有心脏的疾病。需氧锻炼的目标应该是获得目标心率的 60% ~ 80%。

对于膝关节没有机械性不稳的患者，如果开始行走时的速度比较慢，则可逐渐增加行走时间到大约每周 3d，每次 30min，通过锻炼，他们可以逐渐忍受行走而不致加重症状。每次行走时，首先应进行包括增加关节活动范围（ROM）和力量锻炼的准备动作，行走结束后做关节的伸直锻炼。如果行走后关节疼痛加重，说明遵从锻炼计划往往会有所困难，所以我们应该明确，为获得良好的锻炼效果，但又要求锻炼时不产生明显的疼痛，因此需确定适当锻炼的强度和锻炼的量。

日常的锻炼，包括主动性的 ROM 和间断性的负重锻炼，对维持关节软骨的完整性是必要的。即使具有较好的ROM，关节周围肌肉收缩功能的减低也将导致关节软骨的萎缩。然而，当禁忌关节负重或者需要关节适当制动时，应努力增加关节的ROM，这样可以有助于维持一些关节软骨的完整性。

许多医师并未认识到，骨关节炎患者常常也是能够忍受负重锻炼的，并且锻炼如同药物一样，同样能够减轻关节的疼痛症状。几项研究已经表明，髋关节或者膝关节骨关节炎的患者能够安全地参与一些适当的锻炼项目，这将有助于提高机体的适应性和健康状况，而在进行锻炼过程中并不会增加关节的疼痛症状。

最近的流行病学证据表明，维持健康的锻炼无须如以前提倡的那么剧烈。一个有效的锻炼计划也能够运用于那些有明显关节疾病的患者。

第二节 有氧锻炼

对于有膝关节骨关节炎的患者，经常性的机体锻炼活动是很重要的。如果很少活动，与相同年龄和性别的正常人比较，在肌肉、骨骼及心血管的状态上，均缺乏适应性。需氧锻炼对机体的益处体现为：①增加氧容量、肌肉力量和锻炼的持久性。②减少工作负荷时的能耗。③减轻体重。

在对有系统性症状的髋关节或者膝关节骨关节炎的患者做需氧锻炼的随机对照研究中，患者被随机分成3个治疗组，给予12周锻炼计划的需氧行走，需氧的在水中运动或者不需氧的ROM锻炼。研究显示，两组的需氧锻炼组在需氧容量适应能力上较对照组有明显的进步，而所有的3组患者在关节的疼痛和触痛上，显示同样的改善。值得一提的是，在实施整个锻炼计划过程中，没有哪一组患者需要增加其止痛药物的用量。

在一项膝关节骨关节炎患者的随机对照的适应性行走锻炼研究中，采用了8周的行走锻炼计划，其中包括作为准备动作的关节伸屈和加强肌力的锻炼，以及随后的在有人督促下的行走锻炼，每周3次，每次5～30min。对对照组的患者只是每周进行1次电话随访。结果行走组较对照组在行走距离、自我感觉、机体活动能力的改善和关节的疼痛减轻等方面均获得了明显的进步。

可以推荐的需氧锻炼包括：行走；骑自行车；游泳；需氧舞蹈；需氧的水池中锻炼。

游泳和水池中锻炼较其他的需氧锻炼患者，对关节的应力少。每一种需氧锻炼前均应做准备活动，包括ROM锻炼以及锻炼结束后的一段时间的关节伸张锻炼。如果行走或者慢跑导致症状加重，那么患者应降低活动的强度或者改变运动方式，做其他方式的需氧锻炼。对于足关节的骨关节炎患者，穿适当的鞋子显得尤为重要，并且骨关节炎患者锻炼时应在柔软的地面上进行。为了增加需氧容量，患者需要承受目标心率60%～80%、每周

3～4次、每次20～30min的锻炼。因为髋和膝关节的最大负荷出现在上下楼梯时，即使上楼梯也是一个非常好的需氧锻炼方法，但对骨关节炎患者来说此项锻炼是不适合的，因为它能影响此关节的正常结构和功能。

第三节　增加活动范围和增强肌力的锻炼

尽管需氧锻炼能够增加需氧的能力、降低疲劳，但是它并不能提高肌肉的力量或者适应功能的能力。骨关节炎患者进行伸屈或者ROM锻炼，有助于减轻症状，但是尚无临床的对照组研究来证实其作用。

对于膝关节骨关节炎的患者，膝关节的伸直力量可以降低达60%。针对增强膝关节的伸肌力量的锻炼计划，能取得以下效果：力量上的明显进步；关节疼痛的减轻；步态的改善。

对增强肌力来说，首先推荐等长锻炼，因为其关节活动范围不多，不会明显增加关节疼痛的症状。对于膝关节骨关节炎患者，等长的股四头肌锻炼，随后进一步进行抗阻力锻炼，对维持或者增加功能来说是非常重要的，因为它能缓解关节的疼痛症状，增加关节的功能。

针对膝关节伸肌力量的锻炼计划，应包括训练增加肌肉收缩速度和耐力，以及增强肌肉等长和等张收缩力量的锻炼。耐力和速度的提高，较单独提高力量其功能改善的程度更令人满意。一项抗阻力的髋关节、膝关节和踝关节肌力的锻炼计划，伴随控制体位的锻炼，即使对老年骨关节炎患者也能够明显提高他们的肌力和改善其步态。

对于膝关节骨关节炎患者，股四头肌的肌力锻炼和需氧锻炼的益处已得到研究证实。对由于膝关节骨关节炎导致轻度残疾的患者，随机将患者设置为需氧锻炼组、抗阻力肌力锻炼组及教育或者一般关心组。与对照组比较，被安排进行锻炼的两组患者均显示适当的、但是明显的功能改善，并且能够维持18个月以上。

第四节　关节挛缩

慢性的关节疼痛可导致肌肉的萎缩、肌力下降、适应能力差和屈曲挛缩，最终出现不协调的步态。髋关节的内收挛缩可以增加髋臼的应力和增加对膝关节和踝关节的外翻力量。

病情进一步加重，髋关节的挛缩可以造成明显的功能损害。坐姿、步态、个人卫生及性功能均可能受到影响。采用预防性的姿势，如采用俯卧位，对改善关节挛缩起一定作用。对这些患者可以指导他们做站立锻炼，这样有助于维持髋关节和膝关节的伸肌力量。在开始时，可以让他们站立在一个高脚椅子上，以后逐渐减低站立位的高度，但是要求顺利完成动作。对于不能在完全负重下锻炼的患者，在水中进行锻炼可以减低负荷。

关节周围软组织和肌腱的挛缩，持续在一个不正常的姿势，或者主动肌群和拮抗肌群的不平衡，均可限制关节的活动。关节维持在屈曲位置，能最大限度地减小关节内的压力和缓解疼痛症状，但是可以导致关节的屈曲挛缩。对于膝关节屈曲挛缩的患者，在躺着时不应在膝关节下放置枕头。通过一些理疗或者功能的锻炼，可以预防或者减轻关节的挛缩。例如，首先采用深部的热疗（如超声波），随后给予被动的ROM功能锻炼和伸展运动，以及主动性的ROM锻炼，来维持关节运动的范围。有时，对严重的关节挛缩的患者，可以给予伸直位的石膏托固定，以预防关节挛缩的发生。

应该强调，尽管骨关节炎仅仅涉及一个关节，例如髋关节或者膝关节，但是骨关节炎是一个多关节的问题。例如，膝关节骨关节炎的患者，显示关节的ROM减低，不仅在所影响的膝关节，而且对同侧的髋关节和踝关节以及对侧的髋关节、膝关节和踝关节均有所影响。由于这一原因，在功能位的主动性活动应包括双下肢关节。在行走、上下楼梯和从坐椅上起立，应表现出均匀、平滑的动作。爬楼梯时，需要最大限度地快速屈曲膝关节，该活动是评定膝关节功能的最好方法。在行走、爬楼梯和从坐椅上起立时，均需要下肢关节一定的功能活动范围，所以将这些日常活动作为治疗的目标则也就获得了关节的有效功能。

尽管踝关节的骨关节炎不常见，但是在髋关节或者膝关节骨关节炎的患者，踝关节的ROM受限和肌力下降也是很常见的。下肢疼痛和大关节活动范围的丧失，导致脚跟离地的高度减小，降低跟骨撞击时的肢体负荷，这可导致腓肠肌的不适应和踝关节活动度的减少。适当的关节活动范围、肌力和耐力，对步态、平衡、爬楼梯和从坐椅上站立均是必需的。髋关节或者膝关节骨关节炎的患者，同时会影响踝关节的这些功能。

第五节　锻炼和关节保护

关节周围肌肉在缓解、减轻对关节的撞击负荷方面是最重要的因素。当关节受到外界的一个撞击，通过神经肌肉的传导机制，由于有强壮的肌肉，能够产生瞬时的肌肉收缩，以对抗外界负荷的作用力。对于膝关节骨关节炎的患者，由于关节的疼痛以及活动功能差，肌肉的体积、收缩的速度、肌力、重复收缩的耐力，以及关节运动的能力均会受到损害。为了提高患者的神经肌肉的适应性，使得关节在受到突然的撞击负荷时，能够即刻缓解负荷、保护关节，因此对患者的锻炼计划，应包括提高关节功能发挥的速度和技巧、向心和离心的肌力和耐力。

由于肌肉是重要的撞击吸收因素，并有助于稳定关节，所以关节周围肌肉的肌力减弱可以进一步加重骨关节炎关节的结构性损害。除了减轻关节疼痛，也必须考虑通过锻炼增强下肢肌肉的力量，延缓膝关节骨关节炎患者的关节进行性损害。而不足的关节负荷也会导致关节软骨和软骨下骨的萎缩。对于关节囊薄弱、关节不稳定或者关节周围肌肉力量明显下降的患者，控制负荷显得尤为重要，因为在这些组织病变的情况下，可以改变正常负荷的传导。对这些患者，水池中的浮力环境，可使负荷得到良好的控制。

关于关节的保护，锻炼计划的目标是降低所涉及关节的应力，提高在锻炼和日常生活的活动中对撞击的缓冲，改善关节的主动性运动和负荷力线。

为保护关节，控制关节的负荷，患者应穿适当的鞋子以适应行走的地面（如煤渣、木头），使用手杖、步行器或者拐杖均有帮助作用。在髋关节骨关节炎患者，在健侧使用手杖，对关节的作用力可以降低达50%。尽管这些措施没有用在膝关节骨关节炎的患者中，但是结果应是相同的。通过以上的减轻膝关节负荷的这些小技巧，常常能够减轻关节疼痛。

也可以通过行走时不增加膝关节的机械应力的强度来降低膝关节的应力。快的行走速度和跑步将增加膝关节的应力。膝关节骨关节炎患者应以一种不增加关节疼痛或者肿胀的速度来行走。通常认为，行走速度的增加是骨关节炎患者症状改善的一个指标，但是如果对关节的生物力学特点认识不足，单纯改善行走速度也可能同时对关节是有害的。在一个临床试验中，由于内侧的胫股关节疾病导致膝关节内翻畸形的膝关节骨关节炎患者，尽管用NSAIDs治疗缓解了严重的关节疼痛症状，增加了行走速度，但关节功能的改善将伴随着内收力矩和关节软骨面应力的增加，从而导致关节软骨面的进一步损害，在不用NSAIDs时，关节疼痛症状会明显增加。这种膝关节负荷的增加和外侧关节软骨支持结构应力的增加，从长远来讲，超过了改善行走速度获得的益处。

第六节　骨质增生与锻炼

骨质增生，在医学上称为骨退行性病变，俗称长“骨刺”。中年人随着年龄增长，骨发生老化，最常见的疾病是腰椎骨质增生，医学上将其称为肥大性脊椎炎或腰椎骨关节病，于是中老年人常出现不同程度的慢性腰痛。此外，有的患者还伴有一侧或双侧臀部大小腿后外侧明显的麻木，走一段路后，疼痛明显加重，休息后症状有所好转。还有些中老年人感到颈背与颈肩部疼痛，有时感到疼痛沿上肢一侧向手指放射，或小指发麻如触电感，当头转动到某一部位时，疼痛明显加重，离开此位置时则疼痛明显缓解，有些患者诉说有“长期落枕感”。这是颈椎的骨质增生所致。

人到中年以后，骨质逐渐退化，首先出现软骨软化，加上长期承担重力和活动，椎骨的边缘呈现乳头状突起以及椎骨变得扁平、椎间盘失去水分而出现萎缩等变化。椎骨边缘的乳头状突起即为“骨刺”。这些骨刺刺激椎管或者椎间孔内的脊神经根便会产生上述骨质增生的临床症状。一般来讲，人到30岁以后就开始出现骨质增生的变化，当超过50岁时，这种变化变得更加明显。但也有很多人是没有任何症状的。

因此，经常参加体育锻炼可以增强体质。不参加运动的人，肌肉供血不足，往往造成肌肉缺乏营养而萎缩，肌力减退，肌肉的弹性下降，而且容易发生损伤。经常运动和参加体育锻炼的人能使骨骼变得粗壮。运动和体育锻炼对关节肌肉有明显的好处：①经常运动，可以改善血液循环功能，能使机体各部位获得充足的营养。②经常运动能使各关节保持较大的活动范围，关节软骨受力面均匀，不致于发生软化。③经常坚持运动，使肌肉、韧带强而有力，可以起到稳固关节、加强骨的坚固性作用。④经常运动，可以使关节囊不断分泌滑液，滑液对关节有营养作用，有利于改善运动系统的功能，还可以控制体重。

第七节　减轻体重

体重管理是骨关节炎自我管理中非常重要的一环。统计数据显示，肥胖患者体重的减轻可以缓解疼痛和使负重关节功能得到改善。即使体重稍许减轻一些，对膝关节骨关节炎患者也是非常有益的。

超重的危害包括：①超重直接增加膝关节等下肢关节的负担，增加骨关节炎发生的风险。②超重会使骨关节炎进展更快。③超重会加重骨关节炎的症状。患者可以通过健康饮食、合理锻炼来控制体重。

第八节　理疗

在许多肌肉骨骼疾病，包括骨关节炎等的治疗中，已广泛采用热疗、冷敷或者两者兼用的方法来缓解骨关节炎的短期疼痛。

骨关节炎的理疗包括光、电、热、磁等理疗和运动疗法。国内应用前者较多，主要起消炎、止痛作用。西方国家偏重于运动疗法，可以减轻疼痛，防止畸形产生。

一、骨关节炎物理疗法的目的

（1）增加或保持各关节的活动范围，满足功能性的活动。

（2）增加或保持肌力，满足功能需要。

（3）增加受累关节稳定性，减少不良生物力学的应力。

（4）增加所有功能活动的能力。

（5）减轻疼痛。

（6）减轻炎症程度，改善血管功能障碍。

（7）教育患者有效地自理生活。

二、理疗的应用

（1）具有明显炎症，如局部皮温高，关节潮红、肿胀时，可用0.3%草乌总碱（+）和2.5%柳酸钠（-）导入。中红斑量（Es）可采用冷光紫外线照射，干扰电流疗法，间动电疗法，正弦调制中频电疗法（调制幅度不大于7.5%），无热量短时间短波、超短波、微波、分米波均可选用。

（2）慢性阶段，以疼痛、功能障碍为主。可选用抗炎、止痛、促进功能恢复的方法。上述疗法均可选用，但剂量应适当调整：正弦调制疗法幅度可以加大，短波、微波、分米波的剂量改为温热量，隔日治疗改为每日治疗。这些治疗方法可根据患者的病情选择：①关节出现畸形、功能障碍时，在上述物理治疗的基础上，在不加重病情的情况下，可进行运动疗法。物理疗法中可选用透明质酶（+）、5%丙烯酸脉（+）和碘离子导入，间动超声疗法，温热量的短波、超短波、微波、分米波疗法，引起关节周围肌肉明显收缩的干扰和正弦调制中频电疗可优先考虑。②关节出现纤维强直时，可考虑采用超声治疗1～2 W/cm^2，治疗时间10～15min，也可采用间动超声疗法，温热量或热量的短波、超短波、微波、分米波疗法进行治疗。

三、加热

大多数用于表面加热的治疗方法能够使表皮下1cm深度的软组织温度提高3℃。红外线仅仅能穿透皮肤几毫米。所以，体表表面加热不能穿透进入深部的关节，如髋关节或者膝关节。事实上，这种体表表面加热使得血流分布到更表面的软组织，从而轻微降低了关节内的温度。相反，使用一个加热指套30min（例如较长于常规治疗的加热时间），可以增加手小关节表面的温度。

湿热较干热对皮下组织产生更高的温度，更常被用来解关节的疼痛。采用干热或湿热治疗方法可以使皮肤温度超过44℃，所以应小心避免皮肤的烧伤，特别是在骨突出的部位。

有痛性Heberden结节的患者可以发现，将手指浸泡在石蜡浴缸中（将热的石蜡与矿物油在47.5～52℃混合），感到手指关节很舒服，并且疼痛得到缓解。随意地将手浸泡在温水中，也可以获得同样的结果。这种加热水疗法是一种通用的方法，能够治疗多关节和肌肉的疼痛。在做关节活动度（ROM）锻炼中，有浮力的水能够使得关节承受最小的应力。

对深部组织加热也是有用的，与体表表面加热相比，它能影响胶原的黏弹性能。在胶原伸展时，对组织有一定的张力，会出现蠕变的增加。这种蠕变是初带在张力下的塑形伸展。在做伸展锻炼之前给深部组织加热，将增强锻炼的有效性。

透热疗法可采用短波或者微波电磁照射，或者采用超声波，后者的高频声波能被转换成热量。超声能够较短波或者微波透热疗法穿透得更深。这三种深部形式的加热疗法均能提高髋关节内的温度。髋关节或者膝关节骨关节炎患者的关节疼痛通过超声或者短波透热疗法，能够得到明显的减轻，尤其是与止痛药或者非甾体抗炎药（NSAIDs）药物一起合用。深部组织加热不能用于有局部肿瘤或者有出血倾向的患者，以及椎板切除术后的患者。如果局部的血液循环差、患者服用了镇静剂或者感觉受到损害，则可使上述任何一种加热疗法的危险性增加。这种情况特别是在透热疗法中时常出现。

四、冷敷

在做剧烈的锻炼后，通常可用冷敷来缓解肌肉的疼痛。可以采用以下几种方式：冰袋；冰的按摩；局部喷冰剂。

表面的冷敷能够降低肌肉痉挛以及升高疼痛的阈值。在引发疼痛的关节的某一部位使用局部的冷敷喷雾剂十分有效。甲基氟具有不燃性，优于氯乙烷。冷敷不应用于那些有雷诺现象的患者（即由寒冷或者情绪激动引起的四肢间隙性苍白或者发绀发作），也不应用于对冷高敏的患者，冷肌球蛋白血症或者发作性的冷血红蛋白尿的患者。

第九节　髌骨拍打

髌骨关节部位的骨关节炎能引起严重的疼痛，特别当跪下、蹲下或者上下楼梯时。尽管没有临床对照组的试验研究支持这种治疗方法，但是医师认为拍打髌骨可使其拉向内侧，伴随股四头肌锻炼，可用于治疗髌骨软化症，例如年轻的髌骨关节疼痛的患者。

Cushnaghan 等报道了对 14 例髌骨关节骨关节炎的患者做髌骨拍打，可使髌骨重新对位。在以上所有的患者中，均存在胫股关节的骨关节炎，但是在大多数患者，放射学上的骨关节炎改变在髌骨关节部位较胫股关节部位更严重。在髌骨内侧拍打的患者与在外侧或者在中间位置做拍打的患者比较，前者的疼痛明显降低。另外，患者也愿意在内侧拍打而不是在其他部位。

拍打的步骤很简单，患者稍经指导就能学会自己拍打。这种治疗并不昂贵，并且能被患者自己掌握。通过拍打后症状迅速缓解，通过同时进行的等长股四头肌锻炼来加强股内侧肌的力量，有利于髌骨的重新对位，并维持长时间的疼痛缓解。

第十节　膝关节灌洗

对罹患关节炎的关节以一定量的生理性液体灌注，有时能较长时间地改善临床症状。

因此被认为是一种值得采用的治疗手段。这种方法首先出现在美国，在关节镜治疗中采用。Bumam 等报道了对 30 例患者用膝关节镜治疗，认为关节镜手术可明显改善关节炎的症状。

在没有关节镜的情况下，也可以采用在局麻下做关节炎的膝关节灌注，其作用等同于关节镜的治疗。做关节镜治疗，需要有相当的技术和费用，而局麻下的关节穿刺、关节灌洗，只要医师具有较好的关节穿刺技术就可以胜任了。关节灌注不管是采用闭合穿刺技术或者关节镜技术，均能有效缓解一些膝关节骨关节炎患者的关节疼痛。关节灌洗之所以有效的原因尚不十分清楚。然而，我们应注意到这种侵入性的灌洗治疗可以产生安慰反应，这种作用是十分明显的。目前，对关节腔内灌洗的对照研究尚没有报道。

第十一节　楔形鞋垫

在胫股关节内侧骨关节炎的保守治疗中，楔形鞋垫也有一定的作用。鞋垫改变了下肢的部分位置，使机械轴线更接近垂直，以及跟骨轴线相对于胫距关节来说，改变为外翻位置。在二维分析的基础上，认为这些改变大大降低了膝关节内侧的过度负荷和外侧副韧带上的张力。

在一个对 107 例骨关节炎患者的比较研究中，其中 67 例用双侧楔形鞋垫和吲哚美辛（消炎痛）治疗，另外 40 例患者只用吲味美辛治疗，结果显示楔形鞋垫组的关节疼痛明显改善。楔形鞋垫对骨关节炎较轻的患者比骨关节炎较严重的患者更为有效。研究数据提示，楔形鞋垫对早期内侧室膝关节骨关节炎患者是有效的保守治疗方法。在一项没有对照组的研究中，Keating 等发现楔形鞋垫对治疗内侧室膝关节骨关节炎的患者有效，甚至那些膝关节 X 线片上完全失去关节间隙的患者也显示有效。评价的 85 例患者、121 个膝关节中，50% 显示疼痛评分改善和提高，与全膝关节置换获得的效果一致。一个聚丙烯带网眼的鞋垫非常实用，费用不高，清洗方便，可持续使用将近 2 年，使用寿命相当于一个皮鞋垫的 2 倍。

第十四章　骨关节炎的局部治疗

第一节　发红剂和辣椒霜

尽管非甾体抗炎药（NSAIDs）和止痛药，如对乙酰氨基酚是最常用的控制骨关节炎疼痛的药物，但是它们至多能使关节疼痛一般程度的缓解，而且长期使用，特别是对老年患者，常引发如消化不良、胃肠道出血和肾功能障碍等不良反应。另外，老年性骨关节炎患者常常还需要系统性的药物来治疗一些常患的疾病，如高血压、心脏病和糖尿病等，这就增加了与 NSAIDs 相互作用的风险性，使得对 NSAIDs 的剂量不好控制。因此，通过局部治疗以减轻骨关节炎的疼痛就显得很有意义了。

将一些有刺激性的材料应用于疼痛的关节和肌肉，由其产生的刺激及热量发挥作用，对关节止痛是有益的。尽管这些局部应用的药物在美国作为非处方药物被广泛地使用，但是美国医师却不常给骨关节炎患者开处方。主要是因为这些药物的临床应用结果表明，其作用效果有限。局部应用NSAIDs，这种方式在欧洲相当盛行，但是在美国还未被允许应用。这种局部用药的效果究竟是通过药理作用来介导，或是通过一种安慰剂的作用，还是通过发红剂的作用，对此尚不清楚。另外一方面，与局部使用 NSAIDs 的效果不确定相反，临床对照试验结果表明，局部使用辣椒霜可以解除手或膝关节骨关节炎患者的关节疼痛。

辣椒霜是一种生物碱，从茄属植物的种子和膜中提炼出来。这种茄属植物有常见的胡椒植物，它是塔巴斯科辣沙司中起作用的成分。起初，有人认为辣椒霜通过对抗刺激剂的机制产生作用，但是随后研究显示，当它在局部使用时，可促进周围神经释放 P 物质，并且可阻止来自细胞和中枢及周围神经末梢的 P 物质的累积。这种作用是有关联意义的，因为 P 物质是一种重要的神经肽介质，可将来自周围的疼痛传至中枢神经系统。辣椒霜已成功地应用于各种不同的疼痛异常的疾病，包括带状疱疹、丛性头痛、糖尿病性神经病、幻肢痛以及乳房切除术后疼痛。因为局部应用辣椒霜导致 P 物质从全部的神经元中耗尽，以及从周围神经到深部结构的神经分支，例如关节的神经分支，均被有效地耗尽。起初，外源性的 P 物质转送被阻止，随着继续治疗，P 物质的合成降低。

关节软骨是无神经支配的，因而不是疼痛的来源，然而组织学研究显示，关节囊、肌腱、韧带和骨膜却有着广泛神经支配。在软骨下骨同样也有神经支配。研究显示，滑膜中直径小的纤维能够将对 P 物质的抗血清局限化。在骨关节炎患者的关节滑液中 P 物质的浓度升高。

除了调节疼痛，P物质还可以介导关节内的炎症。例如，将P物质注入有关节炎的鼠的关节腔，将增加关节炎的严重程度。关节内注入P物质后，关节的血流、血浆蛋白的渗出以及溶酶体酶的释放均有增加。P物质是一种中性粒细胞和单核细胞的化学诱导剂，能够促进滑膜细胞产生前列腺素和胶原酶，以及与关节损害相关的介质。尽管P物质在骨关节炎患者关节炎发病机制中作用的重要性尚不清楚，但是其在介导骨关节炎患者的关节疼痛中有明显作用。因此，在药理机制上抑制这种P物质，可能对骨关节炎患者关节疼痛的减轻有效。

使用辣椒霜后常常有局部烧灼样的感觉，但是随着治疗的继续，这种烧灼感会消失，并且在停用后局部皮肤也无特殊不适。如果无法忍受，则可暂时使用低浓度的辣椒霜。在皮肤适应低浓度的辣椒霜后，如需继续治疗，则再给予高浓度的霜剂。由于在应用部位的烧灼感影响双盲临床研究，并且这种烧灼感对辣椒霜发挥效应是有用的，注意到在用辣椒霜治疗后有烧灼感的患者中，对关节疼痛的改善与那些没有这种副反应的患者相比，效果更为肯定。

局部应用辣椒霜治疗可以说是安全有效的，其可以在骨关节炎疼痛初始时考虑应用。患者应该将辣椒霜涂布成薄膜遍及关节的整个部位，但应避免接触破损或者有炎症的皮肤、眼和黏膜，在使用辣椒霜后即将手冲洗干净。

第二节　关节腔内注射可的松

一般不以甾体激素或促肾上腺皮质激素作为骨关节炎患者的系统治疗。使用这些药物的益处是不确定的，而且长期使用产生的不良反应，特别是在老年患者，超过了任何的可能有效作用。但是关节腔内注射皮质激素对骨关节炎的治疗是有益的。Hollander等报道，231例反复关节腔内注射皮质激素长达20年的患者，87%的患者疗效明显，症状完全消除。同样，在对近1000个膝关节骨关节炎患者做关节内注射甾体激素9年的回顾研究中，将近60%的患者不再疼痛而无须再做注射甾体激素，20%的患者仍需做注射，20%的患者无效或者失访。然而，在对这些数据分析的同时，应注意到其他一些研究结果，即仅仅做一次性的1%普鲁卡因注射、等渗生理盐水注射或其他治疗等也有相似的益处。

关节腔内注射皮质类甾体激素的不良反应常常是较轻微的，但是在有些情况下，如出现皮肤的萎缩可能招致医患纠纷。皮质甾体激素诱导的皮下脂肪和皮肤萎缩的发生机制尚不清楚。这种并发症可导致明显的皮肤萎缩，下陷的区域在伴有色素沉着时，则表现更为突出。与萎缩有关的因素包括注射部位的不准确，使用强效的用氟处理过的甾体激素。所以，当给患者较表浅部位注射时，应向患者说明有可能出现皮肤或者皮下组织的萎缩。例如肩锁关节或者手部小关节腔内的皮质甾体激素注射。并且，需在病案上记录。对这些部位作腔内注射时，应避免使用氟处理过的皮质激素。关节腔内皮质激素注射除了可产生皮肤萎缩的危险并发症，糖皮质激素的过多应用还是骨坏死的一个潜在发病因素。但在做长效糖皮质激素关节腔内注射后出现骨坏死的情况却很罕见。

虽然机体吸收皮质激素后可能导致短暂的糖尿病控制的恶化，但是这种情况并不常见。虽然如此，最好事先告诉患者这一可能性。在有些患者，关节腔内注射皮质激素后会出现面部的潮红。其作用机制尚不清楚，但是有一前瞻性研究提示，可以有高达 40% 的发生率，并且有 12% 的患者症状较为严重。更换一种不同的皮质激素可以降低面部潮红的发生率。注射皮质激素后出现过敏反应也有报道，但是并不多见。

关节腔内注射甾体激素后导致的败血症是最严重的并发症，它可导致病情加重及较高的死亡率。感染可以是做任何关节腔内注射药物后的并发症，但是许多人认为，做关节腔内皮质甾体激素的注射，该并发症的发生率大大增加。在注射皮质甾体激素后导致关节感染的真正发生率不清楚。大多数估计的发生率是来自回顾性的记录，一般为每 15000 人有 1 人到每 50000 人有 1 人感染。显然注射甾体激素后关节感染的发生率是很低的。

尽管关节腔内注射甾体激素治疗的临床经验证明这种注射是安全的，但是，对同一关节腔经常、反复注射大剂量的甾体激素，则观察到出现进行性的关节退变与损害。关节腔内注射甾体激素后对疼痛的掩盖，可以导致甾体激素的过多应用而出现关节面的破裂、破损和关节的不稳（痛觉缺失性关节病）。甾体激素注射后也可以直接损害关节软骨。给予每周注射甾体激素，将导致关节软骨的退变，表现为裂缝及囊肿形成，抑制软骨细胞胶原和蛋白多糖的合成。因此，关节腔内注射甾体激素常常需至少间隔 3 个月以上。

有些医师建议在关节腔内注射甾体激素后，给予关节几周的休息（如扶拐行走），而有些医师则允许患者即刻恢复正常的日常活动。在对兔的骨关节炎关节模型的研究中发现，在关节腔内注射甾体激素后，活动能导致引起关节软骨损害加重，该发现支持在给予关节腔内注射甾体激素后应有一段时间的关节休息。但是，在关节腔内注射甾体后的住院或者休息的患者，其反应过程较行走的患者时间长。许多医师都建议注射甾体激素后应最低限度减少关节活动和负重一段时间，即使上述的对比研究资料显示这样的建议不一定有效。

一方面，对同一关节，过多或者太频繁注射甾体激素将导致关节的损害；但是另外一方面也观察到在动物骨关节炎模型中，关节腔内注射甾体激素能改善骨关节炎的病理变化。由此提出了这种治疗除了能减轻关节疼痛症状外，可能对疾病的病理发展也有改善作用。试验研究提示，关节腔内注射甾体激素可以通过抑制基质金属蛋白酶的合成而发挥软骨保护作用。如 StrOmelysin，其对改善骨关节炎关节软骨的损害有作用。然而，没有证据表明，甾体激素对人骨关节炎关节软骨的病理或者骨赘形成有改善作用。

那么，关节腔内注射部位的准确性有何重要意义呢？在临床工作中，注射部位通常不是很准确。在对不同关节腔内注射甾体激素的患者，通过对比性的放射学研究发现，有 30% 的病例注射在关节腔外。穿刺关节液可提高注射部位准确性。那些注射部位不准确的患者其临床疗效明显不如注射入关节腔内的患者，且常常无效。因此，如果注射后无效，这可能是由于注射部位不准确所致，应该考虑重新注射。

那么，哪些骨关节炎患者适合做关节腔内甾体激素注射呢？尽管有几项研究，但除了证实应用甾体激素后可能出现局部渗出外，未发现应用甾体激素后的其他明显不良反应。如上面所提到的，渗出可能仅仅是因为注射部位的不准确所致。尽管许多作者建议，给骨关节炎患者关节腔内注射甾体时，对于那些有急性滑膜炎的患者应推迟注射时间，但是尚无证据证实。所以，对那些保守治疗失败以及不愿意或者不能耐受手术的患者，给予关节腔内注射皮质甾体激素，不失为一种较好的方法。

最后，应该认识到骨关节炎的疼痛可能源自关节周围的组织。在有些患者，对疼痛的关节囊周围部位和韧带做甾体激素的注射同样可以减轻和缓解症状。

第三节　关节腔内注射透明质酸

透明质酸（hyaluronicacid，HA）是一种大分子分散性线性糖胺聚糖，由葡糖醛酸和乙酰葡糖胺的重复双糖所组成。滑膜细胞、成纤维细胞和软骨细胞均合成透明质酸，以 0.05% ~ 5% 的浓度存在于所有的哺乳动物的结缔组织中，平均分子量（MW）为 6×10^4 ~ 12×10^6。滑液是一种浆性的超滤液，其中存在高浓度的透明质酸，其由滑膜内衬的 B 细胞合成并分泌进入关节腔，分布于软骨和韧带表面，部分渗透至软骨层，与蛋白多糖和连接蛋白共同构成蛋白多糖聚合物。在正常的人滑液中，透明质酸的分子量为（6 ~ 7）$\times10^6$，而浓度为 2 ~ 4mg/mL。

在骨关节炎患者，滑液中 HA 的浓度和分子量是降低的，滑液的黏弹性能受到影响。将外源性 HA 注射人关节，理论上能够补充内源性 HA，提高了滑膜合成 HA 的含量。有报道这种方式可以缓解骨关节炎患者的关节疼痛，有时这种效果能够持续几个月。尽管有证据表明，注射的 HA 几天后即从关节内清除。

商品化的关节内注射用 HA 的分子量为（0.25 ~ 2）$\times10^6$，系从公鸡的鸡冠或人的脐带中提取、纯化，也可以由细菌产生。研究证实 HA 平均分子量的增加、在关节内的半衰期的延长，可提高其临床应用的有效性。因此，目前已有被修饰成高度交织、化学上为交联状的 HA 分子，其平均分子量可达到 23×10^6。有一种 HA 制剂 hyalgan 的分子量为（5 ~ 7）$\times10^5$，还有一种高度纯化的 HA，synvisc（欣维可），均已通过美国食品和药品管理局认定，可以应用于人的膝关节骨关节炎疼痛的治疗，这些患者的膝关节骨关节炎疼痛常对非药物措施和止痛药无效。欣维可由公鸡鸡冠的 HA 经高度提纯、配制，其主要成分是由甲醛和剩余部分的乙烯砜交联形成高度黏性的凝胶，分子量为（6 ~ 7）$\times10^6$。如上所述，注射 HA 后在关节腔内能够停留短暂时间。对 hyalgan 来说，其半衰期为 17h。比较小的欣维可组成成分（制剂的 90%）的半衰期为 1.5d，而较大的组成成分为 8.8d。目前尚没有足够的证据表明，为取得成功的治疗结果，关节腔内应注射的最佳次数或者剂量。另外，尚无 hyalgan 与 synvisc 这两种 HA 制剂的有效性及其不良反应比较的相关性研究报道。

一、透明质酸钠在关节中的生理功能

1. 润滑及缓冲应力作用

滑液中的透明质酸钠和糖蛋白使滑液具有润滑性和黏弹性，可降低软组织间及软骨间的摩擦。Radin 等证实关节的运动阻力主要由软组织间的摩擦产生，而摩擦阻力的升高是造成关节僵硬的主要原因。因此滑液中的 HA 对关节生理功能的发挥起着重要作用。当关节处于低撞击频率时，含有 HA 的滑液呈黏性溶液，润滑关节内的滑膜、各组织平面、韧带和胶原结构，因此而减少摩擦；当关节处于高撞击频率时，滑液呈现凝胶样的弹性特征，在关节间隙充当缓冲垫，缓冲应力对关节的撞击，保护关节软骨。

2. 充当填充剂和扩散屏障

正常情况下，关节腔的运动需通过 HA 的流动来维持。关节腔体积的大小受腔体和周围组织流体静力压和渗透压控制。HA 在关节腔内可调节其他高分子物质的转运，从而调控流体的静力压和流速，因此对关节腔的体积大小的调节起重要作用。

HA 在滑液中的浓度足以形成高分子网状结构，在关节腔内充当扩散屏障，调控水分及其他营养成分进入软骨基质。

3. 清除功能

研究发现，自由基尤其是羟自由基能导致 HA 分子链产生断裂。HA 可通过此反应清除体内的自由基。还有研究者认为，HA 在关节内快速代谢可能有助于清除细胞碎片，细胞碎片可嵌入其高分子网状结构中，随同其代谢而清除，并协助排出软骨细胞的代谢产物。

二、可能的作用机制

溶液中的 HA 分子形成一种广泛的网络状结构。高平均分子量的 HA 具有黏弹性能，例如在低剪切速率时，其为一种黏性液体，而在高剪切速率时，其为弹性的固体。由于 HA 的组成，在关节的低速活动时，如在行走时，关节液作为一种黏性的润滑剂而起作用；而在快速运动，如奔跑时，其作为一种弹性的震荡吸收剂而起作用。已发现滑液中的 HA 具有各种各样的功能，包括软组织的润滑（例如，相邻的滑膜绒毛），以及形成关节软骨表层或关节软骨。在体外，HA 对细胞有各种不同的作用，这可能与报道的其在关节病中的作用有关。

凌沛学等综述了透明质酸钠在关节疾病中的应用，认为外源性补充透明质酸钠治疗骨关节炎的作用如下：①提高滑液中透明质酸钠的含量，使其在软骨和滑膜表面聚积，修复已被破坏的屏障，防止骨基质进一步破坏流失。②改善病理情况下滑液的生理功能，使其发挥润滑作用，减少关节运动及组织滑动产生的摩擦，增大关节的活动范围。③对位于滑膜以及滑膜下的感受器与感觉纤维的兴奋性具有较强的抑制作用，可缓解关节疼痛。④透明质酸钠黏附于关节软骨及滑膜组织表面，对细菌、毒素等免疫复合物等的侵入起保护性屏障作用，保护软骨和滑膜免受破坏。

但目前还不清楚，HA 对培养细胞的任何效应与临床上关节内注射 HA 的结果是否相关。应该注意到，外源性 HA 在体内对细胞活性的影响通常是与对照的培养细胞的活性来进行比较的，这种培养细胞的基质很少含有甚至没有 HA。然而即使在一个病变的关节，内源性 HA 的浓度也达 0.5 ~ 1mg/mL，平均分子量为 5×10^6。

也有人认为，HA 改变了关节内滑液的流动性。在正常关节，HA 的流动是恒定的，在兔和羊的半衰期分别为 0.5 ~ 1.0d。尽管有报道，在骨关节炎患者，滑液的流动消失，有研究显示，炎症关节的 HA 和蛋白的清除率更快，即使在滑膜炎较轻的骨关节炎患者中也存在类似情况。另有研究发现，HA 具有化学海绵的作用，在病变关节可结合或吸附大分子及微粒碎片。注射 HA 的快速清除可同时使这些有害物质从关节间隙中消除。然而，实验研究狗膝关节注射外源性 HA 后的 HA 浓度和分子量，结果显示其对放射性白蛋白的清除速率无影响。

最早提出对骨关节炎患者做关节腔内注射 HA 的原理是期望增加滑液的黏性。对骨关节炎患者关节腔内注射 HA，恢复了滑液的黏弹性，增加了关节液的流动，使内源性的 HA 合成正常，并抑制 HA 的降解，减轻了关节疼痛。研究者正努力证实滑液性能的这些改变，将对骨关节炎关节损害的进展产生重要作用，即这种一过性的关节液的补充可导致长时间的 HA 平均分子量的增加和内源性 HA 浓度的增加，从而改善关节功能。然而，尽管提出通过关节腔内注射 HA 改善关节液的黏性对治疗骨关节炎是有益的，但是很少有证据说明这种作用的机制。而从患者得到的证据则更少。注射外源性 HA 后，滑液中的 HA 平均分子量可暂时性地升高，但是没有证据表明这种治疗方法能够使滑液中的 HA 分子量和浓度达到或接近正常关节液的水平。事实上，尚无证据表明，滑液中 HA 的任何异常将导致骨关节炎或者加重已经存在的关节损害。

三、注射 HA 对骨关节炎疼痛的治疗结果

几项研究已得出结论，对膝关节骨关节炎患者，关节腔内注射 HA 能缓解关节的疼痛，改善关节的功能。Kirwan 和 Rankin 回顾了已公布的关节腔内注射 HA 的治疗结果，比较了其与关节内注射安慰剂、皮质甾体激素的结果。数据表明单做关节穿刺抽吸，能改善膝关节骨关节炎患者的疼痛。HA 注射后的症状改善与关节穿刺或者安慰剂治疗的结果在程度上相仿，但是症状改善持续时间较长。在做一系列的关节腔内注射 HA 后的症状改善程度，与一次关节腔内注射皮质甾体激素的效果相仿。然而，尽管后者可更快地改善症状及功能，但是其持续时间较注射 HA 者短。

最近有一研究报道，给患者做关节腔内注射 HA 或者盐水、或者口服萘普生 500mg，每天 2 次，连续 5 周，发现关节腔内注射安慰剂的反应非常明显。接受关节腔内注射 HA 的患者，给予安慰剂作为口服萘普生的对照，而接受口服萘普生的患者，则给予 5 周的皮

下注射利多卡因，以与关节腔内注射 HA 作为双盲对照。67% 的患者完成了研究，在关节腔内注射 HA 组，56% 的患者膝关节疼痛减轻，而在安慰剂组为 41%。在首次治疗后的 26 周，在关节腔内注射 HA 组中的 47.6% 的患者、而在关节腔内注射盐水组中的仅仅 33.1% 的患者，无疼痛或者仅有轻微疼痛（$P=0.039$）。HA 组的治疗结果与萘普生组患者的治疗结果相仿。作者得出结论：用 HA 治疗膝关节骨关节炎与用萘普生治疗一样有效，不良反应很少。

然而，对所有随机治疗的患者（而不仅是完成治疗的患者）进行统计学分析显示，作关节腔内盐水的系列注射与阳性对照组、萘普生治疗组同样有效。这一研究证实萘普生治疗组并不优于安慰剂组，这与至今所有已公布的 NSAIDs 与安慰剂对照组的治疗结果形成鲜明的对比。在那些研究中，NSAIDs 较安慰剂组可大大缓解骨关节炎关节的疼痛。然而，有一点需明确，在典型的 NSAIDs 研究中，安慰剂是无作用疗效的口服片剂或者胶囊，其颜色、大小和形状及气味均与有作用效果的 NSAIDs 相似。在 HA 的研究中，安慰剂是一系列关节腔内注射的盐水或者其他载体。

然而，对安慰剂的明显反应，应不会影响临床工作的研究，但在实际研究中，常报道关节腔内注射 HA 治疗具有假阳性结果。产生这种情况的原因可能是，对患者做评价的人没有对治疗组进行双盲设计，故存在一定的倾向性，因为在黏性方面，HA 与盐水对照组有明显的区别。

在一项研究中，研究者得出结论，HA 治疗效果优于安慰剂。滑液渗出的降低是最主要的治疗结果和评定指标。然而，关节疼痛的严重程度和滑液渗出的平均量，这两者在 HA 组均明显高于安慰剂组，在两个治疗组中滑液渗出的量均是大量的，远多于典型的骨关节炎患者。大量的渗出量表明，至少在有些患者，关节病可能为一些非骨关节炎因素所引起。另外，渗出的量是否可作为评价临床治疗骨关节炎结果的有效指标，还未被证实。由于难以将膝关节腔的渗出液完全穿刺吸尽，所以，对这一方法的评价仍有争议。

尽管在以上的讨论中强调，在 HA 关节腔内注射的临床研究治疗中，存在安慰剂的反应较大，但是应该注意到，应用 HA 关节腔内注射后的止痛效应不能仅以安慰剂的反应来解释。尽管这些研究没有对潜在的可能机制提出分析，然而在做关节腔内注射后，确实显示关节疼痛可缓解持续几个月，但仍需进一步从生物化学、物理化学或者力学方面来解释这种作用的机制。

四、关节腔内注射 HA 的疾病改善结果

关节腔内注射 HA 是否有益或者有害，这是首先需要考虑的问题。但是，各项临床研究的结果常常有不同。在对关节腔内注射 HA，是否能改善骨关节炎关节损害的进展方面的研究中，存在着动物研究中众多方法学上的不同。除了所使用的动物种类差异，治疗的时间、HA 的来源、HA 的平均分子量、预防或治疗的间隔时间以及所采用的对结果的评定方法等，均可以影响结果。就如以下所讨论的，在犬骨关节炎模型的一项研究和其他如

羊骨关节炎模型的研究中提出了这样一个结论：HA 注射进入关节腔，不是保护关节，实际上却可能加快了关节的退变。这仅是个别实验的结论，但值得进一步研究。

当对前十字韧带切除的犬做预防性系列 HA 注射治疗后，未发现它们在形态学上有骨关节炎的改变结果。然而，在注射 HA 的 7 周后，可发现关节软骨的蛋白多糖浓度显著降低。

尽管在以上研究中未曾进行关节软骨的力学测试，但是已知关节软骨的坚硬程度直接与蛋白多糖的浓度成正比。这一研究发现提示，使用 HA 治疗可加速骨关节炎患者关节的损害。

为证实这种可能性，给切除半月板的羊的关节腔内注射 HA，结果发现它可导致明显的、广泛的骨赘和软骨的原纤维形成，以及关节软骨蛋白多糖净合成量的降低。另外，强制负重研究表明，对骨关节炎犬膝关节腔内的注射 HA 能增加关节病损，这种病损随膝关节负重的增加而加重，其病变类似于痛觉缺失性关节病。有学者报道，膝关节内侧间室骨关节炎的患者做膝关节内收活动时，当服用 NSAIDs 时较停服时的活动幅度大，在停服药物后，其膝关节疼痛症状常更趋严重，因为药物对关节疼痛的缓解常导致损害关节力学负重的增加。

将 HA 注射到骨关节炎患者的关节腔内后，对该关节会产生何种进展性的影响，此方面尚无足够的资料来得出确实的结论。临床上已注意到对该问题的研究，36 例膝关节骨关节炎的患者作常规治疗，或者每周做 hyalgan 注射，每 3 个月一次，连续 3 周，共计 12 次注射。在治疗 1 年后，以关节镜观察的结果作为评定基准，Listrat 等的结论认为 HA 治疗减慢了软骨病变的进展。然而，对这一结论必须进行仔细分析，因为其样本数太少。事实上，HA 组的患者较常规治疗组的患者表现出较轻的软骨病变。在研究中需要服用 NSAIDs 的对照组患者是 HA 组的 2 倍。另外，尽管关节镜对观察半月板、韧带和关节软骨面的损害是有用的，但是它并不是检测骨关节炎关节解剖或者生化变化的较好手段。关节镜尚不能成为对骨关节炎软骨的评定方法，且不具备精确、敏感、可重复性的特点。通过关节镜检查，不能对软骨厚度和软骨的力学性能做出评价，除非已出现明显的关节软骨的缺失。检查关节软骨可提供一些关于组织弹性变化的信息，但是这种检查仅仅只是针对部分区域的改变，且无法模拟负重情况下的变化。

五、安全性

关节腔内注射 HA 是否安全？当然，无须考虑应用 NSAID 后对前列腺素合成的系统性抑制。注射部位的局部反应，如疼痛、触痛和红斑，通常是一过性的，只需事先向患者做好解释工作并在局部放置冰袋。

尽管短期关节腔内注射 HA 的治疗看来是安全的（除以上所述可能产生的偶尔假性感染反应外）。而且，多项研究认为，膝关节炎患者，关节腔内注射 HA 能缓解关节疼痛、改善关节功能。然而，我们仍需深入研究关节腔内 HA 的生理作用与外源性 HA 的治疗作用之间的关系，注射 HA 对关节软骨蛋白多糖的影响，临床对患者使用 HA 的剂量及疗程等问题。

第四节　临床常用的透明质酸

目前临床常用的透明质酸为施佩特（Sofast）。

1. 别名

玻璃酸钠、sodium hyaluronate、natrii hyaluronatis。

2. 性状

本药为无色澄明的黏稠液体。

3. 作用与用途

玻璃酸钠为关节滑液的主要成分，是软骨基质的成分之一。在关节腔内起润滑作用，减少组织之间的摩擦，同时发挥弹性作用，缓冲应力对关节软骨的作用，发挥应有的生理功能。关节腔内注入高分子量、高浓度、高黏弹性的玻璃酸钠，能明显改善滑膜组织的炎症反应。提高滑膜中玻璃酸钠含量，增强关节液的黏稠性和润滑功能，保护关节软骨，促进关节软骨的愈合与再生、缓解疼痛，增加关节活动度。

本药注入关节腔内 24h，即进入滑膜、软骨表面和相邻的部分肌肉组织以及肌间空隙，且在滑膜、半月板及软骨表面的浓度达到峰值，给药 72h，在关节腔内的残留量约为投药量的 10%，此时在血浆的浓度达到峰值，并且在肝、脾以及肾脏中均有分布，在以上脏器中的浓度可高于血浆浓度的 2 ~ 6 倍。给药 9d 后，可发现极少量的代谢产物从尿中排出。无论是单次给药还是多次给药，玻璃酸钠在体内的清除速率是相同的。该药用于膝关节炎、肩周炎等症。

4. 用法与用量

本药为膝骨关节炎、肩周炎等症的改善药物。用于膝关节骨关节炎时，膝关节腔内注射；用于肩周炎时，肩关节腔或肩峰下滑囊内注射。每次 2mL，每周 1 次，5 周为一疗程。

5. 注意事项

使用时，要严格按照无菌操作。本药勿与含苯扎氯铵的药物接触以避免产生浑浊。有关节积液时，应先将积液抽出，再注入药物。打开包装后，若有浑浊，禁止使用。个别患者注射后可出现皮疹、瘙痒等过敏症状，出现以上症状应停止用药，进行必要的处理。

6. 制剂

注射剂：每支 2mL（20mg）。

第十五章　骨关节炎的外科治疗

第一节　外科治疗的目的和意义

对于已接受过系统正规药物和非药物治疗后无效、病变严重、持续疼痛或有明显功能障碍的患者，应考虑施行手术治疗。手术方法包括软组织手术、关节融合固定术、截骨术、关节清理术，对于严重的骨关节炎最彻底的治疗莫过于人工关节置换术。手术方式的选择主要根据患者的年龄、受累关节、预期目标、患者期望及软骨破坏程度等多种因素决定。目前，对严重骨关节炎或者晚期的骨关节炎施行人工关节治疗。通过对骨关节炎的外科治疗,可部分或彻底解除患者的关节疼痛,改善或恢复关节的正常功能,提高患者的生活质量。

第二节　骨关节炎的关节镜治疗

关节镜技术主要运用于膝关节疾病与创伤的检查与治疗。关节镜技术在 20 世纪 80 年代飞速发展并成为矫形外科手术的一个重要领域。自从关节镜外科问世以来，已经有了很多治疗膝关节骨关节炎的新方法，包括关节镜下清创、磨削性关节成形术以及清创或磨削性关节成形术结合胫骨截骨术。可以说，关节镜的问世开创了当代膝关节外科的新时代。随着关节镜使用技术的日益成熟，关节镜器械的发展，关节镜的应用范围也在不断扩大，从最初仅仅限于膝关节，发展到逐步应用于肩、髋、肘、腕、踝及指趾等关节的检查及治疗，且这种检查及治疗具有创伤小、术后炎症反应小、疼痛轻、恢复快、并发症少、疗效满意等优点。由于关节镜的发展使骨性关节炎的治疗更加完善，为骨性关节炎的早期治疗提供了行之有效的方法。通过关节镜的检查和清理可以对关节腔进行冲洗，冲去关节内坏死的软骨、骨碎屑，冲去组胺、5- 羟色胺及前列腺素等致痛因子及蛋白溶解性蛋白酶（如胶原酶、白明胶酶、基质降解酶等一些酶）和钙磷结晶；可以通过对退变的半月板修整和有影响的骨赘的切除，改进关节内的环境；还可以通过校正髌骨的平衡改进关节内的力学性质，从而缓解疼痛症状，延缓实施更大的手术。下面以膝关节镜为例，讨论膝关节骨关节炎的关节镜治疗。

一、关节镜在膝关节骨性关节炎诊断中的运用

骨性关节炎的病理基础是关节软骨的退行性改变和滑膜慢性增生性炎症，而导致关节疼痛、肿胀、积液、关节软骨损伤、骨质增生及功能障碍等症状。正如第五章所述，骨性关节炎的临床表现常与 X 线检查无确定的相关性，但在关节内软骨出现不同程度的纤维束样变性、轻度龟裂或起泡、半月板不同程度的退化变性、滑膜增厚、前十字韧带（ACL）退化改变、髁间窝狭窄等现象时，X 线却表现为正常影像，甚至 CT、MRI 检查也无明显异常。但通过关节镜检查却能全面地提供关节内部信息，因其具有良好的关节内视野，能全面清楚地观察关节腔内各种结构，充分了解病变和损伤的程度而明确诊断，为进一步治疗打下基础。

二、膝关节骨性关节炎关节镜清理术

手术方法：手术按常规关节镜检的方法进行麻醉、消毒、铺单，并施行关节镜系统检查。关节镜手术的治疗原则：尽可能地刨削那些充血、水肿、增生肥厚的滑膜绒毛，去掉游离的骨及软骨瓣，剥去行将剥脱的鳞片状骨及软骨，除去关节软骨表面的浮渣。清除退变或碎裂的半月板软骨；将清理的软骨边缘修整，使之不再有软骨的剥脱，也不再卡压邻近的软组织，并须用大量的生理盐水冲洗。对有软骨下骨暴露处者可用克氏针进行钻孔；影响关节屈伸活动以及有明确压痛的骨赘者用平凿凿除或电动钻头磨平，一般不必切除无症状的骨刺。利用钬激光进行关节软骨成形术，其速度快，清除效果好，修整后软骨呈斜坡状。最后，对已经有关节力线改变或关节镜下检查发现关节软骨破坏严重者，可用切割手术的方法进行力线的矫正，或进行全膝及单髁置换。

在对骨性关节炎的患者进行关节镜手术时可能会遇到以下几个问题：①关节间隙狭窄，术时可采用手法加大关节间隙，并注意不要损坏关节镜。②在滑膜绒毛增生，影响视野时，可先用切削器去掉增生的滑膜，保持视野的清晰。③在发生灌流不畅时，可以提高灌流瓶的高度，将进水口放到关节镜上，并保持出水口的通畅。

影响关节镜下膝关节清理术疗效的因素，常见的有：①患者因素：有研究者发现肥胖患者特别是伴有膝内翻者远期疗效较差。这是因为这部分患者的内翻畸形未得到矫正，从而使关节面应力分布不均衡的问题未得到解决；同时由于增加关节负荷的因素以及导致关节病变与肥胖有关的激素或生物介质仍然存在，这些都是导致患者远期疗效差的重要因素。另外，那些年龄大、病程长、合并有关节畸形、X 线改变为中晚期的患者术后疗效差。②手术因素：包括适应证及术中的清理情况。严格掌握手术适应证是提高疗效的重要因素。另一个影响因素就是术中对关节腔的清理程度。有研究者发现术中清理越彻底，疗效相对较差，呈现出一种清理的彻底性与疗效呈反向变化的关系这可能是因为骨性关节炎的病理基础是关节软骨的退行性改变和滑膜慢性增生性炎症，是累及骨、软骨、滑膜及关节周围结构的疾病；而滑膜的过分清理，将会影响关节内滑液的正常分泌而导致疗效相对较差。

③术后因素：膝关节手术后的康复治疗也是提高疗效的重要因素，术后加强股四头肌和膝关节的功能锻炼是非常重要的环节，但也要注意要在医师的指导下进行锻炼，因为锻炼的强度应根据患者的具体情况而定，以避免早期因过度、过强、过早的锻炼而影响关节功能恢复。

三、关节镜手术的优势

膝关节骨关节炎的病理基础是关节软骨的退行性变，软骨损伤，加上胶原纤维裸露、软骨脱落、软骨下骨质外露、磨损的碎屑刺激机体多种炎性介质及降解酶的释放，从而进一步损害软骨，形成恶性循环。关节镜手术可以通过对关节腔的冲洗，去除组胺、5- 羟色胺及前列腺素等致痛因子和酶类；通过对退变半月板的修整和对影响功能的骨赘的切除，改善关节的功能；通过对髌骨支持带的松解，减小髌骨关节的压力。对于膝关节轻度骨关节炎，关节镜手术是一种可缓解症状的治疗方法。对于膝关节中度骨关节炎关节镜手术可以推迟关节置换的手术时间。关节镜手术中采用大量生理盐水冲洗关节腔，暂时阻断这种循环，改善关节内环境，近期疗效肯定，但单纯冲洗远期疗效不佳。因为任何手术，包括关节镜，均不能从根本上改变病变的发展进程，从而决定了其远期治疗效果不尽理想。但膝关节骨关节炎的关节镜下清理术使手术具有极小的致残和危险性。术后疼痛轻，患者可早期活动，且减少了关节感染、粘连等并发症的发生。关节镜手术作为一种介于非手术与手术之间的治疗方法，较易被患者接受。

第三节　保留关节的骨关节炎的外科治疗

关节置换术的最佳适应证是晚期退变性关节炎。而那些保留关节面、减轻疼痛、提高功能、延缓骨关节炎进展的手术，有其明显的优点。保留关节的骨关节炎的外科治疗方法包括：截骨术，肌肉松解术，关节清理术，软骨下骨切除术，钻孔术，自体或异体骨膜、软骨膜、骨移植术。尽管研究时缺乏对照或随机性，随访时间较短，评价方法不一，且多数是回顾性研究而不是前瞻性试验，但是通过对它们的评价，我们能够进一步增进对骨关节炎手术治疗的认识。

一、改变关节负荷

改变骨关节的负荷，可以减轻症状，促进新的关节面形成。肌肉松解和截骨术就是常用的两种方法。切除作用关节的肌肉，使之收缩时对关节的作用力减小。截骨术能重新分配关节面的静态和动态负荷。用肌肉松解术治疗骨关节炎的报道不多。Radin 等回顾了 53 例退变性髋关节炎行肌肉松解术的患者。其中 48 例（91%）疼痛得到了缓解，38 例（72%）

功能得到了提高，44 例（83%）步态有了改善。但事实上，临床上很少开展此项手术，认为疗效不如其他方法明确，且广泛的肌肉松解术减低了肌力。如手术无效，给关节置换术带来了困难。截骨术同肌肉松解术一样，可以减轻疼痛，增加关节间隙，其机制尚不清楚，但可以归结为退变最严重的关节面的负荷的改变以及骨内压的降低。截骨术可以改变关节面的力线，使得本来对合的关节面分离，或者形成的新的关节软骨面与裸露的骨对合，在影像上表现为关节间隙增加。在一组 757 例截骨术治疗髋关节骨关节炎的患者中，204 个髋关节术后即出现关节间隙增加，另外 200 个髓关节在随后的 8 个月出现关节间隙增加。而且，患者的髋关节功能均获得了明显改善。

二、关节清理术

临床上常采用关节切开或关节镜来进行关节清理术。手术时，首先将软骨、半月板碎片取出，随后对骨赘、退变严重的半月板和关节软骨面、滑膜予以磨削，并予反复冲洗。在去除引起关节机械功能障碍的软骨或半月板碎片后，关节功能可以立即获得改善、缓解症状。

在做关节清理术的同时行软骨下骨的钻孔，可使局部形成纤维血凝块。来自骨髓的修复细胞首先表现为未分化的间充质干细胞，然后分化为成软骨细胞。在关节面避免过度负重情况下，就会在其表面形成一种新的纤维软骨样修复组织。多数研究发现，术后关节间隙增加了，提示有新的软骨面形成。但病理检查发现，其缺乏关节软骨的正常组织学及缺乏结构、组成、机械性能和韧性的生物力学特性。所以即使将缺损修复了，但仍不能传导关节面的负荷。患者症状虽有减轻，但关节在受到应力作用时仍会感到疼痛。因此进一步的退变不可避免。由于对患者的随访时间较短，对术后效果缺乏评定标准，且没有进行随机试验及设置安慰剂对照治疗，患者症状减轻可能是关节冲洗所致，因此很难定出软骨下骨钻孔术的指征。

三、关节成形术

在人工关节发展之前，临床发现切除骨关节炎关节的表面，随着随后的活动加强，能在其表面形成新的纤维软骨。现在仅有选择地对某些退变日益严重的关节切除关节表面。在切除关节面的同时，将软骨下骨也一起切除，于是纤维凝块充填了骨的表面孔隙，随后成为肉芽组织。随着活动增加，一种坚硬的纤维软骨样组织替代了含血管的肉芽组织。纤维软骨组织覆盖在相对的关节表面，构成了所谓的关节间隙。关节的分离及有限负重，也能促使新的关节表面纤维软骨形成。制动和压缩可导致骨化和纤维连接。此手术后关节活动通常缺乏稳定性，患者会感到关节疼痛，但对有些患者能获得一定功能。如果关节无须很好地稳定，或者切除后导致短缩的并不影响功能，在这种情况下，关节成形术多数能获得成功。最常用的关节成形术之一，如 Keller 手术，用于第一跖趾关节退变的拇趾外翻畸形。即使在髋关节和膝关节，关节成形术后也能形成纤维或纤维软骨样关节面。对全关节置换术后失败或因感染难以用其他方法矫治的患者，绝大多数用这种方法。但关节的不稳，肢体短缩、疼痛，可影响关节功能。然而，Falahee 等报道了对全膝关节置换术后感染的患者采用了该手术方法，取得了较好的疗效，26 例患者中 15 例术后能独立行走。

四、软组织移植

软组织移植治疗骨关节炎通常包括在做关节的清理术后，用筋膜、肌肉、肌腱或骨膜、软骨膜移植于清理或切除的关节表面。相对于关节成形术或软骨下骨钻孔术，软组织移植具有潜在的优点，如通过移植带来了基质和细胞，推迟了关节硬化，保护局部组织免受过度负重以促使新的关节面形成。软组织移植术的成功不仅依赖于关节畸形的严重程度、移植组织的类别，同时也需要在术后进行功能锻炼。这种手术常用于上肢，如拇指腕掌关节骨关节炎。软组织移植方法是在清理关节后，沿着软骨下骨切除部分关节面，将肌腱和筋膜植入。移植后须使关节暂时制动，然后逐渐进行功能锻炼。许多患者术后疼痛有所减轻，并保留部分功能。然而，软组织移植对上肢需要稳定、有一定肌力的患者并不合适。骨膜和软骨膜移植可替代关节软骨面的缺损或退变区。

五、软骨移植

与软组织移植相比，软骨移植有明显的优点，如具有相同的软骨结构和性能。临床已用自体关节软骨移植治疗损伤的关节面。有学者用髌骨骨软骨移植修复胫骨关节面，取得了较好的功能。由于其来源有限，临床大多用异体骨软骨，这样有时间对手术重建的大小进行设计，并对其做病毒及细菌学检查。临床长期随访尚需观察。临床用新鲜或冰冻的异体骨软骨，结果显示其能与宿主组织生长在一起，并保持关节面，减轻疼痛，改善功能。Meyers 等随访了 40 例异体骨软骨移植治疗退变性关节的患者。结果发现，31 例愈合，9 例失败。31 例成功的患者中，13 例优，14 例良，4 例尚可。

六、治疗骨关节炎的其他试验治疗

这些试验治疗包括生长因子、细胞和人工基质的移植，以刺激关节面的形成。在动物实验中，它们能在正常关节面的关节软骨或软骨下骨的缺损区重新形成新的关节面。然而，这并不意味其对人骨关节炎的治疗有效。生长因子能影响细胞的很多活性，包括增殖、分化、基质合成。许多因子，如成纤维细胞生长因子（FGF）、胰岛素样生长因子（IGF）和转化生长因子（TGF），能影响软骨细胞的代谢及软骨组织的形成、分化和软骨源性。骨的基质包含这些因子，而间质细胞、内皮细胞和血小板能产生这些因子。因而，骨软骨损伤可以释放出这些因子，影响软骨组织的损伤与修复。用生长因子治疗局限性的软骨或骨软骨的缺损，优于单纯做软骨下骨的钻孔，特别是对于一个具有正常力线、活动范围和仅仅局限关节软骨损伤或年轻早期退变性骨关节炎患者。研究证实定期释放的 TGF 能刺激关节软骨面的修复。

尽管这些试验治疗前景广阔，但由于生长因子的多样性、作用的广泛及相互性，以及对其在骨关节炎中治疗机制了解甚少，同时可能随着年龄增加，对生长因子的反应性降低等，对这些方法做出评价尚为时过早。由于软骨细胞恢复关节面的能力有限，因而，实验研究将异体软骨细胞和未分化间质细胞移植入关节缺损区。Wakitani 等发现，80% 的兔骨软骨缺损用同种异体软骨细胞包埋于胶原中移植，手术后 24 周内愈合。用培养的间质干细胞移植也能修复较大的骨软骨缺损。用生长因子或细胞移植治疗软骨缺损，常需要以人工基质为载体。人工基质与宿主细胞贴附，刺激宿主细胞的增殖。人工基质还能润滑关节。胶原、炭纤维、羟基磷灰石都有利于关节面的形成。由于缺乏可比性，很难评价这些组织的优缺点。在动物实验中，胶原凝胶能作为软骨细胞和间质干细胞很好的移植载体。纤维蛋白已被用来移植和定期释放生长因子。目前，骨关节炎的基因治疗也已开始研究，但尚需深入而广泛的研究方能应用于临床治疗。

总之，这些试验性的手术方式，如自体软骨细胞移植，软骨干细胞移植的应用及自体骨软骨块移植（镶嵌式手术），对于它们在修复单一软骨缺损（如由创伤引起）方面的作用尚有争议。虽然，最近已有关节软骨的再生及软骨移植后效果非常满意的试验报道，然而以上任何一种方法，疗效不肯定，目前尚不适用于 OA 的临床治疗。

第四节　骨关节炎的人工关节治疗

对于严重及晚期的骨关节炎治疗，最彻底的治疗莫过于人工关节置换术，因其能最大程度地解除关节疼痛，恢复关节功能，明显提高患者的生活质量，因而其已成为国内外普遍采用、且行之有效的方法。

通常人们会对人工关节置换术产生畏惧心理，误认为人工关节置换会将关节全部切除，装上不锈钢关节，术后肢体如同机器人一般，生硬而不自然。其实，人工关节置换术只是将已磨损破坏的关节面切除，如同装牙套一般，植入人工关节，使其恢复正常平滑的关节面。它不仅能解除关节疼痛，而且可以最大程度地恢复关节功能，使过去只能依赖拐杖行走的患者几乎能够像正常人一样行走，大大改善生活质量，使一胜晚期关节严重破坏或长期卧床患者通过手术重新获得站立和行走功能。

术前，几乎所有的患者均关心：人工关节可以使用多长时间？是不是价格越高的假体，使用寿命就越长？然而，实际上很难确定关节假体到底可维持多久，多数医师会告诉患者，髋关节假体的寿命为 10 ~ 15 年，人工膝关节假体的使用时间会更长一些。一般而言，假体寿命不能单纯以材料的好坏而论，还取决于医师的安装技术，患者使用的爱惜程度等，就好比我们买了一双鞋子，使用越爱惜，保养越仔细，穿的时间就越长。

全髋关节置换术及全膝关节置换术，通常成功率很高。术后可显著缓解疼痛，改善功能，并发症的发生率较低。大多数做髋关节或膝关节置换的患者，术后关节功能的恢复可较好地满足日常生活活动。而且，这种改善对大多数患者是长期的，95% 的假体的生存时间在 10 年以上。对严重骨关节炎或者晚期骨关节炎患者，以药物治疗与人工关节手术治疗相比较，后者具有明显的优势和价值。如果将感染的假体排除，那些在此期间失败的假体，经髓关节和膝关节翻修的成功率与初次手术的成功率接近。但应注意患者身体状况的逐渐衰弱对治疗的影响。另外，对髓关节骨折的患者实施全髋置换术，其手术的成功率可能低于由于罹患严重髓关节骨关节炎而施行全髋置换术的患者。

骨关节炎发病率呈逐年增高趋势。髋关节是其易侵犯的主要关节之一。当关节病变较严重时，关节面会严重磨损破坏，甚至出现变形，导致关节疼痛、功能受限。

当髋关节反复疼痛且开始妨碍正常行走，甚至出现跛行，行走距离逐渐缩短，上下楼梯或自椅子上站起即可产生疼痛或加剧疼痛，逐渐影响日常生活与工作，这时口服抗炎镇痛药物等保守治疗往往无效，可能需要做人工髋关节置换术来改善症状。

有些患者总爱把骨关节炎的症状归结于年龄，认为年龄大了，必然会伴随这些症状的产生，没有处理的必要，因而不愿也不会去寻求医师的医治。由于认为骨关节炎是老年的必然结果，因而老年患者的关节疼痛常被忽视，手术常常被过分或者不必要的推迟和忽视。

内科医师往往在药物治疗已彻底失去治疗作用时建议患者手术治疗，因为此时关节疼痛、活动障碍已严重影响患者生活质量。有研究者发现，由于过多地延迟全髋关节或者全膝关节置换术时间，待手术时患者的身体状况常较差，以至术后疼痛症状的减轻、关节功能的改善不如较早期的手术者，并且大大增加了手术的风险。因而，目前建议一旦有手术指征即应行手术治疗。骨科对骨关节炎的干预是解决骨关节炎疼痛及关节功能丧失的根本性措施。所以，对于一个有顽固性疼痛，活动限制、严重影响生活质量的关节，继续一个无效的药物治疗方案，从根本性上说是延误了病情和最佳的治疗时间。

尽管骨关节炎是一种疾病，并随着年龄增长、病情加重，同时手术的风险也随之增高。然而，由于目前的内科治疗及麻醉水平的提高，高龄患者也可施行关节置换术。在现代外科技术及麻醉条件下，髋关节置换术的死亡率，近年报道已低于 0.1%。

人工髋关节的适应证主要包括晚期骨关节炎、类风湿性关节炎、股骨头缺血性坏死和强直性脊柱炎等。此外，老年人股骨颈陈旧性骨折，髋关节半脱位、脱位，髋臼发育不良合并严重的继发性骨关节炎，以及关节周围的肿瘤（良性和恶性）切除后，均可通过施行人工髋关节置换来重建关节功能。

随着人工髋关节手术开展的普及，并发症成了制约其疗效的主要因素。这些并发症包括，脱位，感染，血管神经损伤，静脉栓塞，假体周围骨折和无菌性松动等。其中术后感染是人工关节手术后最严重的并发症，但其发生率较低。关节假体无菌性松动是最常见的远期并发症，也是造成人工关节失败的主要原因。髋关节假体松动时，患者常常出现髓关节疼痛，不稳和髋关节乏力等症状，往往需要行人工髋关节翻修术，即第一次关节置换术失败后的再手术。与初次人工髋关节置换术相比，翻修手术更困难、更复杂。相对来说，手术成功的机会也会降低。由于人工假体是有使用寿命的，我们仍应严格掌握手术的适应证，对于轻中度的骨关节炎患者，我们在病情发展允许下，可适当推迟关节置换的时间。

关节置换术后的深静脉栓塞的并发症发生率为 10% ~ 70%，肺栓塞的发生率在 1% ~ 4%。预防性用药，如低分子量的肝素，可明显降低肺栓塞发生的可能，并很少出现出血的并发症。同样，通过硬膜外麻醉下控制性降压及术后应用阿司匹林，对深静脉栓塞形成和肺栓塞的发生，有很好的预防作用。

关节置换术的晚期局部并发症包括深部感染、松动、骨溶解、假体周围骨折、假体磨损以及假体断裂等。术后 10 年常无须考虑磨损的问题。磨损可导致关节不稳及脱位。因为松动而需翻修髋关节者占髋关节翻修术的 80%，这种风险在术后 10 年约为 10%，并且年轻的男性远比老年女性容易发生。

人工髋关节置换术后的感染发生率低于 1%。对于深部感染的治疗，偶尔不取出假体也能成功。如果患者有内科方面的疾病，不宜手术，可应用抗生素减慢破坏的速度。然而，对大多数患者的深部感染，取出假体及其他异物，并对感染的组织清创，根据培养及药敏的结果选择及延长抗生素的使用，这是最常用的治疗方法。

由于上述原因，术后功能康复锻炼和人工关节的正确使用就显得尤为重要。功能锻炼的最佳时间在术后半年以内。一般髋关节屈髋不宜大于90°，避免双下肢做二郎腿交叉动作；不要弯腰屈髋拾物或坐低位马桶；上、下楼梯或从座椅上站起时，最好能用手辅助支撑；不要过多行走，以减少对关节假体的损害。此外，患者应保持较合适的体重，遇到伤口肿痛加剧，有分泌物，听到关节有异常声响或是关节受伤造成行走困难时，应立即返院检查。当有牙疾需找牙医治疗，皮肤上有任何伤口发炎或需接受其他手术时，宜应用抗生素治疗，以免细菌进入关节，导致严重感染。

研究表明，全膝置换术可明显缓解关节疼痛并提高患者生活质量。目前认为其主要适应证为关节疼痛，关节功能严重受限、障碍，以及 X 线上是严重关节间隙狭窄甚至消失的患者。

Dieeppe 等最近研究了为何有的膝关节 OA 患者能主动寻求医师的医治，而有的却不能，哪些因素使得内科医师决定把患者推荐给骨科医师来治疗特别是手术。在多数情况下，这些膝关节 OA 的患者是在内科或者风湿病医师诊治后，推荐给骨科医师做手术处理。内科医师何时该决定将这些患者推荐给骨科医师却不得而知。在美国，家庭医师和全科医师更乐意将有待证实的髋关节 OA 患者推荐给骨科医生做手术，而不是风湿病医师。因为风湿病医师对于这类疾病的药物和非药物治疗的经验较为丰富，同时对内科治疗的价值可能较有信心。

几项研究已经证实，全膝关节置换术（total knee arthroplasty，TKA）可降低膝关节 OA 患者的关节疼痛，改善关节功能，提高患者的生活质量。对已经过内科治疗但无效的那些严重膝关节 OA 患者，应推荐给予 TKA 手术。另外一方面，对 TKA 手术的对照控制性研究很少，尚没有将 TKA 手术与其他手术比较的研究报道。多数研究以假体生存作为主要的（常常是唯一的）评价结果，而不是用来自于患者的结果。对于膝关节 OA 的患者没有基本的、较为统一的 TKA 手术指征。关节置换术的数量在各个国家有明显的不同，并且即使在同一国家也存在地区性的差异。

参考文献

[1] 陈国华，舍炜．关节炎基础与临床 [M]. 成都：四川大学出版社，2019.
[2] 镇兰芳，镇东鑫．类风湿关节炎针刀整体松解治疗与康复 [M]. 北京：中国医药科技出版社，2019.
[3] 范崇嬿．战胜骨关节炎 [M]. 北京：中国科学技术出版社，2019.
[4] 卢新刚．推拿治疗膝骨关节炎 [M]. 北京：中医古籍出版社，2019.
[5] 郑昱新，曹月龙．膝关节骨关节炎的自我保健 [M]. 北京：科学出版社，2019.
[6] 王彦波，傅玲琳，柴艳兵．战胜类风湿关节炎 [M]. 北京：中国科学技术出版社，2019.
[7] 马献军，马啸．战胜银屑病性关节炎 [M]. 北京：中国科学技术出版社，2019.
[8] 王承德．风湿病中医临床诊疗丛书骨关节炎分册 [M]. 北京：中国中医药出版社，2019.
[9] 高金良．中西医结合治疗类风湿关节炎 [M]. 北京：科学技术文献出版社，2019.
[10] 王承德．风湿病中医临床诊疗丛书•反应性关节炎分册 [M]. 北京：中国中医药出版社，2019.
[11] 王承德．风湿病中医临床诊疗丛书•银屑病关节炎分册 [M]. 北京：中国中医药出版社，2019.
[12] 邹兴斌，于景龙，程坤鹏．骨质增生症的诊断与治疗 [M]. 长春：吉林科学技术出版社，2019.
[13] 赵立连．临床骨科诊疗学 [M]. 长春：吉林科学技术出版社，2019.
[14] 张秀果，崔怡．五官科疾病观察与护理技能 [M]. 北京：中国医药科技出版社，2019.
[15] 王本龙．实用骨科疾病诊疗要点 [M]. 长春：吉林科学技术出版社，2019.
[16] 徐向阳．实用足踝外科手术技术 [M]. 上海：上海科学技术出版社，2019.
[17] 樊政炎．临床外科与骨科诊疗 [M]. 长春：吉林科学技术出版社，2019.
[18] 马文辉．骨科疾病临床诊疗 [M]. 长春：吉林科学技术出版社，2019.